これだけは読んでおきたい！

消化器医のための重要論文 240篇

炎症性腸疾患編

- 編集主幹　松本　主之
- 編集委員　光山　慶一　　角田　洋一
　　　　　　江﨑　幹宏　　仲瀬　裕志
　　　　　　飯島　英樹　　久松　理一
　　　　　　畑　　啓介

推薦のことば

北里大学北里研究所病院炎症性腸疾患先進治療センター
日比 紀文

　日本で炎症性腸疾患（Inflammatory Bowel Disease：IBD）の研究が始まった1970年代は，患者数も少なく，その把握および確実な診断が研究の中心で，治療法も限られ海外の文献で学ぶしか無かった時代であった．基礎面で質の高い研究も発信されていたが，臨床面では臨床経験が乏しく臨床研究の方法もわからないこともあり，欧米に比し明らかに遅れがあった．IBD患者の病態および診断や治療を深く追求できないまま，「巷の噂」や「都市伝説」が出回り，IBD診療が間違った方向へと進んでいることを懸念していた．

　今回，松本主之先生を中心に若手の専門医により編集された，「これだけは読んでおきたい！　消化器医のための重要論文240篇＜炎症性腸疾患編＞」が出版された．消化器医が日常の臨床において知っておくべき知識について，基礎から臨床まで，240項目の疑問に答えるかたちでまとめられている．英文の文献を引用し，概要および解説を中心に関連文献も示した素晴らしい内容で，IBD診療のエビデンスを構築するための基盤となる絶好の書である．

　2002年，生物学的製剤・抗TNF-α抗体の登場以来，IBDに対する治療法・治療戦略は大きく変化を遂げている．炎症抑制に加え免疫異常の是正が中心となり，種々の生物学的製剤や低分子薬が市販され，また開発中である．海外とのドラッグラグも徐々に改善され，各種薬剤の位置付けすなわち最適な治療選択には，疾患の病態生理ばかりでなく，各患者さんの病態を把握し，各薬剤の長所・短所を理解していくことが重要となる．

　臨床研究向上のため，日本炎症性腸疾患学会（Japanese Society for IBD：JSIBD）でのプロジェクトも確立されてきた．内外の研究を知り質の高い研究を遂行し，海外へ向けてメッセージを出すべき時代に，その基本としての情報が基礎と臨床の両面にわたってほぼもれなく掲載され，専門家の意見も加味された本書は，日頃の臨床さらには今後の臨床研究とより質の高い適切な診療を求める消化器医にとって大いに役立つものと考えられる．日本ばかりでなく世界のIBD患者のための理想的な診療を目指す方々に，この書をもとに，その目標を成し遂げていただきたい．

発刊にあたって

岩手医科大学内科学講座消化器内科消化管分野
松本　主之

　特発性炎症性腸疾患、すなわちクローン病と潰瘍性大腸炎は原因不明の難治性腸疾患である。本邦では過去40年間に有病率が顕著に上昇し、現在では約25万人ないしそれ以上の患者が存在すると考えられている。若年・壮年期に発症し慢性に経過するため、診断後も長期に亘って治療を継続する必要がある。さらに、炎症性腸疾患は消化管癌の高危険群でもある。このように、炎症性腸疾患は消化管専門医にとって重要な領域であり、病態、診断、治療と予後について最新の知識を得ることが必須といえる。

　元来、炎症性腸疾患は北米と欧州における有病率が高かったため、これらの地域から優れた研究が報告されてきた。本邦とのタイムラグは約20年間であり、病態解明のための基礎研究や診断・治療法の確立にむけた臨床研究も米国を代表とする諸外国に追従することになった。ただし、前述のごとく有病率の上昇にともない本邦でも炎症性腸疾患が注目され、熱意をもって取り組む若手研究者や臨床医が登場している。この状況は近隣諸国でも同様であり、中国、韓国など東アジアにおいても患者数増加とともに、世界的な研究が発信されるようになった。そこで、本書は本邦の医学生、若手医師、あるいは若手研究者の皆様に炎症性腸疾患に関する研究の醍醐味を知っていただくために企画された。

　がんと同様に、炎症性腸疾患の病態は極めて複雑である。発症には遺伝的素因や腸内細菌を含む環境要因が関与すると推測されているが、その結果惹起される消化管免疫制御機構の異常に関しては未知の点が多い。また、近年稀少ではあるがクローン病や潰瘍性大腸炎に酷似する単一遺伝子疾患の存在も明らかとなっている。一方、創薬の領域から生物学的製剤を含む新規薬剤が続々と開発されグローバルな臨床研究が推進されているが、多大な時間と労力を費やしてもその有効性を示唆する高いエビデンス構築に至るとは限らない。このように、炎症性腸疾患の領域は未だ解決すべき点が山積されているといえよう。

　本書は、読み物として全体に目を通して頂くだけで、炎症性腸疾患に関する膨大な知識が得られるよう配慮したつもりである。それにとどまらず、本書を熟読頂き、世界のトップレベルの研究が解明した点とその手法を理解し、今後の研究にむけたヒントを掴んで頂ければ幸いである。

　最後に、企画当初から参画し重要論文の選定にご尽力頂いた編集委員の先生方、およびご多忙のなか抄訳の労を頂いた諸先生方に心より深謝申し上げます。

編者・執筆者一覧

○ 編　者

松本　主之	岩手医科大学内科学講座 消化器内科消化管分野 教授	
光山　慶一	久留米大学病院 炎症性腸疾患センター 教授	
角田　洋一	東北大学病院 消化器内科 助教	
江﨑　幹宏	佐賀大学医学部附属病院光学医療診療部 部長・診療教授	
仲瀬　裕志	札幌医科大学医学部 消化器内科学講座 教授	
飯島　英樹	大阪大学大学院医学系研究科 消化器内科学 准教授	
久松　理一	杏林大学医学部 消化器内科学 教授	
畑　　啓介	東京大学医学部 腫瘍外科 特任講師	

○ 執筆者（50音順）

芥川　剛至	佐賀大学医学部附属病院 光学医療診療部
芦塚　伸也	宮崎大学医学部附属病院 消化器内科
阿部　靖彦	山形大学医学部附属病院 光学医療診療部 准教授
新井　勝大	国立成育医療研究センター 器官病態系内科部 消化器科 診療部長
池田　敦世	大阪大学大学院医学系研究科 外科学講座 消化器外科学
石原　俊治	島根大学医学部 内科学講座第二 教授
上野　義之	山形大学医学部 内科学第二（消化器内科学）講座 教授
内野　　基	兵庫医科大学 炎症性腸疾患学講座 外科部門 准教授
内山　和彦	京都府立医科大学 消化器内科 学内講師
梅野　淳嗣	九州大学大学院 病態機能内科学 併任講師
大森　鉄平	東京女子医科大学病院 消化器内科
岡　　明彦	Center for Gastrointestinal Biology and Disease, University of North Carolina at Chapel Hill；Postdoctoral Research Fellow
岡田　季之	久留米大学医学部 免疫学講座 助教
荻野　崇之	大阪大学大学院医学系研究科 外科学講座 消化器外科学
小野寺基之	大崎市民病院 消化器内科 副科長
柿本　一城	大阪医科大学 第2内科（消化器内科）
角田　洋一	東北大学病院 消化器内科 助教
桂田　武彦	北海道大学病院 光学医療診療部 助教
加藤　真吾	埼玉医科大学総合医療センター 消化器・肝臓内科
加藤　　順	千葉大学医学部附属病院 内視鏡センター長
金澤美真理	獨協医科大学医学部 内科学（消化器）講座 助教
川崎　啓祐	岩手医科大学 消化器内科消化管分野
上村　修司	鹿児島大学病院 光学医療診療部 講師
北村　和哉	金沢大学附属病院 炎症性腸疾患センター長
楠　　龍策	呉医療センター・中国がんセンター 内科医長
黒石　頌子	宮崎大学医学部附属病院 消化器内科
小牧　祐雅	鹿児島大学病院 地域医療・健康医学講座 特任助教
坂田　資尚	佐賀大学医学部附属病院 消化器内科
櫻井　俊治	近畿大学医学部 消化器内科 講師
櫻庭　裕丈	弘前大学大学院医学研究科 消化器血液内科学講座
佐々木　悠	山形大学医学部 内科学第二（消化器内科学）講座 助教
志賀　永嗣	東北大学病院 消化器内科 助教

品川　貴秀	東京大学医学部　腫瘍外科
新崎信一郎	大阪大学大学院医学系研究科　消化器内科学　講師
菅谷　武史	獨協医科大学医学部　内科学（消化器）講座　講師
杉本　　健	浜松医科大学　第1内科・消化器内科　准教授
杉山　浩平	札幌厚生病院　IBDセンター
竹内　　健	辻仲病院柏の葉　消化器内科・IBDセンター　部長・センター長
竹島　史直	長崎大学病院　消化器内科　准教授
竹田津英稔	福岡大学病院　消化器内科　准教授
辰巳　健志	横浜市立市民病院　炎症性腸疾患科　診療担当部長
田中　浩紀	札幌厚生病院　IBDセンター　主任部長
田中　啓仁	鹿児島大学大学院医歯学総合研究科　消化器疾患・生活習慣病学分野
田中　孝尚	獨協医科大学医学部　内科学（消化器）講座　助教
鶴岡ななえ	佐賀大学医学部附属病院　消化器内科
富永　圭一	獨協医科大学医学部　内科学（消化器）講座　講師
内藤　健夫	シーダーズサイナイ医療センター　トランスレーショナルゲノミクス部門
中村　健太	札幌厚生病院　IBDセンター
那須野正尚	札幌厚生病院　IBDセンター　医長
西田　淳史	市立長浜病院　消化器内科　責任部長
東　大二郎	福岡大学筑紫病院　外科　講師
平野　敦士	九州大学大学院　病態機能内科学　助教
福田　眞作	弘前大学医学部附属病院　院長
藤岡　　審	九州大学病院　光学医療診療部　助教
冬野　雄太	九州大学大学院　病態機能内科学　助教
星　奈美子	神戸大学医学部附属病院　消化器内科　講師
本澤　有介	京都大学医学部附属病院　消化器内科　助教
松浦　　稔	杏林大学医学部　消化器内科学　准教授
松島加代子	長崎大学病院　消化器内科　助教
松本　主之	岩手医科大学内科学講座　消化器内科消化管分野　教授
三島　義之	島根大学医学部　内科学講座第二　助教
水島　恒和	大阪大学大学院医学系研究科　炎症性腸疾患治療学寄付講座　寄付講座教授
溝口　充志	久留米大学医学部　免疫学講座　主任教授
溝口恵美子	久留米大学医学部　免疫学講座　准教授
宮川　麻希	札幌厚生病院　IBDセンター　医長
三好　　潤	杏林大学医学部　消化器内科学　講師
諸井林太郎	東北大学病院　消化器内科
梁井　俊一	岩手医科大学　消化器内科消化管分野
山田　哲弘	東邦大学医療センター佐倉病院　消化器内科　助教
山本章二朗	宮崎大学医学部附属病院　消化器内科　講師
山本　修司	京都大学医学部附属病院　消化器内科
山本　隆行	四日市羽津医療センター　外科
横山　　薫	北里大学医学部　消化器内科学　講師
渡部　嘉文	大阪大学大学院医学系研究科　外科学講座　消化器外科学
渡辺　和宏	東北大学病院　総合外科　助教

■目次

基礎

01 — **Q001.**	TNBS 腸炎モデルの特徴は？	岡田 季之, 溝口 恵美子	2
02 — **Q002.**	DSS 腸炎モデルの特徴は？	溝口 恵美子	3
03 — **Q003.**	CD45RB（low）CD4 陽性 T 細胞の特徴は？	岡田 季之, 溝口 恵美子	4
04 — **Q004.**	T cell receptor（TCR）欠損マウスの腸管に変化が起こるか？	溝口 恵美子	5
05 — **Q005.**	IL-10 欠損マウスの腸管に変化が起こるか？	溝口 恵美子	6
06 — **Q006.**	SAMP1/Yit マウスは CD モデルとして適当か？	三島 義之, 石原 俊治	7
07 — **Q007.**	Colitis associated cancer のマウスモデルにはどのようなものがあるか？	楠 龍策, 石原 俊治	8
08 — **Q008.**	T 細胞移入マウスに発症する腸炎は Th1 反応抑制により改善されるか？	竹島 史直	9
09 — **Q009.**	マウスにおけるトリニトロベンゼンスルフォン酸（TNBS）誘発腸炎は抗 IL-12 抗体で抑制されるか？	竹島 史直	10
10 — **Q010.**	UC に抗 α4 インテグリンモノクローナル抗体は有効か？	松島 加代子, 竹島 史直	11
11 — **Q011.**	食餌性アミノ酸は CD に抗炎症効果をもたらすか？	松島 加代子, 竹島 史直	12
12 — **Q012.**	腸上皮幹細胞培養技術とは何か？ IBD 治療に応用され得るか？	松島 加代子, 竹島 史直	13
13 — **Q013.**	白血球除去療法はなぜ IBD に有効なのか？	竹田津 英稔	14
14 — **Q014.**	青黛の IBD における抗炎症メカニズムは？	杉本 健	15
15 — **Q015.**	造血幹細胞移植で IBD は治る？	溝口 充志	16
16 — **Q016.**	虫垂切除は UC に良いの？	溝口 充志	17
17 — **Q017.**	IL-22 の UC マウスモデルに対する炎症制御のメカニズムは？	杉本 健	18
18 — **Q018.**	IL-12 と IL-23 のどちらが慢性腸炎の病態に深く関与しているか？	杉本 健	19
19 — **Q019.**	CD の感受性遺伝子である TL1A（TNFSF15）は IBD にどのように関与するか？	竹田津 英稔	20
20 — **Q020.**	sgp130-Fc による IL-6 trans-signaling の制御は IBD の新たな治療法となり得るか？	竹田津 英稔	21
21 — **Q021.**	STAT3 をターゲットとした JAK/STAT シグナル伝達調節は IBD に関与するか？	竹田津 英稔	22
22 — **Q022.**	CARD15/NOD2 はヒト上皮細胞で発現し抗菌機能を有するか？	石原 俊治	23
23 — **Q023.**	CD の腸管マクロファージの特徴は？	岡 明彦, 石原 俊治	24
24 — **Q024.**	マクロファージ及び好中球における STAT3 はどのような働きをしているのか？	杉本 健	25
25 — **Q025.**	IBD における CD127$^+$CD56$^-$ 自然リンパ球の意義は？	杉本 健	26

26 —	**Q026.**	Tr1 細胞を知ってる？	溝口　充志	27
27 —	**Q027.**	B 細胞は UC において悪玉または善玉？	溝口　充志	28
28 —	**Q028.**	腸内細菌はどうやって Th17 細胞を誘導する？	溝口　充志	29
29 —	**Q029.**	IBD を制御できる腸内細菌は存在するか？	竹田津　英稔	30
30 —	**Q030.**	*Muc2* 遺伝子の役割は？	岡　明彦，石原　俊治	31

疫学・遺伝子

01 —	**Q031.**	世界的に見て IBD 患者は増えているのか？　アジアではどうか？	志賀　永嗣	34
02 —	**Q032.**	本邦の小児 IBD 患者は増えているか？	新井　勝大	35
03 —	**Q033.**	軽症 UC の増悪因子にはどのようなものがあるか？	志賀　永嗣	36
04 —	**Q034.**	母乳栄養は IBD 発症リスクを低下させるか？	諸井　林太郎	37
05 —	**Q035.**	詳細なエクソン解析により新たな CD 感受性遺伝子を同定することが出来るか？	内藤　健夫	38
06 —	**Q036.**	最初に同定された CD の疾患感受性遺伝子は？	角田　洋一	39
07 —	**Q037.**	欧米人の CD 感受性遺伝子 *NOD2* の多型は日本人 CD でも関連があるか？	角田　洋一	40
08 —	**Q038.**	日本人 CD で最も相関が強い疾患感受性遺伝子は？	角田　洋一	41
09 —	**Q039.**	日本人固有の CD 疾患感受性遺伝子は？	角田　洋一	42
10 —	**Q040.**	CD と UC での遺伝的背景の共通性は？	冬野　雄太	43
11 —	**Q041.**	エピゲノムワイド解析によって IBD に特異的なメチル化部位を発見することが出来るか？	内藤　健夫	44
12 —	**Q042.**	IBD の発症に関わる原因 SNP はどこまで同定できた？	冬野　雄太	45
13 —	**Q043.**	IBD の人種間での遺伝的背景の共通性は？	冬野　雄太	46
14 —	**Q044.**	日本人における IBD の遺伝的背景の特徴は？	冬野　雄太	47
15 —	**Q045.**	日本人 UC の疾患感受性遺伝子は？	角田　洋一	48
16 —	**Q046.**	新たな統計解析方法によって真の IBD 感受性遺伝子を特定できるか？	内藤　健夫	49
17 —	**Q047.**	超早期発症炎症性腸疾患の診断において次世代シークエンサーは有用か？	新井　勝大	50
18 —	**Q048.**	日本の小児 IBD 診療における，候補遺伝子パネル解析と免疫学的機能検査の位置づけは？	新井　勝大	51
19 —	**Q049.**	非特異性多発性小腸潰瘍症の原因遺伝子は何か？	新井　勝大	52
20 —	**Q050.**	小腸型 CD と大腸型 CD は遺伝的背景が異なる？	冬野　雄太	53
21 —	**Q051.**	CD の予後と相関する遺伝的背景はどうなっている？	内藤　健夫	54
22 —	**Q052.**	パネート細胞形態異常は CD 患者の層別化に有効か？ CD 感受性遺伝子多型との関係性は？	内藤　健夫	55
23 —	**Q053.**	日本人 CD においてパネート細胞形態異常は存在するのか？ その遺伝子的背景と臨床的意義は？	内藤　健夫	56

24	Q054.	タクロリムス治療において代謝酵素である *CYP3A5* 遺伝子多型は短期での治療成績に影響を及ぼすか？	小野寺　基之	57
25	Q055.	アジア人におけるチオプリン誘発性白血球減少と関連のある遺伝子多型は？	小野寺　基之	58
26	Q056.	IBD 患者におけるチオプリンによる膵炎の発症を予測する遺伝子多型は？	小野寺　基之	59
27	Q057.	アザチオプリン誘発性膵炎を避けるための治療アルゴリズムは？	小野寺　基之	60
28	Q058.	遺伝子多型を調べることで CD に対する抗 TNF-α 抗体の治療効果を予測することは可能か？	諸井　林太郎	61
29	Q059.	遺伝子多型を調べることで UC に対する抗 TNF-α 抗体の治療効果を予測することは可能か？	諸井　林太郎	62
30	Q060.	チオプリンによる有害事象の予測に *NUDT15* 遺伝子のハプロタイプは有用か？	小野寺　基之	63

診断

01	Q061.	UC において，再現性が検討された組織学的炎症の評価スコアとは？	平野　敦士	66
02	Q062.	Simplified Geboes Score とは？	平野　敦士	67
03	Q063.	IBD の鑑別に有用な血清マーカーは？	坂田　資尚	68
04	Q064.	組織学的寛解を達成した UC 患者は，内視鏡的寛解のみの患者よりも予後がよい？	平野　敦士	69
05	Q065.	血液や便検体を用いたバイオマーカーは内視鏡検査の代用となり得るのか？	梅野　淳嗣	70
06	Q066.	臨床的寛解を維持している IBD 患者において便中カルプロテクチンは再燃を予測することができるのか？	梅野　淳嗣	71
07	Q067.	小腸型 CD の診断においてカプセル内視鏡は小腸造影検査や CT エンテログラフィーなどの他検査より有用なのか？	梅野　淳嗣	72
08	Q068.	CD の診断においてカプセル内視鏡検査は経口小腸造影検査より有用か？	黒石　頌子，芦塚　伸也	73
09	Q069.	UC の内視鏡的活動性スコア：UCEIS にはどのような特徴があるか？	黒石　頌子，芦塚　伸也	74
10	Q070.	UC において，組織学的炎症の治療反応性を簡便に評価できるスコアとは？	平野　敦士	75
11	Q071.	Lémann 指数とは？	梅野　淳嗣	76
12	Q072.	小腸型 CD の診断に有用な検査及びその位置付けは？	芥川　剛至	77
13	Q073.	UC において，粘膜治癒の評価に有用な便検査法は？	芥川　剛至	78
14	Q074.	CD の内視鏡的活動性に相関している非侵襲性マーカーは？	上村　修司，小牧　祐雅	79

15 —	**Q075.**	UCでの組織学的重症度の予測に自動診断システムは有用か？	上村　修司，小牧　祐雅	80
16 —	**Q076.**	ＵＣの治療目標は組織学的粘膜治癒まで目指すべきか？	上村　修司	81
17 —	**Q077.**	UCにおいて内視鏡的疾患活動性と相関するバイオマーカーは？	坂田　資尚	82
18 —	**Q078.**	便中カルプロテクチンはUCの粘膜治癒評価に有用か？	坂田　資尚	83
19 —	**Q079.**	便中カルプロテクチンはCDの小腸病変の活動性を反映するか？	藤岡　審	84
20 —	**Q080.**	MREの信頼性は担保されているのか？	藤岡　審	85
21 —	**Q081.**	MR enterocolonographyで小腸狭窄を検索する意義は？	藤岡　審	86
22 —	**Q082.**	CDの病勢評価におけるMREの実力は？	藤岡　審	87
23 —	**Q083.**	便中カルプロテクチンはCDの術後モニタリングに有用か？	芥川　剛至	88
24 —	**Q084.**	非侵襲的マーカーは腸管炎症を反映するのか？	鶴岡　ななえ	89
25 —	**Q085.**	ACPはCDの診断に有用か？	鶴岡　ななえ	90
26 —	**Q086.**	UC内視鏡的活動性指標（UCEIS）の有用性は？	黒石　頌子，芦塚　伸也	91
27 —	**Q087.**	CDでみられる血清抗体マーカーは？	坂田　資尚	92
28 —	**Q088.**	便中カルプロテクチン濃度測定の適切な便採取・保存方法は？	上村　修司，田中　啓仁	93
29 —	**Q089.**	ASCA/pANCAでIndeterminate colitisのその後の診断が予測できるのか？	鶴岡　ななえ	94

診断・合併症

01 —	**Q090.**	IBDに合併する末梢関節炎とHLAに関連性はあるか？	櫻庭　裕丈，福田　眞作	96
02 —	**Q091.**	IBDの家族歴は，結腸・直腸癌の危険因子となるのか？	櫻庭　裕丈，福田　眞作	97
03 —	**Q092.**	IBDに合併するアミロイドーシスの臨床的特徴は？	櫻庭　裕丈，福田　眞作	98
04 —	**Q093.**	喫煙はIBDに合併する腸管外病変の危険因子となるか？	櫻庭　裕丈，福田　眞作	99
05 —	**Q094.**	抗TNF-α療法中のIGRAのモニタリングは有用か？	櫻庭　裕丈，福田　眞作	100
06 —	**Q095.**	IBDと末梢動脈疾患の関係は？	梁井　俊一	101
07 —	**Q096.**	IBDにおける抗TNF-α療法の皮膚合併症のリスクは？	梁井　俊一	102
08 —	**Q097.**	IBD患者における偽ポリープと結腸直腸腫瘍の関連は？	梁井　俊一	103
09 —	**Q098.**	IBDにおけるチオプリン・TNF-α製剤とリンパ腫発症の関係は？	梁井　俊一	104
10 —	**Q099.**	免疫統御療法下のIBD症例の悪性疾患リスクは？	富永　圭一	105
11 —	**Q100.**	IBDに罹患することは，患者のQOL悪化に影響を与えるか？	菅谷　武史，富永　圭一	106

12 — **Q101.** IBDの罹患は，骨代謝障害のリスクとなり得るか？
　　　　　　　　　　　　　　　　　　　　　　　　　　　　　　　田中　孝尚，富永　圭一　107

13 — **Q102.** IBDにおける骨代謝障害の予測因子は？ ………… 金澤　美真理，富永　圭一　108

14 — **Q103.** サーベイランス色素大腸内視鏡検査をうけるIBD症例に
ランダム生検は有用か？ ……………………………………… 川崎　啓祐，松本　主之　109

15 — **Q104.** UC関連大腸癌のサーベイランスとして狙撃生検と
ランダム生検はどちらが有用か？ …………………………… 川崎　啓祐，松本　主之　110

16 — **Q105.** IBDにおけるチオプリン投与はリンパ増殖性疾患の
リスクとなるか？ ……………………………………………… 川崎　啓祐，松本　主之　111

17 — **Q106.** 原発性硬化性胆管炎（PSC）とIBDとの関連は？ … 川崎　啓祐，松本　主之　112

18 — **Q107.** IBD患者では非IBD患者と比べて自己免疫性疾患の合併が
多いか？ ………………………………………………………………………… 山本　章二朗　113

19 — **Q108.** IBD患者において抗TNF-α抗体製剤投与中の乾癬の発症には
遺伝的素因が関与しているか？ …………………………………………… 山本　章二朗　114

20 — **Q109.** *Clostridium difficile* 感染を伴ったIBD患者において免疫調節薬は
継続すべきか？ ……………………………………………………………… 山本　章二朗　115

21 — **Q110.** サイトメガロウイルス再活性化とサイトメガロウイルスに
対する治療はIBDの経過に影響を及ぼすか？ …………………………… 山本　章二朗　116

22 — **Q111.** CDは罹患年数とともにどのような腸管合併症が進行するのか？
　　　　　　　　　　　　　　　　　　　　　　　　　　　　　　　　　　　　加藤　真吾　117

23 — **Q112.** 小児発症CDが狭窄型・穿通型などに進展する予測は
できるのか？　抗TNF-α抗体はこれを予防できるのか？ ……………… 加藤　真吾　118

24 — **Q113.** 非メラノーマ皮膚癌の新規再発リスクは免疫抑制薬や
抗TNF-α抗体投与により増加するか？ …………………………………… 加藤　真吾　119

25 — **Q114.** IBD患者のサイトメガロウイルス感染は予測可能か？ ………… 加藤　真吾　120

26 — **Q115.** 日本人のCD患者における長期的な腸管合併症，
累積手術率は？ …………………………………… 佐々木　悠，阿部　靖彦，上野　義之　121

27 — **Q116.** CDに関連した消化管癌の日本の現状は？
　　　　　　　　　　　　　　　　　　　　　　　　佐々木　悠，阿部　靖彦，上野　義之　122

28 — **Q117.** 生物学的製剤時代におけるCDの肛門部病変の自然史は？
　　　　　　　　　　　　　　　　　　　　　　　　佐々木　悠，阿部　靖彦，上野　義之　123

29 — **Q118.** IBDの皮膚病変に関連する遺伝子は？
　　　　　　　　　　　　　　　　　　　　　　　　佐々木　悠，阿部　靖彦，上野　義之　124

UCの治療

01 — **Q119.** UC患者の寛解導入に，嫌気的条件下で処理された糞便微生物
移植法は有用か？ ………………………………… 中村　健太，那須野正尚，田中　浩紀　126

02 — **Q120.** 英国医師のIBDに対する便移植はどう意識されているか？ ……… 桂田　武彦　127

03 — **Q121.** UC患者に対するインフリキシマブ治療において粘膜治癒を
達成するには何が重要か？ ……………………… 宮川　麻希，那須野正尚，田中　浩紀　128

04 −	**Q122.**	急性重症の UC に対するインフリキシマブの最適な導入方法は？	宮川　麻希，那須野　正尚，田中　浩紀	129
05 −	**Q123.**	UC に対する抗 TNF-α 抗体製剤の効果予測は可能か？	杉山　浩平，那須野　正尚，田中　浩紀	130
06 −	**Q124.**	UC で抗 TNF-α 抗体の皮下注製剤から点滴製剤への変更は有効か？	山本　修司	131
07 −	**Q125.**	UC に対する抗 TNF-α 療法はインフリキシマブかアダリムマブのどちらから始めるべきか？	松浦　稔	132
08 −	**Q126.**	UC におけるインフリキシマブのバイオシミラーの長期治療効果は？	本澤　有介	133
09 −	**Q127.**	生物学的製剤や免疫調節薬を使用中の UC 患者における 5-アミノサリチル酸製剤の併用率や医療費負担の実態は？	杉山　浩平，那須野　正尚，田中　浩紀	134
10 −	**Q128.**	ベドリズマブ投与が必要な UC 患者ではアミノサリチル酸製剤併用は有効か？	山本　修司	135
11 −	**Q129.**	抗 TNF-α 抗体療法中の UC では 5-ASA 製剤の中止は可能か？	松浦　稔	136
12 −	**Q130.**	5-ASA の大腸炎関連大腸癌予防効果の機序は？	山本　修司	137
13 −	**Q131.**	UC 患者に対するトファシチニブ投与は安全か？	山本　修司	138
14 −	**Q132.**	重症 UC に対して高用量トファシチニブによる寛解導入療法は有効か？	北村　和哉	139
15 −	**Q133.**	トファシチニブは UC 患者の QOL を改善させるか？	松浦　稔	140
16 −	**Q134.**	ベドリズマブは日本人 UC においても同様の薬物動態を認めるか？	本澤　有介	141
17 −	**Q135.**	IBD 患者に対するベドリズマブ治療において血中トラフ値を測定する臨床的意義は？	松浦　稔	142
18 −	**Q136.**	ベドリズマブで治療した UC における臨床的及び内視鏡的な治療効果を反映するバイオマーカーは？	松浦　稔	143
19 −	**Q137.**	UC におけるベドリズマブの治療効果は？	本澤　有介	144
20 −	**Q138.**	UC におけるカルシニューリン阻害剤とベドリズマブの併用効果は？	本澤　有介	145
21 −	**Q139.**	中等症から重症の UC にアブリルマブは有効か？	北村　和哉	146
22 −	**Q140.**	UC に対するブデソニド坐薬の効果と安全性は？	桂田　武彦	147
23 −	**Q141.**	UC に対するブデソニド注腸フォーム剤の効果は？	桂田　武彦	148
24 −	**Q142.**	ブデソニド MMX 製剤の UC に対する効果は？	桂田　武彦	149
25 −	**Q143.**	虫垂切除が UC の発症，経過に与える影響は？	山本　修司	150
26 −	**Q144.**	治療抵抗性 UC における虫垂切除術の治療効果は？	本澤　有介	151
27 −	**Q145.**	小児 UC の術後長期予後は？	北村　和哉	152
28 −	**Q146.**	重症 UC に対する入院前の免疫抑制療法は手術のリスクになるか？	北村　和哉	153
29 −	**Q147.**	重症 UC に対する高用量インフリキシマブ治療は手術率を低下させるか？	北村　和哉	154

30 — **Q148.** CMV 感染を合併した UC 患者では腸管組織の CMV ウイルス量で予後を予測できるか？ ……………………………… 松浦　稔　155
31 — **Q149.** UC に対する TLR-9 アゴニストの臨床効果は？ …………… 桂田　武彦　156

CD の治療

01 — **Q150.** CD 治療におけるインフリキシマブとアザチオプリンの併用治療はインフリキシマブ単独治療より有効か？ …………… 新崎　信一郎　158
02 — **Q151.** CD におけるインフリキシマブ治療にアザチオプリンを併用することで，インフリキシマブの薬物動態に影響を及ぼすか？ …… 新崎　信一郎　159
03 — **Q152.** 発症早期の CD 患者に対して生物学的製剤を加えた多剤免疫抑制療法は従来のステロイド治療よりも有効か？ …… 新崎　信一郎　160
04 — **Q153.** インフリキシマブ＋免疫調節薬併用中の CD 患者に対しインフリキシマブを中止すると再燃するか？ ………………… 新崎　信一郎　161
05 — **Q154.** CD に対するインフリキシマブ治療の長期寛解維持を予測するマーカーは何か？ ………………………………………… 新崎　信一郎　162
06 — **Q155.** IFX 二次無効の CD 症例の治療強化の有効性を予測する因子は？ …………………………………………………………… 西田　淳史　163
07 — **Q156.** アダリムマブは CD 寛解維持に有効か？ …………………… 西田　淳史　164
08 — **Q157.** 生物学的製剤未治療の活動性 CD に対するアダリムマブによる治療にアザチオプリン併用は有用か？ ………………………… 西田　淳史　165
09 — **Q158.** 抗 TNF-α 抗体と免疫調節薬の併用の有効性と安全性は？ …… 西田　淳史　166
10 — **Q159.** CD 患者の治療において，バイオマーカーに基づいた治療方針の決定が患者の予後を改善するか？ ……………………………… 西田　淳史　167
11 — **Q160.** 抗 TNF-α 抗体製剤での治療継続が困難となった場合，他の抗 TNF-α 抗体製剤へのスイッチは治療戦略として妥当か？ …… 星　奈美子　168
12 — **Q161.** 寛解期においてレミケードからインフリキシマブバイオシミラー CT-P13 への変更は患者への不利益をもたらすか？ ……………… 星　奈美子　169
13 — **Q162.** 寛解維持療法での成分栄養剤併用の問題点は？ ……………… 星　奈美子　170
14 — **Q163.** 小腸の狭窄症状を呈する CD 患者にアダリムマブを使用してもよいか？ ……………………………………………………… 星　奈美子　171
15 — **Q164.** ウステキヌマブは CD の治療に有効か？ ………………… 櫻井　俊治　172
16 — **Q165.** ウステキヌマブは長期間効果を維持できるか？ ………… 櫻井　俊治　173
17 — **Q166.** ウステキヌマブは CD の内視鏡的改善をもたらすか？ …… 櫻井　俊治　174
18 — **Q167.** ウステキヌマブの血中濃度と治療効果とに関連はあるか？ … 櫻井　俊治　175
19 — **Q168.** インフリキシマブは入院や外科手術を減らすか？ ………… 櫻井　俊治　176
20 — **Q169.** 経済面からみた抗 TNF-α 抗体製剤導入の最適な時期は？ … 内山　和彦　177
21 — **Q170.** 痔瘻を合併している CD の治療法は？ ……………………… 内山　和彦　178
22 — **Q171.** IBD 患者に対する治療の方向性は？ ………………………… 内山　和彦　179
23 — **Q172.** CD 患者に対する早期免疫調節薬併用は有用か？ ………… 内山　和彦　180
24 — **Q173.** 治療抵抗性の CD 患者の特徴は？ …………………………… 内山　和彦　181

25 —	Q174.	CDにおけるインフリキシマブ治療の長期成績が良い症例とは？	柿本　一城	182
26 —	Q175.	インフリキシマブ治療が一次無効になりやすい症例とは？	柿本　一城	183
27 —	Q176.	抗TNF-α抗体の一次無効を治療薬物モニタリングで予測できるか？	柿本　一城	184
28 —	Q177.	腸管組織における抗TNF抗体の薬物濃度が高ければ、有効性は高い？	柿本　一城	185
29 —	Q178.	CDにおける抗TNF-α抗体と、膜結合型TNF陽性細胞との関連は？	柿本　一城	186

経過・予後

01 —	Q179.	CDにおけるLémannスコアとは？	三好　潤	188
02 —	Q180.	UC成人発症例はどのような経過をたどるのか？	三好　潤	189
03 —	Q181.	原発性硬化性胆管炎を合併するUCの経過は非合併例と異なるか？	三好　潤	190
04 —	Q182.	直腸炎型潰瘍性大腸炎で病変部進展を注意すべき症例とは？	三好　潤	191
05 —	Q183.	UCの疫学、臨床像はどのように変遷してきたか？	三好　潤	192
06 —	Q184.	アジア・太平洋地域のIBDの臨床像とは？	三好　潤	193
07 —	Q185.	UC患者の死亡率や死亡原因は、一般人とは異なるのか？	加藤　順	194
08 —	Q186.	チオプリンの使用はUCの自然史を変えるか？	加藤　順	195
09 —	Q187.	CDの自然史は、時代とともにどう変わったのか？	加藤　順	196
10 —	Q188.	免疫調節薬の使用は、CDの自然史を変えたのか？	加藤　順	197
11 —	Q189.	CDの長期予後は治療の進歩とともに改善されたのか？	加藤　順	198
12 —	Q190.	成人のCDの自然史と臨床的特徴は？	大森　鉄平	199
13 —	Q191.	高齢の免疫関連疾患患者に生物学的製剤は安全か？	大森　鉄平	200
14 —	Q192.	高齢発症のIBDの特徴は？	大森　鉄平	201
15 —	Q193.	高齢発症UCの自然史は？	大森　鉄平	202
16 —	Q194.	小児発症UCの自然史は？	大森　鉄平	203
17 —	Q195.	小児期発症のIBDは死亡率が増加するのか？	横山　薫	204
18 —	Q196.	UCにおける大腸癌の発現頻度は？	横山　薫	205
19 —	Q197.	UCにおける適切なサーベイランスの方法は？	横山　薫	206
20 —	Q198.	UCにおける大腸癌の発生率は？	横山　薫	207
21 —	Q199.	この30年間でIBDにおける大腸癌のリスクは減少したのか？	横山　薫	208
22 —	Q200.	UC診断後のClostridium difficile感染症重複が与える影響は？	山田　哲弘	209
23 —	Q201.	IBD患者におけるC. difficile感染症の特徴の経年的な変化は？	山田　哲弘	210
24 —	Q202.	インフリキシマブ、免疫調節薬使用IBD患者の重症感染症リスクは増加するか？	山田　哲弘	211
25 —	Q203.	インフリキシマブ、免疫調節薬使用は感染症、悪性腫瘍、死亡リスクにつながるか？	山田　哲弘	212

26 − **Q204.** CD 患者のいずれの薬剤が重症感染症，死亡リスクに
つながるか？ .... 山田　哲弘　213
27 − **Q205.** IBD 患者における生物学的製剤治療の感染症と悪性腫瘍に
対する危険性は？ .... 竹内　健　214
28 − **Q206.** 免疫抑制療法は，小児 IBD 患者に悪性腫瘍または
血球貪食性リンパ組織球増加症を増加させるか？ .... 竹内　健　215
29 − **Q207.** UC の自然史に対する喫煙の影響は？ .... 竹内　健　216
30 − **Q208.** UC の入院患者における転帰に影響する臨床パラメータは？ ..... 竹内　健　217
31 − **Q209.** IBD の治療におけるビタミン D の必要性は？ .... 竹内　健　218

外科

01 − **Q210.** 大腸全摘，直腸粘膜切除，回腸肛門吻合術に適した再建方法は？ ..... 内野　基　220
02 − **Q211.** UC 1,000 例に対する大腸全摘，直腸粘膜切除，
回腸囊肛門吻合術の治療成績は？ .... 内野　基　221
03 − **Q212.** 本邦での UC 手術における長期的な肛門温存率は良好か？ ..... 内野　基　222
04 − **Q213.** CD の腸管吻合法によって術後成績に違いはあるのか？【その 1】
（手縫い端端吻合 vs. 器械側側吻合（機能的端端吻合））............. 渡辺　和宏　223
05 − **Q214.** CD の腸管吻合法によって術後成績に違いはあるのか？【その 2】
（手縫い端端吻合 vs. 器械側側吻合（機能的端端吻合））............. 渡辺　和宏　224
06 − **Q215.** CD の腸管吻合法によって術後成績に違いはあるのか？【その 3】
（Kono-S 吻合法 vs. 従来吻合法）... 渡辺　和宏　225
07 − **Q216.** CD の狭窄形成術の一つである SSIS の手術成績は？ .... 渡辺　和宏　226
08 − **Q217.** 大腸型 CD の初回手術として，どの術式が最良か？ .... 東　大二郎　227
09 − **Q218.** Dysplasia を伴った大腸型 CD に対する術式は？ .... 東　大二郎　228
10 − **Q219.** UC 及び家族性大腸腺腫症に対する回腸囊肛門吻合術において
腹腔鏡（補助）下手術は有用か？ .... 池田　敦世，水島　恒和　229
11 − **Q220.** 回腸囊肛門吻合手術を腹腔鏡で行うと開腹手術より術後の
妊娠率は改善するか？ .... 山本　隆行　230
12 − **Q221.** 内科的治療抵抗性の IBD に対する腹腔鏡手術の有用性は？
.... 渡部　嘉文，水島　恒和　231
13 − **Q222.** CD に対する腹腔鏡手術は妥当か？ .... 荻野　崇之，水島　恒和　232
14 − **Q223.** 内科的治療の変化により IBD の初回手術率は低下したか？ ..... 辰巳　健志　233
15 − **Q224.** 重症の UC に対する手術の遅れは術後合併症を増加させるか？
.... 辰巳　健志　234
16 − **Q225.** UC において，術前の抗 TNF-α 抗体は術後合併症の増大に
関与するか，また，その対策は？ .... 東　大二郎　235
17 − **Q226.** UC 患者において，術前の抗 TNF-α 抗体は回腸囊肛門吻合（IPAA）
術後の合併症のリスクとなるか？ .... 東　大二郎　236
18 − **Q227.** CD の手術部位感染予防に，経口抗菌薬を用いる術前腸管処置は
有効か？ .... 内野　基　237

19 —	**Q228.**	CDの回盲部切除術後の早期合併症の頻度と危険因子は？	東　大二郎	238
20 —	**Q229.**	喫煙とCD術後再発率との関連は？	山本　隆行	239
21 —	**Q230.**	CD術後の腸管不全（短腸症候群）の発生率は？	渡辺　和宏	240
22 —	**Q231.**	UCに対するサーベイランス内視鏡の有効性とは？	品川　貴秀	241
23 —	**Q232.**	UC関連大腸癌の高リスク群を予測するバイオマーカーとは？	品川　貴秀	242
24 —	**Q233.**	IPAA後の回腸嚢発癌の危険因子は何か？	品川　貴秀	243
25 —	**Q234.**	UC患者における腸管外合併症とIPAA術後回腸嚢炎の関係とは？	品川　貴秀	244
26 —	**Q235.**	便中カルプロテクチンやラクトフェリンの連続測定は，UC術後の回腸嚢炎の早期診断に有用か？	山本　隆行	245
27 —	**Q236.**	IPAA後のUC患者における回腸嚢炎に対する抗TNF-α抗体の効果は？	品川　貴秀	246
28 —	**Q237.**	プロバイオティクスで急性回腸嚢炎の発症を予防できるか？	辰巳　健志	247
29 —	**Q238.**	CDの術後再発予防のために最適な治療戦略とは？	品川　貴秀	248
30 —	**Q239.**	CDの難治性複雑痔瘻に対する治療法は？	荻野　崇之, 水島　恒和	249
31 —	**Q240.**	虫垂切除はUCに対する手術リスク（手術必要性）にどのような影響を与えるか？	山本　隆行	250

索引　251

本書の読み方

本書では，IBD に関する論文を「基礎」「疫学・遺伝子」「診断」「診断・合併症」「UC の治療」「CD の治療」「経過・予後」「外科」の 8 つのカテゴリーに分けて収載

スマホやタブレットから，QR コードリーダーを使って，PubMed にアクセス可能

なぜこの論文が 240 篇に選ばれたのか，ここを見れば一目瞭然

PubMed ホームページ内の検索欄に「PMID」を入力してもアクセス可能

各執筆者が原著論文にかかわる背景などを解説

略語について

本書では下記の用語については，初出から略語で使用いたします．

略語	フルスペル	日本語
IBD	Inflammatory bowel disease	炎症性腸疾患
UC	ulcerative colitis	潰瘍性大腸炎
CD	Crohn's disease	クローン病

これだけは読んでおきたい！
消化器医のための重要論文240篇

炎症性腸疾患編

基　礎

基礎 01

Q001. TNBS腸炎モデルの特徴は？

Hapten-Induced Model of Chronic Inflammation and Ulceration in the Rat Colon.
Morris GP, Beck PL, Herridge MS, *et al.* Gastroenterology. 1989, 96 (3) : 795-803

▶研究デザイン：基礎研究　　　　　　　　　　　PMID : 2914642

概要　ハプテンである2,4,6-trinitrobenzensulfonic acid（TNBS）を50％エタノールに溶解し，ラットに注腸することで，再現性よく慢性腸炎を誘導できる動物モデルを作成し評価した論文である．エタノールのみを注腸しても肉眼的・組織学的変化は認められなかったが，TNBS/エタノールの注腸により炎症細胞浸潤や腸管の肥厚が惹起され，潰瘍形成が8週間後まで持続し，CDの特徴的所見である「敷石状病変」がしばしば認められた．また，TNBS/エタノール投与後1週間で約10％の体重減少を認め，広範囲に渡って粘膜傷害による上皮剥離や出血を認めた．さらに，TNBS濃度依存的に大腸重量や損傷スコアの増加を認め，リンパ球やマクロファージ，線維芽細胞などの浸潤や粘膜下に肉芽腫形成が観察されたが，粘膜筋板には認められなかった．

解説　IBDの核心に迫るため，再現性が高く病理組織学的に関連性のある慢性炎症動物モデルを確立することが重要課題であった．Cotton-top tamarinsは，捕獲して人工飼育するとヒトUCに類似した症状を自然発症することが知られているが，絶滅危惧種に指定されており入手困難なためその有用性が制限されていた（関連論文1）．これまでも多くの動物モデルに関して報告されているが，炎症応答期間は短く，手術の必要性や再現性の低さが問題点として挙げられていた．本研究で確立されたTNBS腸炎モデルは，免疫応答を誘導するTNBSと急性粘膜傷害を生じるエタノールとを組み合わせてラットに経腸投与することで，遠位結腸に重篤な全層性炎症を伴う肉芽腫を再現性よく誘導でき，その症状や組織病理学的特徴はCDに類似していることから，マウスモデルでも多くの研究者によって頻用されている（関連論文2）．（岡田　季之，溝口　恵美子）

関連論文1：Madara JL, Podolsky DK, King NW, *et al. Gastroenterology.* 1985, 88 (1 pt 1) : 13-19
関連論文2：Neurath MF, Fuss I, Kelsall BL, *et al. J Exp Med.* 1996, 183 (6) : 2605-2616

A. TNBS腸炎モデルは，炎症が比較的長期継続しCDに類似した病態を誘導できるIBD研究に有用なモデルである．

Q002. DSS腸炎モデルの特徴は？

A novel method in the induction of reliable experimental acute and chronic ulcerative colitis in mice.

Okayasu I, Hatakeyama S, Yamada M, et al. *Gastroenterology*. 1990, 98（3）：694-702

研究デザイン：基礎研究　　　PMID：1688816

概要　マウスに3～10％のデキストラン硫酸ナトリウム（DSS）を飲水投与すると，投与後6～10日目に体重減少と多数のびらん・腺窩膿瘍を伴う左側大腸炎を起こした．また5％DSSを7日間飲水投与した後，10日間蒸留水を飲ませる系を1クールとして，これを5クール繰り返すことで，マウスに顕著な粘膜再生像を伴う慢性腸炎を誘導できることを確認した．このモデルでは腸内細菌叢の著明な変化を伴うリンパ濾胞形成像や上皮の異形成，大腸の短縮化などを認め，再現性の高いマウス腸炎モデルと考えられる．

解説　UC患者の多くは寛解と増悪を繰り返すが，マウスに5％DSSを繰り返し投与することで慢性炎症状態を引き起こせることが本論文によって確立された．この慢性腸炎モデルでは，腸管粘膜の強い損傷と再生を繰り返すことで，約13％のマウスに高度異形成を認めた．カラギーナンは長期的投与後にのみ炎症を引き起こすが，DSSの場合には数日間の投与で臨床症状（下痢や血便）を伴う急性炎症を惹起し得るため，繰り返し投与によって慢性炎症からの発癌の機序を解明する糸口にもつながる重要なモデルといえる．5％DSS投与によって急性，慢性モデルの両方で*Bacteroides distasonis*と*Clostridium ramosum*が著明に腸内フローラでの増加を認めたものの，IBD患者の糞便中で増加するような嫌気性菌やこれら2種以外の細菌の増加は見られなかった．病理組織所見では，炎症が強い部位に多くのswollen macrophageが認められ，DSS影響下での強い上皮の損傷，それに伴う二次的な単球・マクロファージ系の機能亢進，腸内細菌の産生するエンドトキシンなどが病態に深く関わっている．現在でもDSS腸炎は再現性のある上皮損傷からの再生モデルとして頻用されている．　　　（溝口　恵美子）

A. マウスに5％DSSを投与することで急性及び慢性の大腸炎を引き起こすことができるが，上皮損傷治癒モデルであり厳密にはUCのモデルとはいえない．

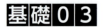

Q003. CD45RB (low) CD4 陽性 T 細胞の特徴は？

Phenotypically distinct subsets of CD4⁺ T cells induce or protect from chronic intestinal inflammation in C. B-17 *scid* mice.

Powrie F, Leach MW, Mauze S, *et al.* *Int Immunol.* 1993, 5 (11): 1461-1471

▶研究デザイン：基礎研究　　　　　　　　　　　　　　PMID：7903159

概要　CD4 陽性 T 細胞を CD45RB (low) と CD45Rb (high) の二つの細胞群に分け、成熟 T 細胞と B 細胞を欠失する SCID マウスに移入することで、その機能を *in vivo* で評価した。CD45RB (high) CD4 陽性 T 細胞を SCID マウスに移入して 3 週間以降に、杯細胞の欠失を伴う重篤な大腸炎を発症するが、全 CD4 陽性 T 細胞や CD45RB (low) CD4 陽性 T 細胞を SCID マウスに移入しても重篤な大腸炎は認められなかった。そこで、CD45RB (low) と CD45RB (high) の CD4 陽性 T 細胞を 1：1〜1：8 の割合で混ぜ、SCID マウスに共移入して評価したところ、CD45RB (high) CD4 陽性 T 細胞のみ移入した群では、顕著に IFN-γ の産生が増強し重篤な大腸炎を発症するのに対し、CD45RB (low) と CD45RB (high) の CD4 陽性 T 細胞の混合投与群では、大腸炎の発症が抑制されることが分かった。

解説　元々、CD4 陽性 T 細胞の集団中に免疫反応を抑える細胞（制御性 T 細胞）が存在することは、1982 年に Sakaguchi らによって提唱されていた（関連論文 1）が、免疫抑制能を持つ細胞だけをうまく見分ける方法が望まれていた。1990 年に Powrie らによって、CD45RB を低発現している CD4 陽性 T 細胞において、免疫反応を抑える細胞が含まれていることが報告されている（関連論文 2）。本研究は、関連論文 2 で行ったラットを用いた実験系をマウスに応用して検証し、CD45RB を低発現する CD4 陽性 T 細胞の中に、免疫反応を抑制する細胞が存在することを証明した論文である。また、CD45RB 高発現 CD4 陽性 T 細胞を免疫不全マウスに移入することで大腸炎が誘導されることを利用して、これまで多くの研究者に大腸炎誘導モデルとして頻用されている。

（岡田　季之，溝口　恵美子）

関連論文 1：Sakaguchi S, Takahashi T, Nishizuka Y. *J Exp Med.* 1982, 156 (6): 1577-1586
関連論文 2：Powrie F, Mason D. *J Exp Med.* 1990, 172 (6): 1701-1708

> **A.** CD45RB (High) CD4 陽性 T 細胞は致死性の消耗性疾患を発症するのに対し，CD45RB (Low) を共移入することで発症を抑制できる．

Q004. T cell receptor（TCR）欠損マウスの腸管に変化が起こるか？

Spontaneous development of inflammatory bowel disease in T cell receptor mutant mice.
Mombaerts P, Mizoguchi E, Grusby MJ, et al.　Cell. 1993, 75（2）：274-282

研究デザイン：基礎研究　　　　　　　　　　　　PMID：8104709

概要　遺伝子操作によって作製されたTCRα-, TCRβ-, TCRδ-, TCRβxδ-, RAG-1, MHCクラスⅡ-ノックアウト（KO）マウスのうち，TCRαKOマウスにおいてのみ生後3〜4カ月頃よりヒトUCに類似した，直腸に優位型の大腸炎を発症したが，T細胞，B細胞の両方が欠損したRag-1KOマウスには腸炎は認められなかった．TCRαKOマウスを計224匹解析した結果，UCの成因にはB細胞の存在及びMHCクラスⅡに限局されたCD4$^+$ TCRαβT細胞の欠失が必要不可欠であると考えられる．TCRαKOマウスは著明な腸管壁の肥厚とリンパ球・形質細胞・好中球性炎症細胞浸潤を伴うが，粘膜の潰瘍，肉芽腫形成，線維化や瘻孔は認められなかった．本研究で粘膜の免疫システムの破綻がIBDの病因に関与することが強く示唆された．

解説　種々のTCR欠損マウスを解析することによって，IBDの病因を検討した画期的な論文であり，この研究から1）B細胞が存在すること，2）MHCクラスⅡ拘束性CD4$^+$ αβT細胞が欠失していること，の2点がIBDの病因に深くかかわっていることが推測された．しかし，その後の研究によって，TCRαKOマウスにおいて増殖しているB細胞はむしろ抑制的（Regulatory B cell：Breg）に働いていることがMizoguchiらによって証明された（関連論文1，2）．TCRαKOマウスに認められた唯一の病変は，潰瘍を伴わない回腸，大腸，直腸に限局した重篤な炎症を自然発症する点である．また，TCRαKOマウスにみられる病理所見として杯細胞の減少，大腸陰窩の伸長化，陰窩膿瘍，粘膜固有層における炎症性細胞浸潤が認められることからUCに類似した数少ない自然発症型マウスモデルとして現在でも広く利用されている．　　　　　（溝口　恵美子）

関連論文1：Mizoguchi A, Mizoguchi E, Smith RN, et al. J Exp Med. 1997, 186（10）：1749-1756
関連論文2：Mizoguchi A, Mizoguchi E, Takedatsu H, et al. Immunity. 2002, 16（2）：219-230

A. TCRαKOマウスは生後3〜4カ月頃からUC様の大腸炎を自然発症する貴重なIBDモデルである．

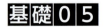

Q005. IL-10欠損マウスの腸管に変化が起こるか？

Interleukin-10-deficient mice develop chronic enterocolitis.

Kühn R, Löhler J, Rennick D, *et al.* *Cell.* 1993, 75（2）：263-274

▶研究デザイン：基礎研究　　　　　　　　　　　　　　PMID：8402911

概要　遺伝子操作によって作製されたIL-10ノックアウト（KO）マウスは，リンパ球の分化や抗体反応は正常であるが，コンベンショナル（CV）条件下で飼育するとほとんどのマウスにおいて，発育遅滞と慢性腸炎の自然発症を認めた．対照的に特定病原体除去（SPF）状態下では，腸炎が近位大腸のみに限局していた．IL-10欠損状態では，大腸に存在する抗原によってコントロール不能な免疫反応が起こることで腸炎を発症し，このことからIL-10が腸管免疫の重要な調節因子であることが強調された．

解説　IL-10は，マクロファージ，T細胞，B細胞によって分泌される調節性サイトカインである．IL-10KOマウスでは，胸腺，骨髄，腹膜におけるT細胞及びB細胞サブセットは完全に正常であった．通常Th1細胞はIgG2a優位な抗体反応を示すが，IL-10KOマウスをNippostrongylus brasiliensis（NP）線虫で免疫した場合，血清中の抗NP抗体のIgG2aレベルは野生型と同等であった．このように，リンパ球の発達や免疫抗体反応は正常であるが，IL-10KOマウスではIL-2KOマウスと同様に（関連論文）CV状態ではほとんどが8週齢までに発育遅滞や貧血を起こし，死に至る．また，生き残ったIL-10KOマウスには十二指腸，空腸，大腸に慢性炎症を起こすことが分かっている．腸管粘膜における炎症性細胞浸潤とフィブリン様物質やIgAの沈着，及び腸管上皮細胞上でのMHCクラスⅡ分子の高発現など，免疫システムの異常が直接的な病因に関与しており，腸内細菌抗原に対する腸管免疫機構が破綻することでTNFα，IFNγなどのサイトカインの過剰産生を引き起こして慢性炎症が惹起されると考えられる．またCV状態よりもSPF状態にて腸炎が限局化することからも，腸内フローラの構成異常（dysbiosis）がIL-10KOマウスの腸炎の誘因となっているといえる．（溝口　恵美子）

関連論文：Sadlack B, Merz H, Schorle H, *et al. Cell.* 1993, 75（2）：253-261

> **A.** IL-10KOマウスがSPF状態においても大腸炎を発症することから，IL-10は腸管免疫を調節する上で必要不可欠なサイトカインである可能性が予測される．

Q006. SAMP1/Yit マウスは CD モデルとして適当か？

Inflammatory bowel disease-like enteritis and caecitis in a senescence accelerated mouse P1/Yit strain.

Matsumoto S, Okabe Y, Setoyama H, et al. *Gut.* 1998, 43 (1): 71-78

研究デザイン：基礎研究　　　　PMID：9771408

概要　これまでCDを模倣した自然小腸炎発症動物の報告は皆無であったが，その候補としてSAMP1/Yitマウスを解析した論文．無菌とSPF（specific pathogen-free）条件下でのSAMP1/Yitマウスの病理学的，免疫学的，細菌学的な特徴が検討された．SPF生まれのSAMP1/Yitマウスは10週齢になると回腸末端や盲腸部粘膜にCDに類似した非連続性の炎症を認め，多数のCD3e陽性T細胞，好中球，マクロファージが浸潤していた．一方，無菌のSAMP1/Yitマウスでは30週齢まで観察しても全く炎症は認めなかったが，SPF糞便の投与10週後にはSPF生まれマウスと同様な粘膜炎症が認められた．これらの結果から，SAMP1/Yitマウスは腸内細菌依存性に小腸炎を自然発症する新しいCDモデルマウスと考えられた．

解説　CDは消化管の至るところに潰瘍を伴う粘膜炎症を認める疾患であり，遺伝的な背景を基に，腸内細菌に対する過剰な免疫応答が生じて発症すると考えられている．しかし，それに類似した優れた腸炎（特に小腸炎）自然発症モデル動物は少なく，CD病態の詳細な検討は困難であった．1997年に本論文で報告されたSAMP1/Yitマウスは，それまでになかった腸内細菌依存性の小腸炎を自然に発症するマウスである．その後の検討でT細胞依存性であることや，ヒトCDの治療薬が効果あることも報告され，ヒトCDに極めて類似した病態を有することが判明した．そのため，原因不明のCDの病態解析において，現在でも本マウスは非常に有益な解析ツールの一つといえる．本論文はその先駆けとなるものであり，歴史的にも重要であると考える．

（三島　義之，石原　俊治）

関連論文1：Strober W, Nakamura K, Kitani A. *J Clin Invest.* 2001, 107 (6): 667-670
関連論文2：Pizarro TT, Pastorelli L, Bamias G, et al. *Inflamm Bowel Dis.* 2011, 17 (12): 2566-2584

A. SAMP1/Yitマウスは腸内細菌依存性に小腸炎を自然発症するCDモデルマウスとして，今後の病態研究に有用と考えられる．

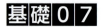

Q007. Colitis associated cancer のマウスモデルにはどのようなものがあるか？

A novel inflammation-related mouse colon carcinogenesis model induced by azoxymethane and dextran sodium sulfate.

Tanaka T, Kohno H, Suzuki R, *et al.* *Cancer Sci.* 2003, 94 (11) : 965-973

▶ 研究デザイン：基礎研究　　　PMID：14611673

概要 マウスにアゾキシメタン（AOM）を腹腔内投与し，その後1週間デキストラン硫酸ナトリウム（DSS）を自由飲水させると，20週ですべてのマウスに大腸癌を発症した．AOM は発癌物質であり長期間反復投与するとマウスに大腸癌を誘発し，DSS は潰瘍性大腸炎類似のマウス大腸炎を形成することは知られていた．本研究では AOM とDSS を併用することで比較的短期間で大腸癌の作成に成功している．AOM または DSS いずれかの単回投与では癌の発生は認めず，AOM が initiator，DSS が promotor として作用すると考察している．なお，この AOM/DSS モデルで発症する大腸癌の形態は隆起型で，大腸癌細胞には β カテニンの過剰蓄積を認めるが，p53 遺伝子異常は認めなかった．

解説 IBD では大腸癌が発生しやすく，慢性炎症を背景に発生する大腸癌（Colitis associated cancer：CAC）は通常の大腸癌とは発生のメカニズムが異なると考えられている．本研究の AOM/DSS を使用したマウス CAC モデルで発生する癌は p53 遺伝子異常を認めないなどヒトの CAC と異なる面もあるが，比較的方法が簡便で，短期間で多くの腫瘍発生が得られる点で優れたモデルである．DSS の反復投与により 9〜11週程度での癌の形成も可能である（関連論文1，2）．以降この AOM/DSS モデルは炎症発癌のメカニズムの解析に広く用いられ，多くの重要な報告がなされている（関連論文2）．

（楠　龍策，石原　俊治）

関連論文1：Okayasu I, Ohkusa T, Kajiura K, *et al. Gut.* 1996, 39 (1) : 87-92
関連論文2：Greten FR, Eckmann L, Greten TF, *et al. Cell.* 2004, 118 (3) : 285-296

A. AOM/DSS マウス大腸炎症発癌モデルは，炎症発癌のメカニズムの解析に多大に貢献した．

Q008. T細胞移入マウスに発症する腸炎は Th1 反応抑制により改善されるか？

Inhibition of Th1 Response Prevents Inflammatory Bowel Disease in scid Mice Reconstituted with CD45RB^{hi} CD4$^+$ T Cells.

Powrie F, Leach MW, Mauze S, *et al.* Immunity. 1994, 1（7）: 553-562

研究デザイン：基礎研究　　　　　　　　　　　PMID : 7600284

概要 T細胞，B細胞を持たない scid マウスに CD45RB^{hi} CD4$^+$ T 細胞を移入することにより発症する，著者らが確立した IBD 類似の腸炎モデルのメカニズム解明に関する研究．腸管より採取された CD4$^+$ T 細胞は，抗 CD3 抗体の刺激によりコントロールの 200 倍の IFN-γ と 10 倍の IL-3 を分泌したが，IL-4 と IL-10 は差が認められず，この腸炎モデルが Th1 反応優位の炎症であることが示唆された．抗 IFN-γ 抗体を T 細胞移入 1 日後，14 日後に投与すると通常約 3 週以降に認められる体重減少が認められず，組織学的な腸炎の改善も認められた．抗 TNF 抗体は，毎週投与することで腸炎の改善も認められたが，抗 IFN-γ 抗体ほどの効果は得られなかった．

解説 T細胞移入マウス腸炎モデルは，本論文の著者 Powrie らにより開発された慢性大腸炎モデルである（関連論文 1）．このモデルは CD45RB^{hi} 細胞（正常のナイーブ T 細胞）集団内に腸炎惹起性の細胞が存在すること，CD45RB^{low} 細胞集団内にこの腸炎を抑制する制御性 T 細胞が存在することを明らかにしたことから，IBD 病態の研究において画期的なモデルといえる．抗 TNF-α 抗体が臨床応用されたように，IBD の多くの免疫統御療法の開発においては，本モデルの発症抑制が検討されている．制御性 T 細胞は，Sakaguchi らによりマウスの CD4$^+$CD25$^+$ 分画に存在し免疫反応を抑制する細胞集団として発見された（関連論文 2）が，ヒトにおいても CD4$^+$CD25^{high} 分画に存在し，IBD の機序や治療への応用が研究されている．本論文においてこのモデルは，IFN-γ の著明な増加を伴う Th1 型腸炎であることが示されたが，その後の研究により本モデルには，IBD 同様，Th17 反応も関与することが明らかにされている．　　　　（竹島　史直）

関連論文 1：Powrie F, Leach MW, Mauze S, *et al. Int Immunol.* 1993, 5（11）: 1461-1471
関連論文 2：Sakaguchi S, Yamaguchi T, Nomura T, *et al. Cell.* 2008, 133（5）: 775-787

A. T細胞移入マウスに発症する腸炎は，Th1 反応抑制により改善する．本マウスモデルは，IBD 研究に広く用いられている．

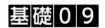

Q009. マウスにおけるトリニトロベンゼンスルフォン酸（TNBS）誘発腸炎は抗IL-12抗体で抑制されるか？

Antibodies to Interleukin 12 Abrogate Established Experimental Colitis in Mice.

Neurath MF, Fuss I, Kelsall BL, *et al.*　*J Exp Med.* 1995, 182（5）：1281-1290

▶研究デザイン：基礎研究　　　　　　　　　　　　　　　　PMID：7595199

概要　T細胞のTh1分化に関与するIL-12の抑制をマウスのTNBS誘発腸炎治療へ用いた研究．BALB/c及びSJL/JマウスにTNBSを経直腸的に投与すると3週後に腸炎症状はピークに達し，2カ月後に改善した．7日後の腸管組織ではリンパ球主体の全層性炎症を認め，肉芽腫も散見された．腸管組織より分離したCD4$^+$T細胞を刺激するとコントロールと比較して20〜50倍のIL-2及びIFN-γが分泌されたが，IL-4やIL-10は差を認めず，Th1反応有意の炎症であることが示唆された．In Situ PCRでは，TNBS誘発腸炎の特に粘膜下層においてINF-γmRNAの高発現が認められた．TNBS投与5日及び9日後に抗IL-12抗体を腹腔内投与すると体重減少や腸炎の改善が認められた．腸管組織より分離したCD4$^+$T細胞からのINF-γ分泌も減少した．

解説　TNBSはエタノールとともに大腸内に投与されることによって上皮細胞バリアの破綻をきたし，さまざまなタンパク質と非特異的に結合することでハプテンとして働き，自然免疫応答や抗原特異的免疫応答などの複合的な免疫反応を誘発することで腸炎を発症させると考えられている．ラットでは安定した腸炎を発症させることが報告されていたが，マウスへの応用は本論文が最初である．また，Th1分化に関与するIL-12の抑制が腸炎を抑制することが報告されたが，最近では用いられるマウスの系統や腸内細菌叢によりTh1のみならずTh2やTh17などのサイトカイン誘導も生じることが判明している．後にIL-10欠損マウスなどの遺伝子改変による腸炎においてもIL-12抗体の効果が確認され，IL-12p40サブユニットに対する抗体治療がCD治療に初めて応用された．今ではIL-12ファミリーとしてp40サブユニットを有するIL-23が同定され，本抗体はIL-12及びIL-23を抑制することで効果を発現することが知られている．　　　（竹島　史直）

関連論文1：Dohi T, Fujihashi K, Rennert PD, *et al. J Exp Med.* 1999, 189（8）：1169-1180
関連論文2：Mannon PJ, Fuss IL, Mayer L, *et al. N Engl J Med.* 2004, 351（20）：2069-2079

A. TNBS腸炎は抗IL-12抗体投与により改善する．現在のCD治療薬ウステキヌマブの開発につながる重要な研究である．

Q010. UCに抗α4インテグリンモノクローナル抗体は有効か？

Attenuation of Colitis in the Cotton-top Tamarin by Anti-a4 integrin Monoclonal Antibody.
Podolsky DK, Lobb R, King N, *et al.* *J Clin Invest.* 1993, 92 (1)：372-380

研究デザイン：基礎研究 PMID：7686922

概要 免疫組織染色にて霊長目キヌザル科わたぼうしタマリン（cotton-top tamarin：CTT）の腸炎部粘膜では，α4インテグリンやそのリガンドVCAM-1が高発現していることが観察された．そこで，接着分子に対する抗体，抗E-セレクチン抗体（BB11, EH8），抗α4インテグリン抗体（HP1/2）をCTTに筋注しその治療効果を評価した．day 10でCTTの大腸粘膜上皮を採取し，炎症の程度をgrade 0（異常なし）〜3（高度）で評価した．BB11またはEH8投与群ではプラセボ対照（1.8±0.5から1.2±0.2）と比較し，大腸炎の有意な改善はなかったが，HP1/2投与群（1.6±0.3から0.2±0.1）では，有意に改善を認めた（p＜0.01）．また，HP1/2投与群では平均5.4％の体重増加を認めており，抗炎症効果が示された．

解説 CTTは約50〜80％に大腸炎が自然発生する動物モデルである．CTTにおける大腸炎は，組織学的にもヒトのUCに近いモデルといわれている．本論文は，CTT大腸炎を用いて，IBDにおける白血球のホーミング，接着分子の関与を示した．また，接着分子に対するモノクローナル抗体の治療効果をプラセボ対照盲検試験として評価し，α4インテグリン抗体の大腸炎に対する有用性を明らかにした．以後，接着分子やケモカインをターゲットとした創薬が注目され，インテグリンモノクローナル抗体としてNatalizumab, Vedolizumab, abrilumab, etrolizumab, AJM300といった薬剤が次々と開発され，その効果が実臨床においても実証されつつある（関連論文）．

（松島　加代子，竹島　史直）

関連論文：Feagan BG, Rutgeerts P, Sands BE, *et al. N Engl J Med.* 2013, 369 (8)：699-710

A. CTTのUC類似モデルにおいて，その阻害薬である抗α4インテグリンモノクローナル抗体が抗炎症効果を示し，治療薬として有用であることが示された．

基礎11

Q011. 食餌性アミノ酸は CD に抗炎症効果をもたらすか？

Dietary Histidine Ameliorates Murine Colitis by Inhibition of Proinflammatory Cytokine Production From Macrophages.
Andou A, Hisamatsu T, Hibi T, *et al.* *Gastroenterology.* 2009, 136 (2): 564-574

> 研究デザイン：基礎研究　　　　　　　　　　　PMID：19027739

概要 IL-10$^{-/-}$マウスを改変して安定的に CD 類似の腸炎を発生させたマウスモデルに，標準餌 CRF-1，CRF-1 に単一アミノ酸またはアミノ酸構成成分（EDAAs）を加えた実験餌，完全成分栄養（ED）群を設定し 21 日間摂取させた．大腸重量は，標準餌群と比較し，ED 群及び EDAAs 群，ヒスチジン群で濃度依存的に重量が低減していた．また，qRT-PCR にて，ヒスチジン群では濃度依存的に TNF-α mRNA 発現が抑制されていた．また，LPS を添加したマウス腹腔 Mφ において，ヒスチジン，アラニン，リシンもしくはヒスチジン関連代謝物（D-ヒスチジン，カルノシン）を添加したところ，ヒスチジンでのみ，LPS 誘発性の TNF-α や IL-6 の産生を抑制することが分かった（ELISA 法）．IkB-α，p65 の発現をイムノブロット法で示し，ヒスチジンの抗炎症効果が NF-kB 経路の抑制を介していることを示した．

解説 CD における栄養療法の重要性は再認識されており，本邦では成分栄養剤（ED）が広く用いられている．Takagi らは摂取カロリーの 1/2 を ED で行うハーフ ED による，再燃予防効果を示した（関連論文）．ED の有効性の機序としては，高カロリー，低脂肪，低抗原性，腸内細菌への作用などが報告されている．本論文においては，ヒスチジンが NF-kB 経路を抑制して抗炎症に働いていることを明らかにし，CD におけるアミノ酸の直接的作用を解明し，栄養療法の治療効果において新しい知見を提供した．その他，グルタミンやグリシンでも動物モデルや臨床試験において抗炎症効果が報告されているが，統計的有意差が認められなかった報告もあり，成分栄養の効果についてはいまだ解明されていない点も多い．

（松島　加代子，竹島　史直）

関連論文：Takagi S, Utsunomiya K, Shimosegawa T, *et al. Dig Liver Dis.* 2009, 41 (6): 390-394

> **A.** CD 類似の IL-10$^{-/-}$細胞移入マウス腸炎においては，食餌性アミノ酸のうち，ヒスチジンが，NF-kB 経路の抑制による抗炎症効果を示した．

Q012. 腸上皮幹細胞培養技術とは何か？ IBD治療に応用され得るか？

Single Lgr5 stem cells build crypt-villus structures in vitro without a mesenchymal niche.

Sato T, Vries RG, Clevers H, *et al.* *Nature*. 2009；459（7244）：262-265

研究デザイン：基礎研究　　　　　　　　　　　　　PMID：19329995

概要　マウスの小腸より陰窩を採取し，R-spondin，EGF，Nogginの3種類の成長因子の存在下に，基底膜成分を模倣した細胞外基質マトリゲルで包埋して培養を行った．腸管上皮細胞はオルガノイドとよばれる三次元組織構造体を形成した．パネート細胞，胚細胞，吸収上皮細胞，腸管内分泌細胞とLgr5（leucine-rich repeat containing G protein-coupled receptor）細胞を産生し，陰窩-絨毛構造を疑似化していることが観察された．さらに，マウスの腸管から単離された単一のLgr5陽性細胞を用いても，オルガノイドを形成し，長期培養が可能であることを示した．

解説　Wntシグナルの標的遺伝子Lgr5は，陰窩最底部の円柱上皮細胞（crypt base columnar cell：CBC細胞）に特異的に発現している．本論文では，Lgr5陽性細胞が永続的な自己複製能と多分化能を有し，腸管上皮幹細胞であることの証明をしたともいえる．また，腸上皮オルガノイドを培養増幅させる技術は，現在の組織性幹細胞研究の基盤となった．また，Satoらは，腸管底部で幹細胞に隣接して存在するパネート細胞が，EGF，Wnt-3，Notchを供給し，幹細胞ニッチ形成に重要であることを明らかにした（関連論文1）．Yuiらは，DSS腸炎モデルマウスに注腸法で大腸オルガノイドを移植することで，潰瘍に生着し治癒が可能であることを示した（関連論文2）．本論文をはじめとする消化管幹細胞研究の発展により，IBDにおける粘膜治癒のための再生医療がますます着目されている．

（松島　加代子，竹島　史直）

関連論文1：Sato T, van Es JH, Snippert HJ, *et al. Nature*. 2011, 469（7330）：415-418
関連論文2：Yui S, Nakamura T, Watanabe M, *et al. Nat Med*. 2012, 18（4）：618-623

A. 単一Lgr5陽性細胞から腸上皮オルガノイドを作成し，腸管上皮幹細胞を体外で培養増幅する技術が確立された．腸上皮幹細胞移植など腸管の再生医療に応用する研究が進んでいる．

基礎13

Q013. 白血球除去療法はなぜIBDに有効なのか？

Mechanisms underlying the effects of leukocyte apheresis with a fiber filter in a rat model of dextran sulfate sodium-induced colitis.

Yamasaki H, Mitsuyama K, Masuda J, et al. *Dig Dis Sci.* 2010, 55 (3) : 596-606

研究デザイン：基礎研究　　　　　　　　　　　PMID：19259814

概要　白血球除去療法は日本発のIBD治療で，従来の薬物療法とは全く異なるコンセプトの治療法であり副作用もほとんどなく，広く用いられている．本研究は，ラットDSS誘発大腸炎モデルを使用して，白血球除去療法の一つの方法であるleukocyte apheresis（LCAP）の治療効果のメカニズムを明らかとした．ラット腸炎モデルに体外循環条件下にLCAP治療を行ったところ，細胞増殖反応，炎症性サイトカイン及び活性酸素産生を減少させ，一方hepatocyte growth factor産生，骨髄由来内皮前駆細胞誘導，カルシトニン遺伝子関連ペプチド（calcitonin gene-related peptide：CGRP）を産生し腸管粘膜血流を増加することにより腸管炎症を改善した．この研究によって，LCAPは腸管内の炎症メディエーターを抑制し，CGRPによる再生作用や粘膜血流の増加により腸炎を改善するという効果を明らかとした．

解説　本研究はLCAPがCGRPを誘導し腸炎を改善させることを明らかにしている．このCGRPの役割について詳細に検討され，CGRPは腸粘膜血流を調節し，また血管内皮前駆細胞（EPC）や，造血幹細胞が有意に増加させるがことが分かっている．LCAPの作用機序はCGRP腸管血流増加による組織再生作用だけでなく，EPCや造血幹細胞などを含めた骨髄細胞の動員による組織再生にあると示唆されている．興味深いことにCGRPと同じ生理活性ペプチドであるアドレノメデュリンも抗炎症作用や粘膜再生作用を有し，有用であることが報告されている．動物モデルを使用した白血球除去療法はメカニズム解明に非常に有用であると考えられた．さらなる機序の解明により適切な治療法が確立すると考えられる．

（竹田津　英稔）

A. 白血球除去療法は，腸管内の炎症メディエーターの抑制，骨髄細胞の動員による再生作用や粘膜血流の増加により腸炎を改善する．

Q014. 青黛のIBDにおける抗炎症メカニズムは？

Indigo Naturalis ameliorates murine dextran sodium sulfate-induced colitis via aryl hydrocarbon receptor activation.

Kawai S, Iijima H, Shinzaki S, *et al.* *J Gastroenterol.* 2017, 52（8）: 904-919

研究デザイン：基礎研究　　　　　　　　　　　　PMID：27900483

概要　マウスDSS誘発大腸炎モデルを用いての抗炎症作用のメカニズムを調べ，青黛とその主成分であるインジゴが野生型マウスのDSS誘発性大腸炎を改善させることを示した．野生型マウスにおいては青黛の投与によってDSS誘発性大腸炎の結腸の粘膜固有層において，抗炎症性分子であるIL-10及びIL-22のmRNA発現が誘導された．また，青黛あるいはインジゴで脾細胞を処理すると，抗炎症性サイトカインの発現が増加し，IL-10産生CD4$^+$T細胞及びIL-22産生CD3-RORγt$^+$細胞が増殖したが，CD4$^+$Foxp3$^+$制御性T細胞は増殖しなかった．しかし，インジゴの受容体と考えられている芳香族炭化水素受容体（AhR）欠損マウスにおいては青黛あるいはインジゴを投与しても，調節サイトカイン産生は減少しDSS誘発性大腸炎を改善しなかった．したがって，青黛とインジゴがAhRシグナル伝達活性化を通して大腸炎を改善すると結論付けられた．

解説　後ろ向き観察研究及び前向き研究において，青黛はUCの治療に有効であることがすでに報告されている．Naganumaらは多施設共同二重盲検プラセボコントロール試験を行い，UC患者において青黛治療群はプラセボ群に比べて有意に高いclinical response rateを示すことが明らかになった（関連論文1）が，青黛内服による肺高血圧症の症例が報告された（関連論文2）ことを受け厚生労働省より注意喚起がなされたことより，青黛の臨床応用実現はブレーキがかかってしまった感がある．しかし，KawaiらがIが示したように青黛のIBDにおける抗炎症メカニズムはAhRを介したIL-10やIL-22の抗炎症性サイトカインの増加が関与していることが明らかになり，また，青黛以外にもAhRに対してリガンドとなる物質はいくつか知られており，今後AhRをターゲットとしたIBDの治療戦略の開発につながる可能性が期待される．　　　　（杉本　健）

関連論文1：Naganuma M, Sugimoto S, Mitsuyama K, *et al. Gastroenterology.* 2018, 154（4）: 935-947

関連論文2：Nishio M, Hirooka K, Doi Y. *Eur Heart J.* 2016, 37（25）: 1992

A.　青黛は芳香族炭化水素受容体（AhR）に作用し抗炎症性サイトカインであるIL-10やIL-22の産生を誘導する．

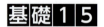

Q015. 造血幹細胞移植でIBDは治る？

Gene therapy for Wiskott-Aldrich syndrome：rescue of T-cell signaling and amelioration of colitis upon transplantation of retrovially transduced hematopoietic stem cells in mice.

Klein C, Nguyen D, Liu C-H, *et al. Blood.* 2003, 101 (6)：2159-2166

▶研究デザイン：基礎研究　　　　　　　　　　　　PMID：12433691

概要　遺伝子欠失に起因する腸炎が造血幹細胞移植により治療できる可能性を，マウスモデルを用いて示した論文である．Wiskott-Aldrich syndrome protein（WASP）の欠失したマウスは腸炎を自然発症し，このマウスから抽出したWASP欠失CD4陽性T細胞を免疫不全マウスに移入すると腸炎の発症が誘導できる．しかし，WASP欠失マウスの骨髄由来造血幹細胞にレトロウイルスを介してWASP遺伝子を補填し，WASP欠失CD4陽性T細胞と一緒に免疫不全マウスに移入すると腸炎の発症は抑制された．この腸炎の抑制に伴い，T細胞のCD3依存性シグナルの正常化も認められた．この結果をもとに，遺伝子欠失に起因する腸炎に対して，その遺伝子を保持する造血幹細胞移植の治療的有効性を提言した．

解説　本論文はマウスを用いて，先天性免疫不全の治療に有効な造血幹細胞移植が腸炎に対しても応用可能であるかを探索した研究である．実際，このマウスでの研究結果をもとに，IL-10受容体遺伝子変異を有するEarly Onset of IBD（EOIBD）患者に対して，健常人からのアロ造血幹細胞移植が行われdrug-free remissionが導かれている（関連論文1）．その後，GVHDが予防できれば，造血幹細胞移植はIL-10関連遺伝子異常に伴うEOIBDのほぼ全例に有効であることが欧米のみでなく日本や中国などのアジア諸国からも報告されている．一方で，IL-10関連遺伝子以外（例えばXIAP）のEOIBDでは造血幹細胞移植は腸炎や予後の増悪を起こし得るので注意が必要である（関連論文2）．

(溝口　充志)

関連論文1：Glocker EO, Kolarz D, Boztug K, *et al. N Engl J Med.* 2009, 361 (21)：2033-2045
関連論文2：Lekbua A, Ouahed J, O'Connell AE, *et al. J Pediatr Gastroenterol Nutr.* 2019, 69 (1)：e13-e18

> **A.** 造血幹細胞移植はIL-10関連遺伝子異常が原因となるEOIBDに有効である．

基礎16

Q016. 虫垂切除はUCに良いの？

Role of appendix in the development of inflammatory bowel disease in TCR-alpha mutant mice.

Mizoguchi A, Mizoguchi E, Chiba C, *et al.* *J Exp Med*. 1996, 184 (2): 707-715

▶研究デザイン：基礎研究　　　　　　　　　　　PMID：8760824

概要　UCのマウスモデルを用い生後早期の虫垂切除は腸炎発症の予防となることを示した論文である．UCに類似した慢性腸炎を発症するT細胞受容体α欠失マウスでは，ヒト虫垂の類似体と考えられるCecal patch（CC）細胞の過度な増殖が認められたため，CCの腸炎における役割解析のためCC切除が施行された．免疫系が確立される生後5週以前に施行されたCC切除では腸炎発症に対して予防効果を認めたが，生後12週を過ぎてのCC切除では予防効果は認められなかった．CC切除により腸炎が予防されたマウスでは腸管膜リンパ節細胞の著明な減少も認められた．

解説　本論文は，虫垂切除とUC発症には負の相関性があることを疫学的に示した1994年の報告（関連論文1）を，マウスを用いて実験的に証明すると共に，UC発症予防のための若年期での虫垂切除の重要性を新たに示した．その後，20歳以下の虫垂切除がUC発症により強い負の相関性を持つことが，本邦をはじめとして世界18カ国以上で確認されたが，中国とメキシコではこのような負の相関性は認められなかった．また，虫垂切除はCDにおいてはリスク因子となることも報告された．UCに対する虫垂切除の治療効果についてもヒトにおいて検討が行われている（関連論文2）が，有効，無効，悪化と異なった反応が報告されている．虫垂は腸内細菌が最も多く存在する盲腸部に接する発達したリンパ組織であるため，非常に複雑な免疫反応（例えば，免疫活性と免疫抑制細胞の共存）が存在すると推測され，人工頭脳などを活用した更なる研究の必要性が示唆される．

（溝口　充志）

関連論文1：Rutgeerts P, D'Hasens G, Hiele M, *et al. Gastroenterology*. 1994, 106 (5)：1251-1253
関連論文2：Okazaki K, Onodera H, Watanabe N, *et al. Gastroenterology*. 2000, 119 (2)：502-506

A. 早期の虫垂切除はUC発症に予防的に働く可能性を秘めている．

Q017. IL-22 の UC マウスモデルに対する炎症制御のメカニズムは？

IL-22 ameliorates intestinal inflammation in a mouse model of ulcerative colitis.

Sugimoto K, Ogawa A, Mizoguchi E, *et al.*　*J Clin Invest.* 2008, 118（2）:534-544

▶研究デザイン：基礎研究　　　　　　　　　　　　　　　　PMID：18172556

概要　UC 類似モデルである TCRα 欠損（TCRαKO）マウス及び薬剤起因性腸炎モデルである DSS 腸炎マウスを用いて IL-22 の作用メカニズムを調べた．IL-22 発現 vector を TCRαKO マウスの大腸に transfection し，大腸局所に IL-22 を強制発現させると腸炎の改善を認めた．IL-22 は大腸上皮の STAT3 を活性化し，MUC1 などのムチン関連物質の誘導を促し，大腸上皮のバリア機能を強化すると示された．逆に抗 IL-22 抗体を DSS 腸炎に投与した場合や，IL-22 を競合的に阻害する IL-22 binding protein（IL-22BP）を DSS 腸炎の大腸局所に強制発現させた場合に大腸の goblet cell は減少し，腸炎の悪化を認めた．以上より IL-22 は大腸上皮の STAT3 を活性化させて goblet cell の増加を促し大腸バリア機能を増強して腸炎抑制に寄与することが示された．

解説　IL-22 によって活性化される STAT3 は，後天性免疫応答では，病原性 T 細胞の生存期間を延長させて大腸炎を悪化させる方向に働き，一方先天性免疫応答においては，粘膜のバリア機能が増強し大腸炎を抑制する方向に働く（関連論文 1）．幸いなことに IL-22 受容体は腸管においては先天性免疫細胞である腸管上皮において主に発現しているため IL-22 は腸炎に対しては防御的に機能すると考えられる．しかしながら，IL-22 には有益な効果があるにもかかわらず，IL-22 及び STAT3 にかかわる経路が継続的に活性化されると，特に IBD の病歴が長い患者において大腸炎関連癌のリスクを増大させることが示唆されている（関連論文 2）．したがって，バリア機能の増強目的で IL-22 を投与あるいは強制発現させる場合も，長期間に及ぶことがないように留意することが重要であると考えられる．

（杉本　健）

関連論文 1：Sugimoto K. *World J Gastroenterol.* 2008, 14（33）:5110-5114
関連論文 2：Mizoguchi A, Yano A, Himuro H, *et al. J Gastroenterol.* 2018, 53（4）:465-474

A. IL-22 は大腸上皮の STAT3 を活性化し MUC1 などのムチン関連物質の誘導を促すことによって大腸上皮のバリア機能を強化して炎症を制御する．

Q018. IL-12とIL-23のどちらが慢性腸炎の病態に深く関与しているか？

IL-23 is essential for T cell-mediated colitis and promotes inflammation via IL-17 and IL-6.

Yen D, Cheung J, Scheerens H, *et al.*　*J Clin Invest*. 2006, 116（5）：1310-1316

▶研究デザイン：基礎研究　　　　　　　　　　　PMID：16670770

概要　筆者らは腸炎自然発症モデルであるIL-10欠損（IL-10KO）マウスにIL-12に特異的な構成タンパクであるp35を欠損させたマウス（IL-12p35×IL-10KO）とIL-23に特異的な構成タンパクであるp40を欠損させたマウス（IL-23p19×IL-10KO）を作成した．IL-12p35×IL-10KOマウスは腸炎が自然発症したが，IL-23p19×IL-10KOでは腸炎の発症は抑制された．またIL-10KOマウスより採取したCD4陽性メモリーT細胞を移入したRag-KOマウス腸炎モデルにIL-23を投与するとメモリーT細胞においてIL-6とIL-17の増加がみられ，IL-6とIL-17の抗体を投与すると腸炎が改善された．よって，T細胞が関与する腸炎においてはIL-12ではなくIL-23がメモリーT細胞のIL-6とIL-17の産生を促すことで慢性腸炎の病態に強く関与していることが示された．

解説　IL-12はp40タンパクとp35タンパクのヘテロ二量体で構成されている．これまでの臨床研究や動物実験において抗IL-12抗体（抗p40抗体）の投与により腸炎を改善できることが示されてきたが，2000年に新たに同定されたIL-23（関連論文1）も構成成分としてp40を有することより，腸炎制御においてIL-23も腸炎の病態に関与している可能性が示唆された．本研究はどちらが中心的な役割を担っているのかを明らかにする目的で行われ，IL-12ではなくIL-23が慢性腸炎の病態に深く関わっていることを示した．現在抗p40抗体であるウステキヌマブについては臨床試験で有効性が証明され（関連論文2），実臨床においてCDに対して使用されており，抗IL-23抗体（抗p19抗体）についても第3相試験が日本を含めて世界的に行われている．ヒトにおいて本研究で示されたようにIL-23の阻害による抗炎症効果にIL-6やIL-17が関与しているのかどうかについては非常に興味深く，今後の報告が待たれる．

（杉本　健）

関連論文1：Oppmann B, Lesley R, Blom B, *et al. Immunity*. 2000, 13（5）：715-725
関連論文2：Feagan BG, Sandborn WJ, Gasink C, *et al. N Engl J Med*. 2016, 375（20）：1946-1960

A. T細胞が関与する腸炎においてはIL-12ではなくIL-23がメモリーT細胞のIL-6とIL-17の産生を促すことにより慢性腸炎の病態に強く関与している．

基礎19

Q019. CDの感受性遺伝子であるTL1A（TNFSF15）はIBDにどのように関与するか？

TL1A (TNFSF15) regulates the development of chronic colitis by modulating both T-helper 1 and T-helper 17 activation.

Takedatsu H, Michelsen KS, Wei B, et al. Gastroenterology. 2008, 135（2）: 552-567

▶研究デザイン：基礎研究　　　　　　　　　　　　　　　PMID：18598698

概要 TL1Aは正常腸管組織においてほとんど発現は認められず，IL-1，TNF-αなどの炎症性サイトカインや，リポ多糖類，Fcレセプターなどの刺激により，内皮細胞や樹状細胞，マクロファージから一過性に産生される．TL1AのレセプターはDeath receptor 3（DR3）であり，memory T細胞に高発現し，強く反応する．本研究において，マウス腸管炎症部位の樹状細胞より発現したTL1Aは，IL-12及びIL-23と共にTh1及びTh17を活性化し，IFN-γ及びIL-17を過剰産生し，腸炎を増悪させると考えられた．さらに慢性DSS大腸炎モデル及びGαi2ノックアウトT細胞移入腸炎モデルに対する抗TL1A中和抗体の投与は，Th1とTh17細胞の活性化を抑制し腸炎を改善させた．

解説 2005年本邦においてIBDの感受性遺伝子の解析が行われ，*TL1A*（*TNFSF15*）がCDの発症と関連のある遺伝子であることが報告された．アジアや欧米においても同様にCDの感受性遺伝子として報告された．CD患者の解析が行われ，マウスでの研究と同様に腸管マクロファージはTL1Aを産生し，Th17細胞への分化や，Th1およびTh17の活性化に関与することが明らかとされた．またT細胞や樹状細胞にTL1Aを過剰発現マウスが作製され，これらのマウスは回腸に小腸炎を自然発症した．これらの研究結果より，TL1Aが回腸末端の腸炎の発症原因の一つであることが証明された．TL1Aの研究はさらに進んでおり，他の自己免疫疾患においてもTL1Aは炎症誘導において重要なサイトカインであることが分かってきた．抗TL1A中和抗体によるTL1Aの抑制は，病因となる活性化T細胞をターゲットとした特異性の高い治療となり得ることが考えられる．

（竹田津　英稔）

A. TL1Aはマクロファージや樹状細胞から産生され，IL-12やIL-23と共にTh1やTh17細胞を共に活性化させ腸炎の発症や増悪を誘導する．

Q020. sgp130-Fc による IL-6 trans-signaling の制御は IBD の新たな治療法となり得るか？

STAT3 activation via interleukin 6 trans-signalling contributes to ileitis in SAMP1/Yit mice.

Mitsuyama K, Matsumoto S, Rose-John S, et al. *Gut* 2006, 55 (9) : 1263-1269

研究デザイン：基礎研究　　　　　　　　　　　PMID：16682432

概要　IBD の病態に IL-6 が関与していることが知られている．IL-6 の細胞膜受容体には IL-6R と gp130 の 2 種類が存在する．IL-6 は，IL-6R と結合した後に gp130 の重合化を促し，細胞内の STAT3 を活性化させる．一方，IL-6 とともに sIL-6R が存在すると，両者は複合体を形成し，IL-6R を介さずに gp130 の重合化を促し STAT3 の活性化を引き起こす（IL-6 trans-signaling）．本研究は，CD モデルである SAMP1/Yit マウスを用い，慢性腸炎における IL-6 trans-signaling の関与と治療標的としての意義について検討を行った．正常腸組織での STAT3 の発現は軽度かつ一過性であるのに対し，SAMP1/Yit マウスにおける発現は高度かつ持続性であった．STAT3 の局在は主に病変部粘膜 CD4 陽性 T 細胞にみられた．SAMP1/Yit マウスに IL-6 を過剰投与すると STAT3 の発現増加に加えて腸炎の悪化がみられ，sgp130-Fc を投与すると STAT3 の発現低下とともに腸炎の改善がみられた．これらの結果から，IL-6 trans-signaling が IBD の新たな治療標的となることが示唆された．

解説　IBD の腸管ではマクロファージ，T 細胞，腸上皮細胞から産生される IL-6 と，マクロファージ，好中球から放出される sIL-6R と結合して複合体を形成し，trans-signaling の機序によって T 細胞を活性化し，炎症が進展すると考えられている．sgp130 は生体内に存在する IL-6 抑制因子の一つで，IL-6/sIL-6R 複合体の細胞膜上 gp130 への結合を競合阻害する．sgp130-Fc とは，二つの sgp130 の細胞外ドメインを IgG-Fc により重合化させることで sgp130 の作用を強化し，trans-signaling のみを選択的に抑制する．trans-signaling による伝達は，T 細胞のように細胞膜上で IL-6R が欠如し gp130 のみ存在する場合に生じる．sgp130-Fc による trans-signaling の選択的抑制は，抗 IL-6R 抗体よりもさらに有効で副作用の少ない治療法となることが期待され，今後 IBD の新たな治療戦略として注目されている．　　　　　　　　　　（竹田津　英稔）

A. sgp130-Fc による IL-6 trans-signaling の制御により IBD に重要な IL-6/STAT3 シグナルを抑制し，IBD の新たな治療法となり得る．

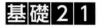

Q021. STAT3をターゲットとしたJAK/STATシグナル伝達調節はIBDに関与するか？

CIS3/SOCS3/SSI3 plays a negative regulatory role in STAT3 activation and intestinal inflammation.

Suzuki A, Hanada T, Mitsuyama K, *et al.*　*J Exp Med*. 2001, 193 (4): 471-481

▶研究デザイン：基礎研究　　　　　　　　　　　　　　PMID：11181699

概要　本研究はJAK-STAT経路とその抑制分子であるCytokine inducible SH2-protein（CIS3），JAK-binding protein（JAB）とIBDとの関連について検討された．ヒトIBDや動物モデルの炎症部粘膜でSTAT3だけでなくCIS3が高発現していた．腸炎の経過とともにSTAT3の発現が増加し，これに対応してJABとCIS3の発現がみられ，CIS3がJAK/STAT経路を制御している可能性が示唆された．IL-6ノックアウトマウスではDSS腸炎の重症度は軽度にとどまっており，IBDにおいてIL-6の重要性が明らかとなった．CIS3，JABの生理学的役割を検討するため，JABとCIS3の両方の抑制効果を持つJAB変異体トランスジェニックマウスを作製したところ，DSSに対し腸炎の増悪とSTAT3の活性化が認められた．このことにより腸管炎症においてCIS3，JABが炎症に対して抑制的な働きを持つことが明らかとなった．

解説　消化管免疫は，多種のサイトカインによって制御されている．これらのサイトカインはJanusチロシンキナーゼ（JAK）と転写活性化因子（STAT）を介して機能を発揮する．IBDにおけるIL-6/JAK/STAT3シグナルの重要性は，ヒトIBDでIL-6やそのシグナルを促進させるIL-6レセプターの発現の増加や，多くの腸炎モデルマウスにおける抗IL-6レセプター抗体の有効性により証明されている．STAT3はIL-6の増加に対応して活性化され腸炎の進展に関与し，一方CIS3とJABはSTAT3の過剰な活性化を抑制することで抗炎症に関与していることが明らかとなった．このようにJAK/STATとその制御系は腸炎の病態に重要な役割を果たしていることが示唆され，近年，IBDの治療のターゲットとして，多くのJAK阻害薬が誕生している．これらのJAK阻害薬は種々のSTATを抑制するが，STAT3のシグナル伝達を調整することがIBDの治療に重要と考えられる．

（竹田津　英稔）

A. IL-6/JAK/STAT3シグナルはIBDに関与し，その伝達経路をターゲットとしたJAK/STATシグナル伝達調節はIBD治療に重要である．

Q022. CARD15/NOD2 はヒト上皮細胞で発現し抗菌機能を有するか？

CARD15/NOD2 functions as an antibacterial factor in human intestinal epithelial cells.

Hisamatsu T, Suzuki M, Reinecker HC, et al. *Gastroenterology*. 2003, 124 (4): 993-1000

研究デザイン：基礎研究　　　PMID：12671896

概要　NOD2 は自然免疫を担うパターン認識受容体の一つであるが，本遺伝子の変異が CD のリスク因子であることが報告された（関連論文1）．筆者らは，これまでに検討されていなかった腸管上皮細胞における NOD2 の発現と抗菌機能について解析を行った．上皮細胞として大腸癌細胞株とヒト腸管の生検組織から分離した細胞が用いられ，mRNA とタンパクレベルのいずれにおいても発現が確認された．また，それらの発現は炎症性サイトカインである TNFα 刺激によって増強された．さらに，Caco-2 細胞に野生型と変異型 NOD2（3020insC 変異）タンパクを発現する系が構築され，*S. typhimurium* の侵入数が検討されたが，変異型 NOD2 タンパクを発現する上皮細胞で細菌の侵入数が有意に増加していた．本論文は，NOD2 が上腸管皮細胞で発現し抗菌機能を有することを初めて明らかにした．

解説　Toll 様受容体（TLRs）や NOD 様受容体（NLRs）は微生物成分を認識するパターン認識受容体である．TLRs と NLRs は互いに相乗的に機能し，炎症性サイトカインや抗菌ペプチド産生を介して自然免疫を担っている．NLR ファミリーの一つである NOD2 は細胞内受容体としてペプチドグリカンの一つであるムラニジペプチド（MDP）を認識する．CD の発症リスクとして報告された NOD2 の変異は loss of function 型であり，腸内細菌（MDP）の認識低下によって自然免疫のバランスが崩れ炎症惹起につながることが想定されている（関連論文2）．今回紹介した論文は，上皮細胞においても NOD2 の発現が抗菌機能に関わることを示しており，CD の病態を解析する上でも貢献度の高い内容と考える．

（石原　俊治）

関連論文1：Hugot JP, Chamaillard M, Zouali H, et al. *Nature*. 2001, 411 (6837): 599-603
関連論文2：Inohara N, Ogura Y, Fontalba A, et al. *J Biol Chem*. 2003, 278 (8): 5509-5512

A. NOD2 は腸管上皮細胞に発現し，その変異は上皮の抗菌機能を低下させる．

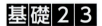

Q023. CDの腸管マクロファージの特徴は？

Unique CD14 intestinal macrophages contribute to the pathogenesis of Crohn disease via IL-23/IFN-gamma axis.

Kamada N, Hisamatsu T, Okamoto S, *et al.*　*J Clin Invest.* 2008, 118 (6)：2269-2280

▶研究デザイン：基礎研究　　　　　　　　　　　　　　　　　PMID：18497880

概要　正常の腸管マクロファージはCD14を発現せず，共生細菌に対しては炎症性サイトカインを産生しないが，本研究によって，CD患者の腸管ではCD14陽性の特殊なマクロファージが多数存在しており，炎症性サイトカインを過剰産生していることが明らかとなった．この特殊な細胞群は，マクロファージの表面マーカー（CD14，CD33，CD68）だけでなく樹状細胞マーカー（CD205，CD209）も発現しており，IL-23やTNF-αを過剰産生し，さらに腸管粘膜固有層単核細胞からのIFN-γ産生を強力に誘導した．そして，過剰なIFN-γがさらなるIL-23産生性マクロファージを誘導するというフィードバックループの存在を示した．

解説　CD患者のゲノムや腸管組織の解析などから，マクロファージはCDの病態形成に中心的な役割を果たしていると考えられてきた．マウスではマクロファージを除去すると腸炎は著明に改善する．CD患者の腸管マクロファージの特徴としてTREM-1陽性，炎症性サイトカイン（TNF-α，IFN-γなど）の過剰産生が報告されていた．本研究によって，CD腸管にはそれらの特徴を有する特殊な細胞群，CD14陽性マクロファージが多数存在していることが明らかとなった．この細胞群はIL-23やTNF-αを過剰産生し，さらなるIFN-γ，IL-23過剰状態を誘導するという悪循環も明らかとなった．著者らの追加検討（関連論文）によって，この細胞群が抗原提示細胞としてTh1およびTh17細胞を誘導することも明らかになった．これらの研究結果は，CDの病態解明だけでなく治療標的の探索にも大きく貢献している．　　　　　　　　　（岡　明彦，石原　俊治）

関連論文：Kamada N, Hisamatsu T, Honda H, *et al. J Immunol.* 2009, 183 (3)：1724-1731

> **A. CD腸管の病的マクロファージはCD14陽性が特徴的であり，過剰なサイトカイン産生に関与する．**

基礎 24

Q024. マクロファージ及び好中球における STAT3 はどのような働きをしているのか？

Enhanced Th1 activity and development of chronic enterocolitis in mice devoid of Stat3 in macrophages and neutrophils.

Takeda K, Clausen BE, Kaisho T, *et al.*　*Immunity*. 1999, 10（1）: 39-49

▸研究デザイン：基礎研究　　　　　　　　　　　　　　　PMID：10023769

概要　筆者らはコンディショナル・ノックアウト法により，マクロファージ及び好中球においてStat3遺伝子が細胞特異的に破壊されたマウスを作成した．STAT3が欠損したマクロファージにおいては，IL-10による抗炎症作用が欠失しており，エンドトキシンの刺激によってTNFα，IL-1，IFNγ，及びIL-6などの炎症性サイトカインの産生が異常に増加するなど，STAT欠損マクロファージは異常に活性化された状態を示した．さらにこの変異マウスはTh1優位の免疫応答を示し，加齢とともに慢性腸炎を自然発症した．これらの結果よりSTAT3はマクロファージや好中球においてIL-10の抗炎症作用を発揮するのに重要な役割を果たすことが示された．

解説　Stat3欠損マウスは他のSTATタンパクの欠損マウスとは異なり初期胚形成時に死亡してしまう（関連論文1）．したがって *in vivo* でのSTAT3の役割を正確に評価するために筆者らはCre-loxP組換えシステムを利用して，Stat3遺伝子を組織特異的または細胞特異的に破壊した．筆者らはまずStat3欠損T細胞を作成した（関連論文2）．通常IL-6はT細胞のアポトーシスを阻害するが，Stat3欠損T細胞のアポトーシスはIL-6によって阻害されなかったことより，Stat3活性化がアポトーシスの防止を介してIL-6依存性に細胞増殖に関与することを実証した．すなわち，STAT3は後天性免疫細胞であるT細胞においては炎症的に働くが，非常に興味深いことにマクロファージや好中球などの先天性免疫細胞においては対照的に抗炎症性に働くことが本研究によって示された．

（杉本　健）

関連論文1：Takeda K, Noguchi K, Shi W, *et al. Proc Natl Acad Sci U S A*. 1997, 94(8)：3801-3804
関連論文2：Takeda K, Kaisho T, Yoshida N, *et al. J Immunol*. 1998, 161（9）：4652-4660

A. STAT3はマクロファージや好中球においてIL-10の抗炎症作用を発揮するのに重要な役割を果たしている．

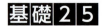

Q025. IBDにおける CD127⁺CD56⁻自然リンパ球の意義は？

IL-23-responsive innate lymphoid cells are increased in inflammatory bowel disease.

Geremia A, Arancibia-Cárcamo CV, Fleming MP, et al.　*J Exp Med*. 2011. 208 (6): 1127-1133

▶研究デザイン：基礎研究　　　　　　　　　　　　　　　　PMID：21576383

概要　著者らは健常者とIBD患者の腸におけるIL-23反応性自然リンパ球（innate lymphoid cells：ILCs）の役割を分析した．その結果，IBD患者においてはCD3⁻細胞におけるTh17関連サイトカイン遺伝子である*IL17A*及び*IL17F*の発現は増加していた．*IL17A*及び*IL17F*の発現はCD56⁻ILCに限定されているのに対し，IL-23はCD56⁺ILC分画において*IL22*及び*IL26*を誘導した．さらに，CD患者では炎症腸管でのCD127⁺CD56⁻ILCが有意かつ選択的に増加することが観察されたが，UC患者ではこれらの変化は観察されなかった．これらの結果より，IL-23反応性のILCがヒトの腸に存在し，さらにCDの腸管の炎症は，炎症性サイトカインの発現を特徴とする表現型的に異なるILC集団が選択的に蓄積することと関連していることが示された．

解説　近年自己免疫性疾患の病因に関わる炎症性サイトカインとしてIL-23及びIL-17が重要視されており，IL-23はTh17炎症反応の持続において重要な役割を果たすことが知られている（関連論文1）．著者らは以前IL-23に応答してIL-17，IL-22，及びIFN-γを産生し，先天性大腸炎を媒介するマウスにおける自然リンパ球細胞の新規集団を同定し現在ILC3として知られている（関連論文2）．今回の研究において筆者らはCDの腸管炎症部位にCD127⁺CD56⁻ILCという新たな細胞集団が増加していることを見出しIL-17AやIL-17Fなどの炎症性サイトカインの産生能を有することが示されたが，これらの細胞集団接着分子の誘導及び他のリンパ球の動員等の機能的な役割についてはまだ十分な解析が行われておらず，今後の研究が待たれる．　　　　　　　　　（杉本　健）

関連論文1：Cua DJ, Sherlock J, Chen Y, et al. *Nature*. 2003, 421（6924）：744-748
関連論文2：Buonocore S, Ahern PP, Uhlig HH, et al. *Nature*. 2010, 464（7293）：1371-1375

A. CD127⁺CD56⁻自然リンパ球はCDの腸管炎症部位に集積しIL-17AやIL-17Fなどの炎症性サイトカインを産生する．

基礎26

Q026. Tr1細胞を知ってる？

A CD4$^+$ T cell-subset inhibits antigen-specific T-cell responses and prevents colitis.

Groux H, O'Garra A, Bigler M, *et al.*   *Nature*. 1997, 389 (6652) : 737-742

■研究デザイン：基礎研究   PMID：9338786

概要 IL-10を産生するT細胞を同定してtype 1 regulatory T cells (Tr1) と命名した論文である．OVA特異的T細胞受容体を発現するトランスジェニックマウスを用いて，IL-10存在下でのOVAの慢性的刺激はIL-10とIL-5を産生し活性化T細胞の増殖を抑制できるCD4（＋）T細胞を誘導することを発見した．また，ヒトにおいても *in vitro* でTr1細胞が誘導できる方法も確立した．腸炎に及ぼす影響を検討するため，細胞移入によりCD様腸炎を発症するマウスモデルを用いて，Tr1細胞と病的T細胞を同時に移入すると腸炎の発症が抑制できることも報告した．

解説 本論文発表時にはFoxp3は同定されておらず，Treg細胞は接触依存性に免疫抑制機能を持つCD25陽性細胞として研究されていた．また，TGF-β産生を介して接触非依存性に免疫抑制に寄与するTh3細胞も同定されたばかりであり，Tr1細胞はIL-10を産生することにより接触非依存性に免疫抑制作用を有する第3の免疫抑制T細胞群と位置づけられた．本論文中では，Tr1細胞はTh3細胞とは異なることが示されている．Foxp3がTreg細胞の転写因子として2003年に同定された後に，Tr1細胞はFoxp3陰性でCD49bとLAG3を発現してTreg細胞とは異なることも報告されている（関連論文1）．Tregのように多くの論文はないが，IBDにおいてIL-10とIFN-γを共発現するキメラ型Foxp3（－）CD4（＋）T細胞などが同定されていること（関連論文2）から考えると，Tr1細胞のさらなる研究は複雑なIBD病態の解明に光明をもたらすことが期待される．

（溝口　充志）

関連論文1：Gagliani N, Magnani CF, Huber S, *et al. Nat Med*. 2013, 19 (6) : 739-746
関連論文2：Saraiva M, Christensen JR, Veldhoen M, *et al. Immunity*. 2009, 31 (2) : 209-219

A. Tr1細胞はTreg細胞とは異なるIL-10産生型の制御性T細胞群であり腸炎に対する抑制作用が報告されている．

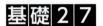

Q027. B細胞はUCにおいて悪玉または善玉？

Suppressive role of B cells in chronic colitis of T cell receptor alpha mutant mice.

Mizoguchi A, Mizoguchi E, Smith RN, et al.　*J Exp Med*. 1997, 186（10）: 1749-1756

▶研究デザイン：基礎研究　　　　　　　　　　　PMID：9362534

|概要|　UCのマウスモデルにおいてB細胞は腸炎に対して抑制的に働くことを示した最初の論文である．UCに類似した慢性腸炎を発症するT細胞受容体α欠失マウスでは血中自己抗体量と腸炎の重症度が相関するため，B細胞が腸炎発症に密接に関与していることを証明するため，T細胞受容体α欠損マウスとB細胞欠失マウスが交配された．驚くことに，B細胞の欠損により腸炎は改善ではなく，鉛管状で特徴づけられる均一な腸管壁肥厚を伴う腸炎の顕著な増悪を認めた．B細胞の欠失により，腸でのアポトーシス細胞のクリアランスの低下と循環血液中の自己抗原の増加が認められた．

|解説|　UCでは自己抗体の増加と，その腸管上皮への沈着を認めるため，B細胞は悪玉と考えられていたが，本論文はマウスモデルにおいてB細胞はむしろ善玉として作用していることを示している．その後の研究で，B細胞の腸炎抑制作用はIL-10により仲介されることが報告され，このようなB細胞群はBreg（Regulatory B cells）と呼ばれている．ヒトにおいて，UCに対するB細胞除去療法がIL-10産生減少と腸炎悪化をもたらした症例（関連論文1）や，シェーグレン症候群へのB細胞除去療法がUCを惹起した症例が散在的に報告されている．また，白血病患者にB細胞除去とB細胞受容体シグナル阻害を併用した場合，64人中16人がT細胞浸潤型腸炎を発症したとの報告もある（関連論文2）．これらのマウスとヒトの結果は，UCのある種のタイプではB細胞は抑制的に働いていることを示唆し，今後このようなタイプの同定が必要と考えられる．

（溝口　充志）

関連論文1：Goetz M, Atreya R, Ghalibafian M, et al. *Inflamm Bowel Dis*. 2007, 13（11）: 1365-1368

関連論文2：O'Brien SM, Lamanna N, Kipps TJ, et al. *Blood*. 2015, 126（25）: 2686-2694

A. あるタイプのUCに対してB細胞は抑制的に働いている．

Q028. 腸内細菌はどうやってTh17細胞を誘導する？

ATP drives lamina propria T (H) 17 cell differentiation.
Atarashi K, Nishimura J, Shima T, et al.　Nature. 2008, 455 (7214)：808-812

研究デザイン：基礎研究　　　　　　　　　　　PMID：18716618

概要　マウスを用いて腸内細菌由来のアデノシン三リン酸（ATP）がIL-17aを産生するTh17細胞の分化を腸管粘膜固有層で誘導することを発見した論文である．無菌マウスにおいて糞便中のATP及びTh17細胞が大腸特異的に減少することを発見し，その後種々の異なったアプローチを駆使することにより1) 腸内細菌はTLR非依存性にTh17細胞を誘導する，2) ATPセンサーであるp2XとP2YがTh17細胞の分化誘導に必要である，3) Th17細胞への分化はATPが活性化するCD70^{high} CD11c^{low}抗原提示細胞に仲介される，4) CD70^{high} CD11c^{low}細胞はTh17細胞分化に直接的または間接的に必要なIL-6, IL-23p19及びインテグリンαVβ8を発現している，5) 非加水分解性ATPの投与はマウスのCD様腸炎を悪化させる，といった貴重な結果を報告している．

解説　グルコースより生体内で代謝産生されるATPが生体活動のエネルギー源として働くと共に，免疫系では免疫受容体の活性化に利用されるリン酸基を供給することが知られていた．本論文では腸内細菌が腸管免疫に対してATPを直接的に供給できること，この細菌由来ATPは既知の機序とは異なり，ATPセンサーを介して腸管でのTh17細胞分化を選択的に誘導する新たな概念を導き出し，腸内細菌と生体の相互作用の理解に多大な貢献をもたらしている．一方で，抗IL-17抗体の投与がCDを悪化させた臨床試験結果（関連論文）から考えると，より複雑なATPの役割もCDにおいて示唆される．

（溝口　充志）

関連論文：Hueber W, Sands BE, Lewitzky S, et al. Gut. 2012, 61 (12)：1693-1700

> **A. 腸内細菌によって産生されたATPはセンサーを介してTh17細胞の分化を誘導する．**

基礎 29

Q029. IBDを制御できる腸内細菌は存在するか？

Treg induction by a rationally selected mixture of Clostridia strains from the human microbiota.

Atarashi K, Tanoue T, Oshima K, et al. *Nature.* 2013, 500 (7461): 232-236

研究デザイン：基礎研究　　　　　　　　　　PMID：23842501

概要　IBDや自己免疫疾患の免疫制御において制御性T細胞（Treg）の重要性が明らかとなっている．本研究では，ヒト便からTreg細胞を誘導する腸内細菌の探索と同定が行われた．ヒト便を無処理で投与したマウスの大腸ではTreg細胞だけでなくTh17細胞も誘導されたが，クロロホルム処理した便ではTreg細胞のみが強く誘導された．クロロホルム処理した便にはクロストリジウム属細菌に代表される芽胞形成菌のみが存在でき，これらがTreg細胞の誘導に関与していることが明らかになった．さらなる解析により，Treg細胞を強く誘導し，培養可能な細菌がクロストリジウム属に属する17菌株であることが分かった．実際に，この17菌株はマウスにおけるアレルギーや腸管炎症を有意に改善した．ゲノム配列の解析により，17株はクロストリジウムのクラスターⅣ，ⅩⅣa及びⅩⅧに含まれ，これらは毒素及び毒性因子を欠いていることが明らかになった．

解説　腸内細菌に対する過剰な免疫応答の抑制にTreg細胞が必要とされる．本研究によりTreg細胞の誘導腸内細菌としてクロストリジウム属細菌が同定された．このクロストリジウム属細菌は芽胞を形成するグラム陽性の桿菌であり，正常な腸内細菌叢の優勢菌である．クロストリジウム属細菌は大腸の上皮細胞の近傍に定着し，上皮細胞からのTGF-βの産生を促し，その結果Treg細胞の分化・増殖が促進される．実際にIBDの発症と腸内細菌叢内のクロストリジウム属細菌の減少が関与していることが報告されている．今後Treg細胞を誘導する17菌株を用いたIBDの新しい治療法の開発につながることが期待される．

（竹田津　英稔）

> **A.** 腸内に存在するクロストリジウム属細菌の17菌株は，制御性T細胞を誘導することにより，腸管炎症を改善させることができる．

Q030. *Muc2* 遺伝子の役割は？

Muc2-deficient mice spontaneously develop colitis, indicating that MUC2 is critical for colonic protection.

Van der Sluis M, De Koning BA, De Bruijn AC, *et al.* *Gastroenterology*. 2006, 131 (1) : 117-129

研究デザイン：基礎研究　　　　　　　　　　　　　　PMID：12671896

概要　*Muc2* 遺伝子は腸管粘液の主成分MUC2タンパクをコードしている．本研究は，*Muc2* 欠損マウス（*Muc2*$^{+/-}$と*Muc2*$^{-/-}$）を用いて，腸炎発症前から腸管の組織学的変化や症状を詳細に検討している．*Muc2* 欠損マウスでは，5週齢からすでに上皮細胞の変形や欠損，陰窩の過形成，粘膜下層構造の破壊がみられ，上皮細胞は増殖が亢進している一方で，細胞分化は抑制され，Goblet細胞は小さく凝縮した．8週齢にはCD3陽性リンパ球の粘膜下層への浸潤，炎症性サイトカイン（TNF-α，IL-1β）の腸管での発現上昇が認められた．さらに，*Muc2* 欠損マウスは腸炎誘発性デキストランに対する感受性が高く，正常マウスに比べデキストラン腸炎が増悪した．

解説　腸管粘液は管腔内の食餌や微生物と宿主を隔てる物理的な障壁として重要であり，主にGoblet細胞から分泌される．*Muc2* はUCの疾患感受性遺伝子として知られており，UC腸管では*Muc2* 発現の低下やGoblet細胞の減少が認められているが，その病態メカニズムは不詳であった．本研究では2002年に報告された*Muc2* 欠損マウス（関連論文1）の腸管を詳細に観察することにより，*Muc2* 欠損は粘液組成の変化だけでなく，腸管上皮細胞の正常分化と形態を乱し上皮バリアを破壊し，腸炎発症に寄与していることが明らかになった．また，*Muc2* 欠損が発癌を促進することや（関連論文1），Muc2タンパクが腸内細菌と同時に樹状細胞に取り込まれることによって，樹状細胞の免疫調節機能に関与していることが明らかになってきており（関連論文2），今後，*Muc2* の腫瘍領域や免疫分野での役割も明らかになることが期待される．

（岡　明彦，石原　俊治）

関連論文1：Velcich A, Yang W, Heyer J, *et al. Science*. 2002, 295 (5560)：1726-1729
関連論文2：Johansson ME, Hansson GC. *Nat Rev Immunol*. 2016, 16 (10)：639-649

A. *Muc2* 遺伝子欠損は粘液組成の変化だけでなく，腸管上皮細胞の正常分化と形態を乱し，腸炎を自然発症する．

これだけは読んでおきたい！
消化器医のための**重要論文240篇**

炎症性腸疾患編

疫学・遺伝子

疫学・遺伝子01

Q031. 世界的に見て IBD 患者は増えているのか？ アジアではどうか？

Worldwide incidence and prevalence of inflammatory bowel disease in the 21st century：a systematic review of population-based studies.

Ng SC, Shi HY, Hamidi N, *et al*. *Lancet*. 2018, 390（10114）：2769-2778

▶研究デザイン：システマティックレビュー　　PMID：29050646

概要 21世紀（1990年から2016年まで）における IBD 患者の罹患率と有病率に関するレビュー論文である．CD と UC が別々に解析された住民コホートに限定して147本の論文（罹患率119本，有病率69本）を解析対象とし，世界地図上に比率を色分けした階級区分図が作成されている．欧米（北米，欧州，豪州）では罹患率が頭打ちになっており，CD に関する論文の73％，UC に関する論文の83％で一定あるいは減少に転じていた．しかし，有病率は依然として高く，IBD 全体の有病率は0.3％を超えていた．一方，欧米以外（アフリカ，アジア，南米）の罹患率と有病率は欧米と比較してまだ低いものの，罹患率は急激に増加していた．

解説 同施設から出された関連論文では20世紀後半（1950年から2010年まで）の IBD 患者の罹患率と有病率が報告され，欧米では罹患率と有病率が有意に上昇していた．21世紀になると罹患率がプラトーに達するというパラダイムシフトが起きたが，有病率は依然として高い．一方，欧米以外では罹患率と有病率は低く，そもそも疫学に関する報告がごく少数であった．しかし，21世紀になると罹患率が急激に増加し，20世紀後半の欧米と同じ経過を辿っている．欧米化や都市化が寄与していると考えられるが，データベースの違いや医療機関へのアクセスの違いが影響しているかもしれない．いずれにしてもアジアを含む欧米以外では罹患率がまだピークに達しておらず，今後も IBD 患者は増加すると予想される．なお，引用された本邦の論文（2003年から2005年のデータに基づく）の有病率は10万名当たり CD で18.6名，UC で57.3名，IBD 全体では75.9名（約0.08％）であった．

（志賀　永嗣）

関連論文：Molodecky NA, Soon IS, Rabi DM, *et al. Gastroenterology*. 2012, 142（1）：46-54

A. 欧米では罹患率がプラトーに達したものの，有病率は依然として高い．一方，アジアを含む欧米以外では罹患率が急激に増加している．

疫学・遺伝子02

Q032. 本邦の小児IBD患者は増えているか？

Temporal Trend of Pediatric Inflammatory Bowel Disease: Analysis of National Registry Data 2004 to 2013 in Japan.

Ishige T, Tomomasa T, Hatori R, et al.　*J Pediatr Gastroenterol Nutr.* 2017, 65（4）: e80-e82

研究デザイン：横断研究　　PMID：28207475

概要　欧米での小児IBD患者数の増多が報告されているが，アジアにおける患者数の推移についてはいまだ情報が乏しい．本研究では，本邦の特定疾患臨床調査個人票を用いて，2004年から2013年にかけての小児IBD患者数の推移を検討している．上記個人票にて登録されている19歳未満のUCとCDの10万名あたりの患者数は，2004年が11.0名と4.2名，2013年は15.0名と7.2名と継時的に増加していた．成人と同様に，UC患者数のほうがCD患者数を上回っていたが，小児のCD患者の増加率は成人に比して高かった（73.8% vs. 45.0%）．

解説　本邦においても，小児期に発症するIBD患者が増えていることを示した研究であるが，日本における小児IBD患者数として本研究結果を受け取ることはできない．本邦では，自治体が主導する乳幼児医療費助成制度や子ども医療費助成制度が年々拡がっていることから，多くの乳幼児もしくは小児患者は小児慢性特定疾病もしくは指定難病の医療費助成制度に登録しなくても医療費がかからない実情がある．そのため，今回の特定疾患臨床調査個人票による小児患者数の推定は，実際の患者数を反映していないことが推測される．よって，本結果をもとに，本邦と外国の小児IBD患者数を比較することはできない．一方で，2004年から2013年にかけて，乳幼児・子ども医療費助成制度は全国的に整備が進んでおり，特定疾患臨床調査個人票の登録率は下がっている可能性がある．その中でも，UCとCDの登録小児患者数が増えていることは，本邦の小児患者数の増加を示すものといえる．医療費助成制度は変化を続けており，それに左右されないIBD患者の疫学調査の新しい枠組み作りが望まれる．　　　（新井　勝大）

A. 本邦の小児IBD患者数は増えてきているが，特にCDで増加傾向が高い．

疫学・遺伝子03

Q033. 軽症 UC の増悪因子にはどのようなものがあるか？

Factors associated with exacerbation of newly diagnosed mild ulcerative colitis based on a nationwide registry in Japan.

Kuwahara E, Murakami Y, Nakamura T, et al.　*J Gastroenterol.* 2017, 52（2）：185-193

▶研究デザイン：観察研究　　　　　　　　　　　　　　　PMID：27075755

概要　軽症 UC 患者の増悪因子を検討した本邦の論文である．2003 年から 2011 年まで新規に診断された軽症 UC 17,341 例のうち，データの欠損例などを除外し，8,120 例を対象としている．平均 2.1 年の観察期間で 94.6/1,000 人年の増悪（軽症から中等症あるいは重症に変化）を認めた．臨床背景，治療薬，臨床症状，血液検査，生検組織学的検査の中で，男性，診断時年齢（17 歳未満），罹患範囲（左側大腸炎型，全大腸炎型），BMI（過体重，肥満），顕血便（軽度，中等度以上），便性状（泥状便），便回数，組織学的所見（腺管の蛇行・分岐）が増悪の危険因子であった．逆に，診断時年齢（40 歳以上），ヘモグロビン高値，血清アルブミン高値が増悪の抑制因子であった．

解説　UC として難病の指定を受けるため，臨床調査個人票を用いた新規及び毎年の更新申請が必要となる．2003 年から登録データの電子化が進められており，そのデータベースを用いた報告である．何らかの理由で申請しない症例が一定数いること，電子化された都道府県は 60〜90％ に留まることなど，全症例が網羅されているわけではないことに留意する必要がある．とはいえ，現在は難病の指定対象が中等症以上の UC に変更されており，今後は同様の研究を行うことが難しいという意味で貴重な報告といえる．
　若年発症例や高 BMI 例で増悪しやすいとの結果は，従来の欧米からの報告と同様である．逆に，性別，罹患範囲，治療薬では結果が異なるが，喫煙習慣が検討できていないこと，軽症例に限定していることなどが影響していると考えられる．なお，臨床症状や病理組織学的所見まで含めて検討した報告は皆無であり，この点でも貴重な報告である．

（志賀　永嗣）

A. 新規に診断された軽症 UC の増悪因子として若年発症や高 BMI が挙げられる．

疫学・遺伝子 04

Q034. 母乳栄養はIBD発症リスクを低下させるか？

Systematic review with meta-analysis: breastfeeding and the risk of Crohn's disease and ulcerative colitis.

Xu L, Lochhead P, Ko Y, *et al.* *Aliment Pharmacol Ther.* 2017, 46 (9): 780-789

研究デザイン：システマティックレビュー　　PMID：28892171

概要　乳幼児期の母乳栄養がIBD発症に与える影響を検討した報告は複数あるが，結論は一定していない．メタ解析を行うことで，その答えを明らかにすることを目的とする．条件に合致した35本の論文を選び出し，7,536名のCD患者，7,353名のUC患者，330,222名の健常人コントロールを解析対象とした．母乳栄養はCD（OR 0.71，95％CI 0.59-0.85），UC（OR 0.78，95％CI 0.67-0.91）の発症リスクを低下させた．CDの発症リスク低下の度合いは人種間で差が見られ，アジア人（OR 0.31，95％CI 0.20-0.48）が白人（OR 0.78，95％CI 0.66-0.93）よりもより IBD発症リスクの低下が確認された（p＝0.0001）．母乳栄養を行っていた期間についても解析が行われ，母乳栄養期間が12ヵ月間のほうが3ヵ月，6ヵ月間よりもCD（OR 0.20，95％CI 0.08-0.50），UC（OR 0.21，95％CI 0.10-0.43）ともにその発症リスクを低下させた．

解説　母乳栄養とIBD発症リスクの関係は報告によりばらつきがあり，一定の見解を得ていなかった．本論文により，乳幼児期の母乳栄養はIBD発症リスクを低下させることが示唆された．また，これまで母乳栄養の期間や人種間での検討はあまり行われておらず，本検討で明らかにされた，母乳栄養のIBD発症リスク低下作用は人種間で差があること，長期間の母乳栄養はIBD発症リスクを低下させる，という新たな知見は重要である．今後は母乳栄養が腸内細菌に与える影響，免疫系に与える影響を明らかにしていく必要がある．

（諸井　林太郎）

A. 母乳栄養はIBD発症リスクを低下させる．その効果は白人よりアジア人で，また，母乳栄養期間が長いほど大きい．

疫学・遺伝子 05

Q035. 詳細なエクソン解析により新たなCD感受性遺伝子を同定することが出来るか？

Functional variants in the *LRRK2* gene confer shared effects on risk for Crohn's disease and Parkinson's disease.

Hui KY, Fernandez-Hernandez H, Hu J, *et al*. *Sci Transl Med*. 2018,10 (423) : eaai7795

▶研究デザイン：症例対照研究　　　　　　　　　　PMID：29321258

概要 Custom exome chip を用いて全エクソン相関解析（EWAS）を行うことにより，*LRRK2* 遺伝子の一塩基多型（SNP）が CD とパーキンソン病（PD）の両方に相関を示し，さらに同多型がオートファジーに関わるライソゾーム機能に影響を与えていることを示した論文．対象は discovery cohort が CD 1,477 例と健常者コントロール（HC）2,614 例，replication cohort が CD 589 例と HC 1,019 例であった（すべてアシュケナージ系ユダヤ人；AJ）．この EWAS により *NOD2* と *IL23R* の他に，*LRRK* 遺伝子の SNP が CD と有意に相関することを示した（N2081D；p 値 = 9.5×10^{-9}，OR 1.73，N551K；p 値 = 3.3×10^{-8}，OR 0.65）．さらに *LRRK2* について，CD 6,583 例，PD 5,570 例，HC 12,607 例を対象とした相関解析を行ったところ，CD と相関を示した SNP は PD とも相関を示していた．前述の2多型と R1398H（N551K と強い連鎖不平衡を持つ）について機能解析を行ったところ，CD risk allele である N2081D 多型はオートファジーに関わるライソゾーム機能を低下させた一方，CD protective allele である N551K と R1398H はライソゾーム機能を上昇させることが示された．

解説 AJ は高い CD 発症率を持つことで知られており，AJ を対象とした詳細な遺伝子解析は，新たな CD 発症に関わる遺伝的背景を明らかにできる可能性がある．*LRRK2* は元々 CD 感受性遺伝子として報告されており，M2397T がその代表的な SNP であるが，今回発見された SNP によって conditional analysis を行うと，M2397T と CD との相関が非常に弱くなることが示された．すなわち，今回報告された SNP が真の感受性多型である可能性を示唆している．さらに *LRRK2* は PD との相関も報告されていることから，PD との相関解析も行い，前述の SNP は PD とも相関することを示している．興味深いことに，今回発見された N551K と R1398H は protective variant であり，機能解析においてもそれを支持する結果が得られている．本論文の結果は，*LRRK2* に関わるパスウェイをターゲットとした CD と PD の新規治療薬の可能性も示唆している．

（内藤　健夫）

A. *LRRK2* 遺伝子に新たな CD 感受性 SNP が発見され，PD との相関も示唆された．

疫学・遺伝子 06

Q036. 最初に同定された CD の疾患感受性遺伝子は？

A frameshift mutation in *NOD2* associated with susceptibility to Crohn's disease.

Ogura Y, Bonen DK, Inohara N, *et al.* Nature. 2001, 411 (6837)：603-606

■研究デザイン：症例対照研究（連鎖解析）　　PMID：11385576

概要　先行する研究で行われた連鎖解析で同定された，16番染色体の欧米人CDの疾患感受性遺伝子座位（IBD1）について，マイクロサテライトマーカーを用いた連鎖解析やTDT（伝達不平衡試験）法によって領域近傍にある疾患感受性領域の絞り込みを行った．さらにこの領域のシーケンス解析で確認された遺伝子多型から11カ所を選び，これらについてCD，UCで相関解析を行ったところ，*NOD2*遺伝子に存在するR675W，G881R，980fs981X（発表時の表記．現在はR702W，G908R，L1007fsinsCとして知られる）というアミノ酸置換をきたす機能的な多型がCDと相関することが確認された．NOD2は細菌由来成分を認識しNFκβを活性化させ炎症性サイトカインを誘導するタンパクであり，これらの三つの遺伝子多型はすべて細菌由来成分を認識するLRR領域に存在していることから，この経路の異常がCDの発症に重要であることが考えられた．

解説　本研究が発表された当時は，現在のような精密な遺伝子多型地図が存在せず，遺伝子解析にアレイも使えなかったため，連鎖解析という非常に手間のかかる手法で絞り込みが行われ，世界で初めてCDの疾患感受性遺伝子として*NOD2*が同定されている．このヨーロッパのグループによる論文が発表されたNature誌の同じ号には，もう一つ別のアメリカのグループからほぼ同様の手法で*NOD2*のフレームシフト変異3020insC（上記論文での980fs981X）がCDと相関するという報告が掲載されている（関連論文）．論文によって同じ多型でも表記が異なるのは参照する基準配列が整備されていない時代を反映していると思われる．現在は，解析環境やデータベースが整っており，一度に全ゲノムの解析が単純な症例対照研究という形で行うことが可能となった．しかし，今現在でも*NOD2*は欧米人CDで最も強い相関を示す感受性遺伝子であり，当時の解析手法自体の有用性が示されている．

（角田　洋一）

関連論文：Hugot JP, Chamaillard M, Zouali H, *et al.* Nature. 2001, 411 (6837)：599-603

> **A. 細胞内での細菌成分の認識にかかわる*NOD2*遺伝子が欧米人CDで最初に同定され，かつ最も関連が強い疾患感受性遺伝子である．**

疫学・遺伝子 07

Q037. 欧米人のCD感受性遺伝子 *NOD2* の多型は日本人CDでも関連があるか？

Lack of common *NOD2* variants in Japanese patients with Crohn's disease.

Inoue N, Tamura K, Kinouchi Y, *et al.*　Gastroenterology. 2002, 123 (1)：86-91

▶研究デザイン：症例対照研究　　　　　　　　　　PMID：12105836

概要　先行する研究（Q036，Q036の関連論文）において，欧米人CDの疾患感受性遺伝子座位のうち，16番染色体にあるIBD1領域の解析を行った結果，*NOD2* 遺伝子の三つのアミノ酸置換をきたす多型と欧米人CDの発症との関係が示されたことから，この多型が日本人CD，さらにUCでも相関があるかどうかを確認した．622名の日本人IBD患者と，292名の日本人健常者の合計914名の *NOD2* 遺伝子について，R702W，G908R，L1007fsinsCの三つの多型を含むExon4，8，11についてサンガーシーケンス法で塩基配列解析を行ったものの，これらの多型は患者・コントロールのいずれにおいても1例も確認されなかった．以上から，この三つの *NOD2* 遺伝子多型は日本人には存在せず日本人CDの発症との関連はなかった．

解説　*NOD2* は欧米人CDで最も早く同定された疾患感受性遺伝子であり，これら三つの多型のオッズ比は，これまで同定されてきたたくさんの疾患感受性遺伝子の中でもいまだにトップクラスである．このように，欧米人では非常に有名な疾患感受性遺伝子である *NOD2* 遺伝子多型が，同じCDであるにもかかわらず日本人患者には全く存在しないことは，疾患感受性遺伝子を考えるうえで人種差を考慮することがいかに重要かを示した重要な検討である．また，*NOD2* 以降に同定されたIBD5領域の多型や，*ATG16L1* T300A多型など次々と同定される遺伝子多型の多くが，日本人を含む東アジア人CDで相関が認められなかった．疾患感受性遺伝子の人種差は遺伝的背景の研究で重要な問題であることから，逆に現在では *NOD2* が欧米人固有の疾患感受性遺伝子であるように，人種ごとに異なる遺伝的背景があり，それぞれ固有の疾患感受性遺伝子が存在するのではないかと考えられ，人種を考慮した解析が進められている．

（角田　洋一）

A. 日本人CDと *NOD2* 遺伝子多型の関係性はなく，疾患感受性遺伝子には人種差がある．

疫学・遺伝子 08

Q038. 日本人 CD で最も相関が強い疾患感受性遺伝子は？

Single nucleotide polymorphisms in *TNFSF15* confer susceptibility to Crohn's disease.
Yamazaki K, McGovern D, Ragoussis J, *et al.*　Hum Mol Genet. 2005, 14 (22)：3499-3506.

研究デザイン：症例対照研究 (多型数が限定されたゲノムワイド相関解析)　PMID：16221758

|概要| 日本人 CD の疾患感受性遺伝子を探索するため，日本人遺伝子多型のデータベース (JSNP) をもとに，遺伝子領域に存在する多型を中心とした 72,738 多型について，94 名の CD 患者の解析を行い 752 名のコントロールとの比較で，$p<0.01$ の 1,888 多型を確認した．さらに CD 390 例を加えてこの上位の 1,888 多型について再度解析を行うことで，$p<1.0×10^{-4}$ のより確からしい相関を示す 22 の多型を同定した．22 の多型のうち七つの多型が，*TNFSF15* 及び *TNFSF8* 遺伝子を含む 9 番染色体の約 280 kbp の領域に存在したことから，この領域を精密解析するためにシーケンス解析を行い日本人に存在する遺伝子多型を探索した．確認された多型について CD との相関解析を行ったところ，*TNFSF15* 遺伝子周辺の多型が最も強い相関を示しており，*TNFSF15* 遺伝子が日本人 CD の疾患感受性遺伝子であることが同定された．また，これらの多型は，欧米人 CD でも相関があることが示された．

|解説| 欧米人 CD 疾患感受性遺伝子である *NOD2* が日本人 CD での相関がなく，人種差が指摘されていたことから，日本人 CD を対象とした感受性遺伝子の探索的な解析が求められていた．この論文が発表された当時は，いわゆるゲノムワイド相関解析が行われ始める初期のころで，本研究は世界初の CD のゲノムワイド相関解析の報告でもあった．ただし，対象となる多型が日本人に存在する多型のみであること，遺伝子が存在する領域周辺の多型に限定されたことから，多型の数も 7 万多型と近年のゲノムワイド相関解析の対象が数百万多型以上であることに比較してかなり限定的な解析ではある．しかし，日本人 CD のゲノム解析はそれ以降も繰り返し行われていたが *TNFSF15* 以上に強い相関を示す多型は同定されていない．*TNFSF15* がコードする TL1A というサイトカインは，Th1/Th17 のいずれの経路にもかかわる重要な炎症性サイトカインである．遺伝的背景を考えると，日本人 CD における有力な治療標的の一つとして注目されている．

(角田　洋一)

A. *TNFSF15* (*TL1A*) 遺伝子多型が日本人 CD と最も強い相関がある．

疫学・遺伝子 09

Q039. 日本人固有の CD 疾患感受性遺伝子は？

A genome-wide association study identifying *RAP1A* as a novel susceptibility gene for Crohn's disease in Japanese individuals.

Kakuta Y, Kawai Y, Naito T, *et al.*　*J Crohns Colitis*. 2019, 13（5）: 648-658

▶研究デザイン：症例対照研究（ゲノムワイド相関解析）　PMID：30500874

概要　日本人固有の CD の疾患感受性遺伝子を探索するため，東北大学と九州大学の CD 患者 713 名と，健常人 2,083 名について，日本人に最適化された遺伝子多型解析プラットフォームである Japonica Array と 1KJPN でのインピュテーションを行い，得られた 433 万遺伝子多型を用いてゲノムワイド相関解析を行った．既報通り，*TNFSF15* 遺伝子，*HLA-DQB1* 遺伝子，*ZNF365* 遺伝子，*4p14* 領域での有意な相関が確認され，候補領域（$p<1.0\times10^{-6}$）には既報の *IL12B*，*IL27*，*IL23R* 遺伝子が含まれていたが，それ以外に四つの新規の候補領域が確認された．追加で 770 名の患者での確認解析を行った結果，そのうち一つの *RAP1A* 遺伝子の多型が有意な相関を認め *RAP1A* が日本人 CD の新規疾患感受性遺伝子として同定された．

解説　本研究はプラットフォームに日本人に最適化されたジェノタイピングアレイを用いた解析を行ったのが特徴である．相関を示した多型のうち，*TNFSF15* は欧米人に比べても日本人でより相関が強い．また，*RAP1A* は欧米人での相関は確認できなかったため，日本人固有の疾患感受性遺伝子だと予想される．T 細胞の Rap1 タンパクを欠損したマウスでは，血流中の T 細胞が組織に移行する際に必要なテザーが作りやすい状態になっていること，慢性腸炎を発症することが確認されている（関連論文）．本論文では *RAP1A* 遺伝子の CD のリスクアリルが腸管の T 細胞における RAP1A の発現を低下させることを確認しており，マウスでの知見を総合すると，RAP1A 発現が低下することでテザーが形成されやすくなり，容易に腸管組織へリンパ球が移行しやすくなることで炎症が悪化するという流れが予想される．IBD では抗インテグリン抗体や，抗 MAdCAM-1 抗体などリンパ球の腸管へのホーミングにかかわる接着因子が治療ターゲットとされ新薬の開発・実用化が進められており，今回 *RAP1A* 遺伝子が相関を示したことで，リンパ球の腸管へのホーミングが CD の発症にかかわる重要な因子であることを疾患感受性遺伝子解析で示されたともいえる．

（角田　洋一）

関連論文：Ishihara S, Nishikimi A, Umemoto E, *et al. Nat Commun*. 2015, 6：8982

A. *TNFSF15* 遺伝子のほか最近ではリンパ球の腸管組織への移行に関連する *RAP1A* 遺伝子の相関が報告されている．

疫学・遺伝子 10

Q040. CD と UC での遺伝的背景の共通性は？

Host-microbe interactions have shaped the genetic architecture of inflammatory bowel disease.

Jostins L, Ripke S, Weersma RK, *et al.*   *Nature.* 2012, 491（7422）: 119-124

▶ 研究デザイン：症例対照研究（ケース・コントロール）PMID：23128233

概要　欧米人（白色人種）での IBD の大規模 GWAS の論文である．計 75,000 例以上の CD，UC，コントロール症例を用いたゲノムワイド相関解析（GWAS）およびイムノチップ（免疫に関連する遺伝子領域を特異的かつ高密度に解析することができるマイクロアレイ）解析が施行され，それらのメタ解析が行われた．全 163 領域の IBD 疾患感受性領域が同定され，うち 110 領域は CD と UC で共通の領域であった．CD 特異的であった *PTPN22* と *NOD2* は，CD のリスク変異が UC ではプロテクティブになり，CD と UC の違いを反映していると思われた．

これらの領域は，数多くの免疫関連疾患（特に強直性脊椎炎と乾癬）にも関与していた．また，遺伝子共発現ネットワーク解析により，IBD とマイコバクテリアへの宿主応答に共通の経路が示唆された．

解説　IBD の遺伝要因の探索は候補遺伝子解析や連鎖解析という手法から開始され，2001 年の CD に対する連鎖解析により，*NOD2* が最初の疾患感受性遺伝子として同定された．2000 年代の GWAS の出現により，IBD における疾患感受性遺伝子解析が飛躍的に進み，オートファジーなどの自然免疫系や粘膜バリア機能，HLA や IL23-IL17 系などの獲得免疫系など，IBD の病因の解明へと繋がっていった．

本研究により，CD と UC では遺伝的背景が広く共通していることが示された．ただし，GWAS の解釈には注意が必要で，これらの領域のリスク変異を保有することによる罹患しやすさのオッズ比は大半が 1.2 以下であり，一つ一つの影響は非常に小さい．また，同定された SNP 自体もあくまで目印であり直接発症にかかわる機能性 SNP とは限らず，また候補遺伝子自体がはっきりしない領域も数多く含まれている．（冬野　雄太）

A. CD と UC は遺伝的背景に共通している部分が多い．

疫学・遺伝子 11

Q041. エピゲノムワイド解析によってIBDに特異的なメチル化部位を発見することが出来るか？

Integrative epigenome-wide analysis demonstrates that DNA methylation may mediate genetic risk in inflammatory bowel disease.

Ventham NT, Kennedy NA, Adams AT, *et al.*　*Nat Commun.* 2016, 7：13507

▶研究デザイン：症例対照研究　　　　　　　　　　PMID：27886173

概要　IBDに特異的なDNAメチル化部位を，末梢血を用いたエピゲノムワイド相関解析（EWAS）によって明らかにした論文である．対象はCD 121例，UC 119例，健常者コントロール（HC）191例．439のIBDと相関する部位（DMPs；differentially methylated positions）と五つの領域（DMRs；differentially methylated regions）が同定された．これらのDMPsやDMRsは，別の集団（CD 121例，UC 119例，HC 98例）においてもIBDとの相関が再現された（代表的なDMPはRPS6KAS，DMRsはVMP1やITGB2，TXK）．また，これらのメチル化部位は既報のIBD感受性領域近傍に存在しており，VMP1領域のメチル化は，二つの一塩基多型（SNP）と有意に相関を示し，この二つのSNPはIBD感受性SNP（rs 1292053）と強い連鎖不平衡を示していた．TXK領域のメチル化は，全血やCD 8陽性T細胞において，TXK遺伝子発現量を有意に抑制していた．さらに，30部位のメチル化を測定することにより，高い精度でIBDの判別が可能であった（AUC＝0.898）．

解説　IBD感受性遺伝子多型の多くがexon以外に存在することから，これらの多型によるDNAメチル化は，IBD発症や病態に大きな影響を与えていることが予測される．IBDとEWASに関する検討はこれまでも報告されてきているが，結果の再現性は大きな問題であった．本研究ではEWASによって有意なメチル化部位（DMPs）とメチル化領域（DMRs）を同定し，それを異なる集団において高い精度で再現している．さらに，これらのDMPs/DMRsはIBD感受性遺伝子領域近傍に有意に存在していることから，exon以外のIBD感受性SNPがメチル化に影響を与え，遺伝子発現量にも影響を与えていることも示している．さらに，本研究ではDNAメチル化を患者層別化にも応用しており，DNAメチル化を用いたIBD診断や，将来的には患者の予後予測（手術リスクなど）も可能になることを示唆している．

（内藤　健夫）

> **A. IBD患者に特異的なメチル化部位はIBD感受性遺伝子領域の近傍に存在していることを再現性をもって示すことが出来た．**

疫学・遺伝子 12

Q042. IBDの発症に関わる原因SNPはどこまで同定できた？

Fine-mapping inflammatory bowel disease loci to single-variant resolution.
Huang H, Fang M, Jostins L, et al. *Nature.* 2017, 547 (7662) : 173-178

▶研究デザイン：症例対照研究（ケース・コントロール）PMID：28658209

概要 欧米人のCD約19,000例・UC約15,000例・健常人約34,000例を対象としてイムノチップによるジェノタイピングを行い，94カ所のIBD感受性領域について精細なマッピングを行った．複数の詳細な詳細マッピング法を用いることで，139の独立した関連を突き止め，うち45カ所で50％以上の確実性（うち18座位において95％以上の確実性）で原因となる変異が特定された．その中には機能性（タンパク質構造変化，転写因子結合部位の破綻，組織特異的なエピジェネティックな影響）と考えられるSNPが約半数である一方，それがどのように疾患にかかわっているか不明な領域も半数近く存在していた．

解説 これまでのGWASにより200を超える疾患感受性領域が同定されてきたが，それらの機能的な意味については不明なところが多かった．GWASで導かれる結果は各領域の代表的なタグSNPであり，実際に疾患の発症にかかわる原因SNPとは限らない．アミノ酸置換を起こすSNPがタグSNPと連鎖不平衡にあればそれが原因SNPである可能性が高いが，そのようなSNPはまれであり，大部分は遺伝子をコードする部分以外にある．

本論文では，詳細なジェノタイピングにより，多くの原因SNPを同定することができた．ただし，これらの中でも機能的意味がわかっていないSNPも多く，これらのSNPのさらなる機能解析も今後必要である．

本論文のような手法のほかに，機能性SNPの同定に，量的形質座位（expression quantitative trait locus：eQTL）の解析も有用な方法と考えられている．eQTLとは遺伝子の発現量に関わってくる領域のことであり，GWASとeQTLデータを統合解析することで，約100の原因遺伝子の報告がされた論文もあるので参照されたい（Q046）．

（冬野　雄太）

> **A. 45カ所の原因SNPが同定された．**

疫学・遺伝子13

Q043. IBDの人種間での遺伝的背景の共通性は？

Association analyses identify 38 susceptibility loci for inflammatory bowel disease and highlight shared genetic risk across populations.
Liu JZ, van Sommeren S, Huang H, et al. *Nat Genet.* 2015, 47（9）：979-986

▶研究デザイン：症例対照研究（ケース・コントロール）PMID：28658209

概要 欧米人集団のCD, UCに対してゲノムワイド相関解析（GWAS）が施行された．再現性研究として欧米人に加え東アジア系・インド系・イラン系集団に対してイムノチップ解析が施行され，GWASとのメタ解析が行われた．結果，新規に38の疾患感受性領域（IBD共通27領域・CD特異的7領域・UC特異的11領域）が同定され，IBDの疾患感受性領域は計200領域となった（前論文の163領域のうち一つの領域は，この後の論文により再現性がなく，偽陽性である可能性が指摘された）．新規領域にはオートファジーや粘膜バリア，免疫細胞の一つであるT細胞の応答性などにかかわる遺伝子が多数含まれていた．

多くのリスク座位においては，遺伝子多型のアレル頻度や影響力が人種ごとに異なっても，IBDの発症にかかわるゲノム領域は欧米人と非欧米人で共通していることが示された．

解説 本研究は人種横断的に解析することで新規の疾患感受性領域38領域が同定された．ただし，あくまで欧米人主体の研究であり，欧米人で関連のない領域はこの200領域には挙げられていないことには注意が必要である．

欧米人以外では主に検出力不足からゲノムワイドでの有意水準を満たす疾患感受性領域の同定数が乏しいが，本研究で影響力自体は人種間でおおむね共通していることは示された．もちろん明確な遺伝的な差も存在しており，多型の遺伝子頻度の根本的な差（*NOD2*など）や，影響力の違い（*TNFSF15*や*ATG16L1*など），それら両方の影響（*IL23R*や*IRGM*）なども改めて確認された．影響力自体に差があるものについては，遺伝子-環境相互作用や遺伝子-遺伝子相互作用などの影響，機能性SNPと連鎖不平衡にあるSNPがタイピングできていない，などといった可能性が考えられる．　（冬野　雄太）

A. 人種間での遺伝的背景にある程度の共通性が示されたが，明確な差もある．

疫学・遺伝子14

Q044. 日本人におけるIBDの遺伝的背景の特徴は？

Genetic characteristics of inflammatory bowel disease in a Japanese population.

Fuyuno Y, Yamazaki K, Takahashi A, et al.　*J Gastroenterol*. 2016, 51（7）：672-681

▶研究デザイン：症例対照研究（ケース・コントロール）　PMID：26192919

【概要】日本人におけるIBD全体のGWASおよび，欧米指摘163領域での日本人と欧米人での関連の強さの比較検討を行った論文である．CD約1,300例・UC約730例，コントロール約7,400例を用いたゲノムワイド相関解析（GWAS）及び再現性解析により，これまでCDで同定されていた2領域（*ATG16L2-FCHSD2*，*SLC25A15-ELF1-WBP4*）がIBD共通の領域として認識できた．次に，欧米で同定された163SNPの日本人IBDでの関連の強さを，重要な遺伝子発現経路に沿って検討した．日本人のCDにおいては，Th17-IL23関連経路上の遺伝子は強い遺伝的影響を示した一方，オートファジー関連遺伝子の関連は限られていた．UCでは，粘膜バリア関連経路やTh17-IL23関連経路上の遺伝子の関連は欧米と日本人で類似していた．

【解説】本論文では，これまでの報告同様にCDに重要なオートファジー経路の遺伝子の関連は乏しい一方で，オートファジーに関わる*ATG16L1*のホモログ*ATG16L2*の非同義SNP（R220W）であるrs11235604が，東アジア人でのIBD共通の感受性領域として同定された．同経路内の異なる遺伝子が東アジア人において重要である可能性が示唆された．

　今回のGWASでも同定できた領域数は限られていたが，その理由としては，まず根本的に症例数に差があり，検出力に大きな違いが挙げられる．また，これまでのGWASに用いられてきたアレイやイムノチップは，欧米人のゲノムデータを元に設計されており，アジア人特有の多型などは充分にカバーできていないところがあった．現在は，日本人やアジア人の全ゲノムデータを元に設計されたJaponica ArrayやAsian Screening Arrayといったアジア人特異的なアレイも利用できるようになり，これらを用いることでアジア人固有のIBD感受性領域の探索が期待される．実際，Japonica Arrayを用いたCD GWASの結果もつい先日報告されたので参照されたい（Q039）．

（冬野　雄太）

A. 日本人のCDにおけるオートファジー関連遺伝子は欧米と異なる可能性がある．

疫学・遺伝子 15

Q045. 日本人 UC の疾患感受性遺伝子は？

A genome-wide association study identifies three new susceptibility loci for ulcerative colitis in the Japanese population.

Asano K, Matsushita T, Umeno J, et al.　Nat Genet. 2009, 41 (12): 1325-1329

▶研究デザイン：症例対照研究（ゲノムワイド相関解析）　PMID：19915573

概要　日本人 UC の疾患感受性遺伝子探索のため，UC 患者 376 名と健常人 934 名の DNA 検体セットについて 56 万カ所の一塩基多型（SNP）を解析し，ゲノムワイド相関解析を行った．別の患者検体を用いた追加の解析で HLA 領域のほかに 15 カ所の候補領域を同定し，これらに確認解析を追加してすべての結果を統合したところ，HLA 以外に 4 カ所の疾患感受性領域を同定した．四つの新規領域のうちの一つは，1 番染色体にある *FCGR2A* の 131 番目のアミノ酸がヒスチジンからアルギニンに置換される遺伝子多型（H131R）であり，アルギニン型が UC に防御的（OR 0.63）に働いていた．ほかの三つは，13 番染色体の rs17085007，7 番染色体にある *SLC26A3* 遺伝子上流の rs2108225，9 番染色体の *JAK2*，*INSL6*，*INSL4* 遺伝子近傍にある rs10975003 であった．

解説　日本人 UC で初めて行われたゲノムワイド相関解析である．最も相関が強かった SNP は HLA 領域に存在し，p 値が 4.15×10^{-67} で OR 2.73 と欧米と比較しても日本人 UC では特に HLA 領域の相関が強い．MHC クラス II 領域にある *HLA-DRB1* 近傍と，クラス I 領域にある HLA-B 近傍の二つの相関があり，既報にある *HLA-DRB1*1502* と *HLA-B*52* との相関を反映していることが予想できる．*FCGR2A* の H131R 多型は，アルギニンに置換されているものでは IgG に対する親和性が低下することが分かっている．この多型は SLE や多発性硬化症などの免疫疾患との相関がすでに報告されているが，相関が UC と逆でアルギニン型が疾患のリスクであった．このように，免疫疾患で疾患感受性遺伝子が共有されていることは多いが，リスクと非リスクアリルが逆であることは，大変興味深い知見である．それ以外の三つの遺伝子多型はいずれもアミノ酸置換などがない多型で，周辺遺伝子の発現調節などにかかわっていることが予想されている．

（角田　洋一）

A. 日本人 UC では欧米人と比較しても HLA 領域との相関が非常に強いが，ほかに *FCGR2A* の H131R 多型や *SLC26A3* 遺伝子などとの相関が確認されている．

疫学・遺伝子 16

Q046. 新たな統計解析方法によって真の IBD 感受性遺伝子を特定できるか？

IBD risk loci are enriched in multigenic regulatory modules encompassing putative causative genes.

Momozawa Y, Dmitrieva J, Théâtre E, *et al.*　*Nat Commun.* 2018, 9 (1) : 2427

▶研究デザイン：横断研究　　　　　　　　　　　　PMID：29930244

概要　Genotyping data，RNA 発現量，疾患の有無の 3 種類のデータを用いて θ と呼ばれる統計量を計算し，θ を用いて 200 の IBD 感受性候補領域から，真の IBD 感受性遺伝子を発見することを目的とした論文．θ はある遺伝子領域が持つ eQTL（expression quantitative loci）と疾患感受性との相関性を定量化する指標である．θ によって eQTL と疾患感受性に相関がある 99 遺伝子を含む 63 領域が抽出された．99 遺伝子のうち，47 遺伝子は新規に同定された．このうち，特に相関性が高い領域から 38 遺伝子と，相関が予測される 7 遺伝子の合計 45 遺伝子について exome sequencing を行い，真の感受性遺伝子を発見するため gene-based analysis を行った．その結果，帰無仮説に従った場合の p 値よりも低い p 値が認められ，45 遺伝子の中に真の IBD 感受性遺伝子が含まれている可能性が高いことが示唆された（p=6.9×10^{-4}）．しかしながら，今回の結果では新たな感受性遺伝子を特定することはできなかった．

解説　本論文は，健常者の末梢血や腸管組織からの RNA を用いて eQTL を構築している．さらに別集団の IBD 患者からの genotyping data と疾患情報（IBD or 非 IBD）を用いて，ある領域がもつ eQTL と疾患感受性との相関性を θ によって定量化することで，真の疾患感受性候補領域を絞り込んでいる．さらに，|θ| が高い領域については exome sequencing を行い，真の感受性遺伝子を絞り込むために，gene-based-analysis である CAST（関連論文 1）や SKAT（関連論文 2）を行っている．本論文の問題点として eQTL 構築は健常者で行い，その結果を利用して IBD 感受性遺伝子の検討に応用した点が挙げられるが，すでに感受性遺伝子として報告されている *NOD2* や *IL23R* は有意と判定されており，今回の解析方法の有用性を支持している．本論文では新たな感受性遺伝子を同定するには至っていないが，感受性遺伝子を発見するための新たな解析方法として今後も応用が期待される．　　　　　　　　　　　（内藤　健夫）

関連論文 1：Morgenthaler S, Thilly WG. *Mutat Res.* 2007, 615 (1-2)：28-56
関連論文 2：Wu MC, Lee S, Cai T, *et al. Am J Hum Genet.* 2011, 89 (1)：82-93

A. 今回の方法で IBD 感受性遺伝子の特定には至らなかったが，解析方法の有効性を示すことが出来た．

疫学・遺伝子17

Q047. 超早期発症炎症性腸疾患の診断において次世代シークエンサーは有用か？

Diagnostic Yield of Next-generation Sequencing on Very Early-onset Inflammatory Bowel Disease：A Multicenter Study.

Charbit-Henrion F, Parlato M, Hanein S, et al.　*J Crohns Colitis.* 2018 ,12 (9)：1104-1112

▶研究デザイン：横断研究　　　　　　　　　　　PMID：29788237

概要　ヨーロッパの研究グループによる超早期診断炎症性腸疾患（Very Early-onset Inflammatory Bowel Disease：VEO-IBD）の分子診断のあり方を検討した多施設共同研究で，次世代シーケンサの有用性を評価している．207名の患者に対して，研究ベースで行われた免疫学的評価ならびにサンガー法，候補遺伝子パネル解析，全エクソーム解析が実施され，単一遺伝子疾患としてのmonogenic IBDの診断率を，発症年齢と病態で比較している．特に2歳未満発症の患者と，小腸の炎症病変を主体とした患者群で診断率が高かった．これらの結果をもとに，VEO-IBDにおいては，IBDとしての内視鏡的・病理学的評価，さらには免疫学的病態の評価や機能解析を可能な範囲で行った上で，特定の疾患を強く疑う場合はサンガー法による解析を，それ以外では候補遺伝子パネル解析を実施し，そこで診断がつかない，新たな原因遺伝子や変異の同意を目的に全エクソーム解析や全ゲノム解析を行うことが提案されている．

解説　VEO-IBDを中心として，monogenic IBDの存在が明らかとなり，造血幹細胞移植により治癒する症例が報告され，それ以外にも病態に則った治療開発の取り組みが進み始めたことで，monogenic IBDを速やかに診断するための体制の構築が急務となっている．本研究では，経時的に，サンガー法からパネル解析，そして全エクソーム解析と，その時々の研究体制やニーズによって，診断までのアプローチが違っているが，どのアプローチでも診断率は大きくは変わらない．しかしながら，診断までの時間やコスト，更には解析の精度を考えたときに，次世代シーケンサによるパネル解析を早期に実施することの有用性が認識されてきており，本邦では2018年度に保険診療でのIBDパネル解析が可能となり，IL-10シグナル異常症，XIAP欠損症をはじめとする20遺伝子の評価が可能となり効果を上げている．しかしながら，そこで診断がつく患者は30％未満にとどまり，研究による全エクソーム解析や全ゲノム解析による新規原因遺伝子の同定をさらに進めていく必要がある．

（新井　勝大）

> **A. VEO-IBD患者に対して，次世代シーケンサを用いた分子診断は有用であり，診断体制の確立が望まれる．**

疫学・遺伝子 18

Q048. 日本の小児 IBD 診療における，候補遺伝子パネル解析と免疫学的機能検査の位置づけは？

Targeted Sequencing and Immunological Analysis Reveal the Involvement of Primary Immunodeficiency Genes in Pediatric IBD : A Japanese Multicenter Study.
Suzuki T, Sasahara Y, Kikuchi A, et al. J Clin Immunol. 2017, 37 (1) : 67-79

研究デザイン：横断研究　　　PMID：27747465

概要 16歳未満の日本人の小児 IBD 患者35名を対象に次世代シーケンサを用いて原発性免疫不全症と IBD 関連の55遺伝子を対象とした候補遺伝子パネル解析を実施した．27名は6歳未満の小児消化器病患者であった．35名中5名（14.3％）で遺伝学的に monogenic IBD として診断された（IL-10RA 受容体欠損症2例，XIAP 欠損症2例，慢性肉芽腫症1例）．これらはすべてサンガー法で変異が確認され，免疫学的機能解析も診断をサポートした．XIAP 欠損症の1例は造血幹細胞移植にて腸管病変も有意に改善した．これらの結果より，候補遺伝子パネル解析と免疫学的機能解析は，monogenic IBD の診断ならびに骨髄移植を含めた治療の選択にも有用と思われた．

解説 次世代シーケンサを用いて本邦の小児期発症の難治性 IBD 患者の遺伝学的，免疫学的検討を多施設で行った最初の検討である．本邦においても，超早期発症型 IBD 患者における monogenic IBD 患者の鑑別の重要性が周知されるようになり，20の monogenic IBD を対象としたパネル検査が保険収載され実施されるようになった．その結果の評価には，その遺伝子変異が機能的異常をきたしているかどうかが重要であり，本研究のように，候補となる遺伝子変異があった患者では，病態との整合性とともに，その機能解析を検討することが重要である． 　　　　（新井　勝大）

A. 超早期発症型炎症性腸疾患においては，次世代シーケンサを用いた遺伝子解析と，同定された変異の影響を検討しての診断が重要となる．

疫学・遺伝子19

Q049. 非特異性多発性小腸潰瘍症の原因遺伝子は何か？

A Hereditary Enteropathy Caused by Mutations in the SLCO2A1 Gene, Encoding a Prostaglandin Transporter.

Umeno J, Hisamatsu T, Esaki M, et al. *PLoS Genet.* 2015, 11 (11) : e1005581

▶研究デザイン：レビュー　　　　　　　　　　PMID：26539716

概要　著者らは，鉄欠乏性貧血と低蛋白血症が遷延する常染色体劣性遺伝の形式を有する小腸潰瘍の患者群を，慢性非特異性多発性小腸潰瘍症（CNSU）と名付けていた．疾患保持者の5名と非疾患保持者1名の全エクソーム解析により，CNSUの原因遺伝子として，プロスタグランジントランスポーターであるSLCO2A1遺伝子が同定された．さらに，同遺伝子の病原性について種々の評価を行った．サンガー法によりCNSUと診断されていた12名中11名と，CDと診断されていた603名中2名に，SLCO2A1遺伝子のホモ接合体もしくは複合ヘテロ接合体の変異を認めた．また，RT-PCR法によりスプライス部位の変異がRNAスプライシングに影響し，未成熟制止コドンを生じることが示された．さらに標識されたプロスタグランジンE_2の取り込みを評価することで，SLCO2A1の変異により，プロスタグランジン輸送が減少していることが明らかとなった．免疫組織染色や免疫蛍光染色でも，コントロールで確認された小腸粘膜の血管内皮細胞の細胞膜でのSLCO2A1タンパクの発現が，疾患例では認められなかった．これらによりプロスタグランジン輸送を担うSLCO2A1の機能欠失型変異が遺伝性のCNSUをきたすことが確認され，より適切な疾患名としてSLCO2A1関連慢性腸症（CEAS）との名称を提案した．

解説　トリオでの全エクソーム解析により疾患の候補責任遺伝子が同定され，機能解析により，それが証明された．SLCO2A1は肥厚性皮膚骨膜症の責任遺伝子としても知られており，女性では腸管所見が，男性では皮膚骨膜症による所見が明らかとなることが多いことが知られている．現在のところ，有用な治療は報告されておらず，遺伝的背景を十分に検討しての新たな治療法の開発が望まれる．

（新井　勝大）

A. 非特異性多発性小腸潰瘍症の責任遺伝子はSLCO2A1遺伝子であることが確認された．

疫学・遺伝子 20

Q050. 小腸型 CD と大腸型 CD は遺伝的背景が異なる？

Inherited determinants of Crohn's disease and ulcerative colitis phenotypes：a genetic association study.

Cleynen I, Boucher G, Jostins L, *et al*. *Lancet.* 2016, 387（10014）: 156-167

研究デザイン：症例対照研究（ケース・コントロール）PMID：26490195

概要 欧米人 IBD（CD 約 20,000 名・UC 約 15,000 名）を対象とし，イムノチップ解析の結果を用いて，モントリオール分類に基づいた大規模なサブタイプ解析が施行された．ゲノムワイドの有意水準にかかわる変異は *NOD2*（CD の年齢・病変部位），MHC 領域（CD の病変部位，CD・UC の発症年齢），*MST1*（CD・UC の発症年齢）の 3 領域のみであり，病勢に関わる有意な領域は同定できなかった．一方，大規模 GWAS で同定されている 163 領域の影響を CD と UC で比較しリスクスコアを検討すると，大腸型 CD の遺伝的影響は小腸型 CD と UC の間に位置することが示された（小腸大腸型 CD は小腸型 CD と大腸型 UC の間，IBD-U は大腸型 CD と UC の間）．

解説 本論文は，欧米人での蓄積されたゲノムデータをもとに，遺伝的要因が IBD の表現型（フェノタイプ）に影響するかを検討した論文である．これまで IBD は CD と UC の二つの表現型に分類され，それが当たり前であった．今回の結果から，IBD は遺伝学的に大きく小腸型 CD・大腸型 CD・UC の大きく三つの表現型に分類されることが提唱された．今後の CD の治療戦略も表現型により異なった対応が必要になってくると予想される．

なお，遺伝要因の表現型へ与える影響は限定的であり，これに環境要因を加えても，病型の予測因子となるほどの影響は見られていないことにも注意が必要である．

（冬野　雄太）

A. 大腸型 CD は，遺伝的に小腸型 CD と UC の間に位置する．

疫学・遺伝子21

Q051. CDの予後と相関する遺伝的背景はどうなっている？

Genome-wide association study identifies distinct genetic contributions to prognosis and susceptibility in Crohn's disease.
Lee JC, Biasci D, Roberts R, *et al.*　*Nat Genet.* 2017, 49（2）：262-268

▶研究デザイン：症例対照研究　　　　　　　　　　　　　　PMID：28067912

概要　CDの予後に相関する遺伝的背景を明らかにするために，CD予後良好群（4年以上の経過で手術歴や免疫抑制薬の使用なし）とCD予後不良群（2回以上の手術歴や2種類以上の免疫抑制薬の使用あり）に対してゲノムワイド相関解析（GWAS）を行った論文である．対象はCD予後良好群389名，不良群669名のcohort1と，予後良好群583名，不良群1,093名のcohort2である．この2cohortによるGWASにより，CDの予後と有意に相関する4領域が抽出された．4領域の候補遺伝子はそれぞれ *XACT*，*MHC*，*FOXO3*，*IGFBP1-IGFBP3*（p値＝4.56×10^{-9}，5.46×10^{-9}，1.31×10^{-8}，4.32×10^{-8}）であった．また，p値が1×10^{-5}以下の一塩基多型（SNP）を用いたパスウエイ解析は自然免疫や獲得免疫，さらにマクロファージの遺伝子発現と相関を示すことが示唆された．興味深いことに，CD予後に相関する領域にはCD感受性領域（CDの発症に関わる領域）は含まれておらず，実際に170のCD感受性SNPを対象としてリスクスコア解析を行ったが，予後との相関は認めなかった．

解説　本論文は比較的シンプルな予後についての分類を行い，予後と相関する遺伝子領域について有意差をもって抽出することに成功している．候補遺伝子の中で *FOXO3* は，他の報告でもCDやRAの予後と相関することが示されており（関連論文1），本研究の妥当性を示していると思われる．また，CDの感受性遺伝子と予後感受性遺伝子が全く異なっていることも興味深い点である．これまでのCD予後予測にはCD感受性遺伝子領域を用いたリスクスコア解析などが用いられてきたが，それらの結果からはCDの病型の一部しか説明できないことが過去の大規模解析でも報告されている（関連論文2）．さらに大規模な予後に関する精度の高い遺伝子解析を行うことにより，新規治療薬や新規バイオマーカーの発見につながることも期待される．　　　　　（内藤　健夫）

関連論文1：Lee JC, Espéli M, Anderson CA, *et al. Cell.* 2013, 155（1）：57-69
関連論文2：Cleynen I, Boucher G, Jostins L, *et al. Lancet.* 2016, 387（10014）：156-167

A. CDの予後と相関する遺伝子群が発見され，それらはCD感受性遺伝子とは大きく異なっていた．

疫学・遺伝子 22

**Q052. パネート細胞形態異常はCD患者の層別化に有効か？
CD感受性遺伝子多型との関係性は？**

Genetic variants synthesize to produce paneth cell phenotypes that define subtypes of Crohn's disease.
VanDussen KL, Liu TC, Li D, *et al*. *Gastroenterology*. 2014, 146 (1) : 200-209

研究デザイン：症例対照研究　　　PMID：24076061

概要　CDにおいて重要な役割を担う小腸パネート細胞の分泌顆粒形態異常（PC異常）についての検討である．CD感受性遺伝子である*ATG16L1*や*NOD2*の一塩基多型（SNP）がPC異常と相関すると示し，さらにPC異常が多い患者群では術後早期に再燃することを示した論文．対象はCD患者119例．手術標本をリゾチーム抗体で免疫染色し，PC内のリゾチーム顆粒の形態や数でPCを正常群と異常群に分類した．PC異常は*NOD2*や*ATG16L1*の遺伝子多型が存在する患者群で有意に増加していた（p＝0.0092）．また，PC異常と相関するRNAを用いてGO解析を行ったところ，過剰な免疫活動との関係が認められた．さらにPC異常が多い患者群（異常PCが80％以上）では術後早期に再燃すると示され（p＝0.02），同群は肉芽腫が少ないことも確認された．

解説　CD感受性遺伝子である*ATG16L1*多型とPC異常との関係は，マウスモデルを用いた検討により以前から知られていた（関連論文1）．本論文はその仮説をCD患者の手術検体を用いて検討し，*ATG16L1*多型との相関を再現しただけではなく，もう一つの重要なCD感受性遺伝子である*NOD2*多型との相関も新たに発見した．さらに，RNA解析によってPC異常と過剰な免疫反応との相関も示している．CD感受性遺伝子多型によって過剰な炎症反応が惹起され，PC異常が引き起こされるというパスウェイが考えられ，さらにPC異常が術後予後との相関も認めたことは興味深い．今回の検討は手術標本を用いているが，生検検体でも同様のPC異常分類が可能だと示されており（関連論文2），比較的容易に採取できる回腸末端の手術検体を用いてCD患者のリスク層別化の可能性も示唆された．今回の検討は欧米人CDのみを対象としており，*ATG16L1*や*NOD2*遺伝子多型がCDと相関がない人種での解析も今後重要になると思われる．

（内藤　健夫）

関連論文1：Cadwell K, Liu JY, Brown SL, *et al*. *Nature* 2008, 456 (7219) : 259-263
関連論文2：Liu TC, Gao F, McGovern DP, *et al*. *Inflamm Bowel Dis*. 2014, 20 (4) : 646-651

A. PC異常はCD患者のリスク層別化に有効で，CD感受性遺伝子多型による過剰な免疫反応を反映していると考えられる．

疫学・遺伝子 23

Q053. 日本人 CD においてパネート細胞形態異常は存在するのか？　その遺伝子的背景と臨床的意義は？

LRRK2 but not *ATG16L1* is associated with Paneth cell defect in Japanese Crohn's disease patients.

Liu TC, Naito T, Liu Z, *et al.*　*JCI Insight.* 2017, 2 (6): e91917

▶研究デザイン：症例対照研究　　　　　　　　　　　PMID：28352666

概要　日本人 CD における小腸パネート細胞分泌顆粒形態異常（PC 異常）の遺伝的背景を解析するために，ゲノムワイド相関解析を行った論文．対象は日本人 CD 110 例．回腸末端の手術検体を用いて PC 異常を解析した．欧米人 CD では，PC 異常は *ATG16L1* や *NOD2* といったオートファジーや自然免疫にかかわる遺伝子多型と相関すると報告されている．日本人 CD の PC 異常は，*ATG16L1* の多型とは相関を認めなかった（*NOD2* 多型は日本人には存在しない）．一方，*LRRK2* M2397T 多型という，欧米人 CD 感受性遺伝子多型と PC 異常が強い相関を示した．Lrrk2 のノックアウトマウスは PC 異常を起こすことが報告されており，オートファジーとも強く関わっている．その他にも，オートファジーや自然免疫と関わる遺伝子群（*MAFB*, *ZBTB16*, *FER*）が PC 異常と相関することが示された．また，PC 異常が多い群では術後早期に再燃することが示された（p＝0.013）．

解説　欧米人 CD においては，PC 異常は自然免疫に関わる CD 感受性遺伝子（*ATG16L1* や *NOD2*）と相関を示し，予後にもかかわることが示されていた（**Q052**）．本論文は日本人 CD にも PC 異常が存在し，PC 異常が予後にも相関することを示した．さらに人種特異的アレイ（関連論文）を用いて解析することで，日本人 CD の PC 異常に相関する遺伝子群を同定している．それらの遺伝子群の多くは自然免疫にかかわっており，欧米人と日本人の PC 異常は遺伝的背景（PC 異常と相関する遺伝子そのもの）は異なるものの，オートファジーや自然免疫という共通のパスウェイがかかわっていることが示されている．また，PC 異常と術後予後との相関も日本人 CD において再現されており，PC 異常が人種を問わず個別化医療の一端になる可能性も示唆している．

（内藤　健夫）

関連論文：Kawai Y, Mimori T, Kojima K, *et al. J Hum Genet.* 2015, 60 (10): 581-587

> **Q.** 日本人 CD にも PC 異常は存在し，CD 患者層別化に有用であると考えられた．自然免疫やオートファジーに関する遺伝子群と PC 異常との関係が示唆された．

疫学・遺伝子 24

Q054. タクロリムス治療において代謝酵素である CYP3A5 遺伝子多型は短期での治療成績に影響を及ぼすか？

Impact of *CYP3A5* genetic polymorphisms on the pharmacokinetics and short-term remission in patients with ulcerative colitis treated with tacrolimus.

Hirai F, Takatsu N, Yano Y, *et al.* *J Gastroenterol Hepatol.* 2014, 29（1）: 60-66

研究デザイン：後ろ向きコホート研究　　PMID：24033383

概要 UCに対してタクロリムスを使用した45名において，代謝酵素 *CYP3A5* 遺伝子多型と薬物動態，短期での治療成績を比較した．薬物動態に関してはCYP3A5の発現が低下するnon-expresser（*CYP3A5*3*3*）において，expresser（*CYP3A5*1*1/*1*3*）と比し，治療開始2〜5日目，7〜10日目のトラフ濃度が高値であり，至適トラフ濃度への達成率も高率であった（2〜5日目：4.3 vs. 40.0％，$p<0.0001$，7〜10日目：45.5％ vs. 84.2％，$p<0.0001$）．至適トラフ濃度達成と関連のある因子を検討するための多変量解析でも絶食に加えて，*CYP3A5* non expresserが有意な因子として抽出された（治療開始2〜5日目：OR 40.3，7〜10日目：OR 5.9）．また，治療開始4週時点におけるpartial DAI（disease activity index）はnon-expresserで有意に低く，寛解率も高率であった（16.7％ vs. 47.6％，$p<0.046$）．

解説 タクロリムスは難治性UCに対して有効な寛解導入薬であるが，適切な血中濃度を維持する必要があり，また必要投与量も個人差が大きい．タクロリムスの薬物動態には食事の有無や代謝酵素，薬剤トランスポーターなどが関連していると考えられている．臓器移植領域においてタクロリムスの薬物動態と代謝酵素 *CYP3A5* 遺伝子多型の関連は多く報告されているが，IBD領域においては初の報告である．移植領域と同様，UC症例においてもタクロリムス投与初期のトラフ濃度が *CYP3A5* 遺伝子多型と関連し，non-expresserにおいて血中濃度が上昇しやすい結果であった．また，*CYP3A5* 遺伝子多型が治療成績にも影響を与えていたことを示した点でも重要な報告である．血中濃度が上昇しやすい *CYP3A5* non-expresserにおいて治療成績が良好であったことから，より早期に至適濃度へ到達させることが，タクロリムスによる寛解導入に重要な可能性があることを示唆している．

（小野寺　基之）

A. ***CYP3A5*** **non-expresser は投与初期でのトラフ達成率が高く，短期での治療成績も良好である．**

疫学・遺伝子 25

Q055. アジア人におけるチオプリン誘発性白血球減少と関連のある遺伝子多型は？

A common missense variant in NUDT15 confers susceptibility to thiopurine-induced leukopenia.

Yang SK, Hong M, Baek J, et al. Nat Genet. 2014, 46 (9): 1017-1020

▶研究デザイン：症例対照研究　　　　　　　　　PMID：25108385

概要 チオプリンを使用した978名の韓国人CDを対象にゲノムワイド相関解析（GWAS）を施行し，治療早期（投与開始8週以内）の白血球減少と相関のある遺伝子多型として NUDT15 p.Arg139Cys が同定された（OR 35.6, $p=4.88\times10^{-94}$）．さらに同遺伝子多型は後期白血球減少（投与開始8週以降）とも相関を認めた（OR 5.29, $p=5.77\times10^{-21}$）．NUDT15 p.Arg139Cys による早期白血球減少検出の感度が89.4%，特異度が93.2%であり，AUC（area under the curve）は0.94であった．さらに NUDT15 リスクアリル（野生型Cアリル，変異型Tアリル）が増えるほど，より低用量のアザチオプリンでも白血球減少が発生し（TT：0.86 mg/kg/day，CT：1.06 mg/kg/day，CC 1.53 mg/kg/day，$p=4.93\times10^{-11}$），治療開始から白血球減少が発生するまでの期間も短縮（TT：19day，CT：135day，CC：465day，$p=1.03\times10^{-17}$），加えてより重篤な白血球減少を認めた（grade 4 白血球減少，TT：85.7%，CT：2.3%，CC：0%，$p=5.20\times10^{-19}$）．

解説 チオプリンによる有害事象の一つとして白血球減少が挙げられる．チオプリンの代謝に関わる代謝酵素としては以前から TPMT が知られており，その遺伝子多型により代謝活性が低下すると，薬効を示す 6-TGN 濃度が上昇し，白血球減少が引き起こされる．白人では10%程度がチオプリン代謝活性の低下する TPMT 変異 carrier であるが，アジア人における carrier は2～3%程度と低率である．さらに一般的な投与量が白人と比較して，より低用量であるアジア人において白血球減少が高頻度で起こるため，アジア人では別の機序があるのではないかと考えられていた．著者らが報告した NUDT15 p.Arg139Cys は韓国人におけるチオプリン誘発性の白血球減少と強い相関を示し，特にリスクアリルが増えるほど重篤な白血球減少を引き起こしていた．その後，さまざまな人種で確認研究が行われ，同様の報告が続いており，アジア人のチオプリン誘発性白血球減少症に関するブレイクスルーとなった研究である．　　（小野寺　基之）

A. NUDT15 遺伝子多型がアジア人における白血球減少と強い強い相関を認めた．

疫学・遺伝子 26

Q056. IBD患者におけるチオプリンによる膵炎の発症を予測する遺伝子多型は？

HLA-DQA1-HLA-DRB1 variants confer susceptibility to pancreatitis induced by thiopurine immunosuppressants.

Heap GA, Weedon MN, Bewshea CM, et al. *Nat Genet.* 2014, 46(10): 1131-1134

研究デザイン：症例対照研究　　　PMID：25217962

概要　チオプリンによる膵炎を発症したIBD患者172名とチオプリンの使用歴や膵炎発症歴のないIBD患者2,035名を対象にゲノムワイド相関解析（GWAS）を行ったところ，HLA classⅡ領域のrs2647087（OR 2.59, 95%CI 2.07-3.26, p=2×10^{-16}）と強い相関があることを明らかにした．fine mappingによりrs2647087とタグ付けされた*HLA-DQA1*＊02：01-*HLA-DRB1*＊07：01ハプロタイプが同定された．78名の膵炎発症例と472名のコントロールを対象としたreplication studyでも，rs2647087がチオプリン誘発性膵炎との強い相関を認めた．rs2647087のヘテロ接合体を有する症例は9％，ホモ接合体を有する症例は17％程度，チオプリン誘発性の膵炎を発症する可能性が示唆された．

解説　IBD患者におけるチオプリン誘発性膵炎は4～7％程度に報告されており，決して稀ではない有害事象である．成因は不明であるが，膵炎を発症した場合，重篤化する可能性や，膵炎の治療後もチオプリンを用いた維持治療を行うことが困難となることが懸念される．本研究ではGWASによる解析で，IBD患者におけるチオプリン誘発性膵炎と相関のあるHLA遺伝子多型を同定した．*HLA-DQA1*＊02：01-*HLA-DRB1*＊07：01ハプロタイプはチロシンキナーゼ阻害薬であるlapatinibや抗凝固剤であるximelagatranによる肝障害との関連性も指摘されている（関連論文1，2）．チオプリンによる膵炎発症を予測する情報は，治療選択をする際に重要であり，今後遺伝子パネル検査への応用が期待される．なお，本研究の対象はCaucasianであり，日本人を対象とした検討では相関は認められていない（関連論文3）．　　　　　　（小野寺　基之）

関連論文1：Kindmark A, Jawaid A, Harbron CG, et al. *Pharmacogenomics J.* 2008, 8(3): 186-195
関連論文2：Spraggs CF, Budde LR, Briley LP, et al. *J Clin Oncol.* 2011, 29(6): 667-673
関連論文3：Kakuta Y, Kawai Y, Okamoto D, et al. *J Gastroenterol.* 2018, 53(9): 1065-1078

A. *HLA-DQA1-HLA-DRB1* 遺伝子多型がIBD患者におけるチオプリン誘発性膵炎の発症と相関を認めた．

疫学・遺伝子 27

Q057. アザチオプリン誘発性膵炎を避けるための治療アルゴリズムは？

HLA-DQA1-HLA-DRB1 polymorphism is a major predictor of azathioprine-induced pancreatitis in patients with inflammatory bowel disease.

Wilson A, Jansen LE, Rose RV, *et al.* *Aliment Pharmacol Ther.* 2018, 47(5): 615-620

▶ 研究デザイン：後ろ向きコホート研究　　　PMID：29270995

概要　アザチオプリンの使用歴のある373名を対象に，Q056の論文で示された *HLA-DQA1-HLA-DRB1* 遺伝子多型と膵炎発症の関連を後ろ向きに解析した．膵炎発症リスクは非リスクアリル症例では0.53%であったのに対し，リスクアリルをヘテロで有する症例が4.25%（OR 4.19，95%CI 1.02-36.45，p=0.044），ホモで有する症例が14.63%（OR 15.83，95%CI 3.80-145.26，p=0.0001）であった．著者らは *HLA-DQA1-HLA-DRB1* 遺伝子多型とチオプリンの代謝酵素である *TPMT* 遺伝子多型を基にした，アザチオプリン誘発性膵炎を避けるための治療アルゴリズムを提唱している．アザチオプリンの投与を検討した際，*HLA-DQA1-HLA-DRB1* 遺伝子リスクヘテロ例では可能であれば代替療法を選択，リスクホモ例は投与を避けるように推奨している．その上で，*TPMT* 遺伝子多型に基づき，野生型は標準量，ヘテロ変異型は50%の減量での投与，ホモ変異型は投与を避けるよう提唱している．

解説　チオプリン誘発性膵炎と相関を認めた *HLA-DQA1-HLA-DRB1* 遺伝子多型の検証研究であり，本研究においても強い相関を示した．著者らはアザチオプリン誘発性膵炎を避けるため，アザチオプリンの投与を考慮する際には *HLA-DQA1-HLA-DRB1* 遺伝子多型をあらかじめ調べ，膵炎のリスクが少ない非リスクアリル例において，TPMTに基づいたアザチオプリン用量を投与するよう述べている．なお，日本人を含むアジア人のチオプリンの代謝においては低活性型である *TPMT* ホモ変異型は少なく，*NUDT15* 遺伝子多型に強い相関を示すことを用量調整の際には考慮する必要がある（関連論文）．

（小野寺　基之）

関連論文：Kakuta Y, Naito T, Onodera M, *et al. Pharmacogenomics J.* 2016, 16 (3): 280-285

> **A.** アザチオプリンの投与を考慮する際に *HLA-DQA1-HLA-DRB1* 遺伝子多型を調べ，非リスクホモ例は問題なく投与，リスクヘテロ例では可能であれば代替療法を選択，リスクホモ例は投与を避けるようにする．

疫学・遺伝子 28

Q058. 遺伝子多型を調べることで CD に対する抗 TNF-α 抗体の治療効果を予測することは可能か？

Genetic Markers Predict Primary Non-Response and Durable Response To Anti-TNF Biologic Therapies in Crohn's Disease.
Barber GE, Yajnik V, Khalili H, *et al.*　*Am J Gastroenterol.* 2016, 111(12): 1816-1822

▶ 研究デザイン：prospective cohort　　　PMID：27596696

概要　抗 TNF-α 抗体製剤初回投与の CD 患者 359 名を対象に，治療効果をもとに一次無効（PNR），効果持続（DR），二次無効の 3 群に分類した．PNR や DR と関連があることが示唆される遺伝子多型を疾患感受性遺伝子から選択し，genetic risk score（GRS）を算出した．PNR の患者はそれ以外の患者と比較して優位に GRS が高かった（16.4 vs. 11.2, $p = 8 \times 10^{-12}$）．PNR の予測に関して，臨床的因子と GSR を組み合わせたモデルは臨床的因子のみで評価したモデルよりも優位に精度が高かった（AUROC 0.93 vs. 0.70, $p < 0.0001$）．DR を達成した患者は達成できなかった患者に比して GRS が優位に高かった（15.0 vs. 11.2, $p = 7 \times 10^{-13}$）．DR の予測に関しても，PNR と同様に臨床的因子と GRS を組み合わせたモデルが臨床的因子単独の予測モデルより有意に精度が優れていた（AUROC 0.85 vs. 0.66, $p < 0.001$）．PNR と DR を予測する遺伝子は互いに排他的であり，またそれぞれの GRS はお互いを予測できず，PNR と DR の機序は異なる可能性が示唆された．

解説　臨床的因子のみでは抗 TNF-α 抗体製剤の効果を予測することは難しく，遺伝学的なアプローチを試みた研究である．臨床背景に遺伝子多型の解析を加えることで，治療効果予測モデルの精度が上がったことは今後の治療戦略に影響を与える可能性がある．本論文中には述べられていないが，米国からの報告であり，人種は白人中心であると推測される．本邦を含めたアジア人でも同様の傾向があるのか，また対象遺伝子は白人と異なるのか興味深いテーマである．

（諸井　林太郎）

A. 臨床的因子に，遺伝学的なアプローチを組み合わせることで，CD に対する抗 TNF-α 抗体の治療効果をより精密に予測できる可能性がある．

疫学・遺伝子 29

Q059. 遺伝子多型を調べることで UC に対する抗 TNF-α 抗体の治療効果を予測することは可能か？

Genetic Markers Predict Primary Nonresponse and Durable Response to Anti-Tumor Necrosis Factor Therapy in Ulcerative Colitis.

Burke KE, Khalili H, Garber JJ, *et al*.　*Inflamm Bowel Dis*. 2018, 24（8）：1840-1848

▶研究デザイン：prospective cohort　　　　　PMID：29718226

概要　抗 TNF-α 抗体製剤初回投与の UC 患者 231 名を対象に，治療反応から一次無効（PNR），効果持続（DR），二次無効の 3 群に分類した．PNR や DR と関連があることが示唆される遺伝子多型を IBD 関連遺伝子から選択し，genetic risk score（GRS）を算出した．PNR 予測因子に関して，臨床的因子，GRS を説明変数とした多変量解析を行ったところ，GRS のみが同定された（$p=3.87\times10^{-8}$）．PNR の予測モデルに関して，臨床背景と GRS を組み合わせたモデルは臨床背景のみで評価したモデルよりも優位に精度が高かった（AUROC 0.87 vs. 0.57，$p<0.0001$）．DR に関しても，PNR と同様に GRS のみが唯一の効果予測因子として同定され（$p=4.74\times10^{-11}$），臨床的因子と GRS を組み合わせたモデルが臨床的因子単独の予測モデルより有意に精度が優れていた（AUROC 0.80 vs. 0.57，$p<0.0001$）．PNR や DR の GRS と血中インフリキシマブ濃度，または抗インフリキシマブ抗体の産生に関連は確認されなかった．

解説　Q058 の論文の UC 版である．CD と同様に臨床的因子に遺伝子多型の解析を組み合わせることで，UC 患者に対する抗 TNF-α 抗体製剤の治療効果予測の精度をより高めることができるという点が重要である．本論文は白人の解析であり，本邦を含めたアジア人での解析が待たれる．本論文，前論文に共通していることだが，前向きに観察研究を行っていくデータベースの構築も重要である．本邦でもこのようなデータベースの構築を行っていく必要があると考えられる．　　　　　　　　　　（諸井　林太郎）

A. 遺伝子多型を調べることで，UC 患者における抗 TNF-α 抗体製剤に対する治療効果の予想精度が増す可能性がある．

疫学・遺伝子 30

Q060. チオプリンによる有害事象の予測に *NUDT15* 遺伝子のハプロタイプは有用か？

NUDT15 codon 139 is the best pharmacogenetic marker for predicting thiopurine-induced severe adverse events in Japanese patients with inflammatory bowel disease: a multicenter study.

Kakuta Y, Kawai Y, Okamoto D, *et al*. *J Gastroenterol*. 2018, 53(9): 1065-1078

■研究デザイン：症例対照研究　　　　　　　　　　PMID：29923122

概要 チオプリンの使用歴のある1,291名を対象に*NUDT15* p.Arg139Cys多型による有害事象の関連を症例対照研究した．既報と同様に白血球減少（WBC＜3,000/μL）と脱毛の有害事象に加えて，消化器症状との関連を認めた（OR 1.89, p＝$6.39×10^{-4}$）．ゲノムワイド相関解析（GWAS）を行ったところ，それ以外のあらたな多型や有害事象との相関は認めなかった．ディプロタイプ（ハプロタイプの組み合わせ）に基づいて*NUDT15*酵素活性を組み合わせ，有害事象との関連を調べると，活性が低いほど白血球減少が発症しやすかった（r^2＝0.926, p＝0.0087）．遺伝子多型に基づいたチオプリン誘発性白血球減少と脱毛の有害事象を予測するモデルをAUC（area under the curve）を用いて検討したところ，白血球減少は*NUDT15* codon 139単独よりもハプロタイプを用いた方がより高い予測能を示したが，重度の急性の白血球減少（8週以内にWBC＜2,000/μL）や高度脱毛は*NUDT15* codon 139単独とハプロタイプによる予測で差は認めなかった．

解説 *NUDT15* p.Arg139Cysとアジア人におけるチオプリン誘発性白血球減少の報告（関連論文）をYangらがしてから，さまざまな人種での報告が続いたが，日本人を対象としたGWASを行った初の報告である．さらにハプロタイプによって，有害事象の検出感度が上昇するかなどにも言及している．臨床で特に問題となる重度の急性の白血球減少や高度脱毛に関しては，*NUDT15* codon 139単独で十分な検出能を有してることを明らかにした．2019年2月より*NUDT15* p.Arg139Cysの測定キットであるMEBRIGHT NUDT15キットが実臨床で使用可能となり，今後さらなる症例の蓄積による研究が期待される．

（小野寺　基之）

関連論文：Yang SK, Hong M, Baek J, *et al. Nat Genet*. 2014, 46(9): 1017-1020

A. 軽度の白血球減少（WBC＜3,000/μL）の予測には有用だが，より重篤で急性の白血球減少や高度脱毛は*NUDT15* codon 139を用いることで十分対応できる．

これだけは読んでおきたい！
消化器医のための重要論文240篇

炎症性腸疾患編

診 断

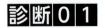

Q061. UCにおいて，再現性が検討された組織学的炎症の評価スコアとは？

A reproducible grading scale for histological assessment of inflammation in ulcerative colitis.

Geboes K, Riddell R, Öst A, *et al*. *Gut*. 2000, 47 (2)：404-409

▶研究デザイン：横断研究　　　　　　　　　　　　　　PMID：10940279

概要　過去の複数の論文をもとに，UCの新たな組織学的炎症の評価スコアを作成し，複数の病理医間で再現性を検討した論文である．所見が腺管構造の変化のみであればgrade 0，上皮内への慢性炎症細胞浸潤がみられればgrade 1，上皮内への好酸球や好中球の浸潤があればgrade 2，陰窩への好中球の浸潤があればgrade 3，陰窩の破壊を伴えばgrade 4，びらんや潰瘍をきたすとgrade 5とスコア化され，さらにそれぞれのグレード内の炎症の程度によりスコアが細分化されている．このスコアを用いて，99カ所から採取した生検標本の組織学的炎症を3名の病理医がスコア化し，各々の診断の一致率をκ統計量で評価したところ，初回の評価時は各々の病理医間のκ統計量がそれぞれ0.20，0.42，0.26と低値であった．そのため，各gradeの境界の病理写真を提示して定義を明確化したところ，2回目の評価時の病理医間のκ統計量はそれぞれ0.62，0.70，0.59と良好になった．特にgrade 3以上の炎症を組織学的に活動性ありと定義すると，活動性の有無の判定のκ統計量は0.903，1.000，0.907と極めて良好な一致率がみられた．

解説　近年，日常臨床や臨床研究においてUCの活動性を評価する際に，臨床的活動性や内視鏡的活動性に加え組織学的炎症の活動性を評価することも重視されている．組織学的炎症の評価には各種スコアが提唱されているが，本研究で提唱されたスコア（Geboesスコア）は複数の病理医間の再現性を検証されているため信頼性が高く，多数の臨床研究において採用されている．　　　　　　　　　　　　（平野　敦士）

A. Geboes Scoreは複数の病理医間での再現性が検証された初めての組織学炎症のスコアであり，臨床試験などで広く用いられている．

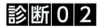

Q062. Simplified Geboes Score とは？

A Simplified Geboes Score for Ulcerative Colitis.
Jauregui-Amezaga A, Geerits A, Das Y, et al.　*J Crohns Colitis*. 2017, 11（3）: 305-313

■ 研究デザイン：横断研究　　　　　　　　　　　　　PMID：27571771

概要　Original Geboes Score（OGS）を基により簡略化した Simplified Geboes Score（SGS）を作成し，内視鏡的活動性と OGS 及び SGS の相関を検討するとともに，OGS 及び SGS の評価者間での再現性を検討した研究である．本研究では，103 名の UC 患者の生検標本から作製した 528 枚のプレパラートを，IBD 病理の専門医 1 名と，消化管病理の読影経験のない 3 名（非専門医）が OGS 及び SGS を用いて組織学的炎症スコア化した．まず，OGS と SGS のどちらが内視鏡的活動性とより相関があるかをケンドールの順位相関係数を用いて検討したところ，両者間で有意差はみられなかった．さらに OGS 及び SGS における，専門医と非専門家医のスコアの一致率を検討したところ，κ 統計量が OGS では 0.4，SGS では 0.56 と SGS のほうが良好な結果であった．

解説　OGS は大項目が grade 0 から grade 5 の 6 段階に分類されていたのに対し，SGS では OGS の grade 4 と grade 5 が統合され 5 段階になったのに加え，それぞれの grade 内のサブカテゴリーも簡略化されている．また，OGS では grade 1 が慢性炎症細胞浸潤の有無で定義されていたが，SGS では basal plasmacytosis の有無が grade 1 の定義となっている．本研究の特徴は，消化管病理の読影経験のない 3 名が 200 枚のプレパラートの読影でトレーニングした後に実際の標本のスコア化を行い，その結果と IBD 病理の専門医の結果との一致率を検討している点である．両者間における SGS の一致率は比較的良好であり，SGS を用いると経験が浅い病理医でも再現性が高いスコア化が可能であることが期待され，今後臨床試験で広く用いられる可能性がある．

（平野　敦士）

A. Original Geboes Score を簡略化したスコアであり，経験の浅い病理医が用いても良好な再現性が期待できる．

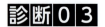

Q063. IBDの鑑別に有用な血清マーカーは？

Anti-Saccharomyces cerevisiae mannan antibodies combined with antineutrophil cytoplasmic autoantibodies in inflammatory bowel disease : prevalence and diagnostic role.

Quinton JF, Sendid B, Reumaux D, *et al.* *Gut.* 1998, 42 (6) : 788-791

▶研究デザイン：横断研究　　　　　　　　　　　PMID：9691915

概要　CD100名，UC101名，その他の腸炎27名，及び健常対照者163名を対象に，血清pANCA及びASCAを測定し，UC及びCDの診断における有用性を検討した論文．pANCAはUCの66％，CDの15％に陽性であり，ASCAはUCの12％，CDの61％に陽性であった．UCとCDの鑑別において，pANCA陽性かつASCA陰性の場合，UCの感度57％，特異度97％，陽性適中率92.5％であった．pANCA陰性かつASCA陽性の場合，CDの感度49％，特異度97％，陽性適中率96％であった．CDにおいて，ASCA陽性者は診断時の年齢が有意に低く（p＜0.05），ASCA陽性率は小腸病変を有する症例で有意に高かった（調整オッズ比2.7，p＝0.027）．その他の腸炎では，ASCA陽性3名，pANCA陽性2名であり，健常対照者ではASCA陽性の1名のみであった．臨床的な有用性は限られるが，ASCAとpANCAを組み合わせることによってCDとUCまたはその他の腸炎との鑑別が可能である．

解説　抗好中球細胞質抗体（ANCA）には，cANCAとpANCAがあるが，IBDにみられるのはpANCAであり，pANCA陽性率はCDで6〜28％，UCで41〜73％と報告されている．ASCAは，anti-glycan carbohydrate antibodyの一種であり，パン酵母であるSaccharomyces cerevisiaeの細胞壁mannanに対する抗体である．ASCA陽性率はCDで29〜69％，UCで0〜29％と報告されている．いずれも非IBDでは陽性率が5％以下であり，非IBD腸炎の鑑別に有用とされる．日本人CD患者でも，ASCAは有意に上昇するが，その抗体価や陽性率は欧米人より低い．UCとCDの鑑別において，単独では不十分であるが，本研究のようにASCAとpANCAを組み合わせることで診断能が向上することが示されている．実際には鑑別診断における有用性は限定的であり，内視鏡検査やX線検査により診断が困難な症例や侵襲的な検査が施行困難な小児例などで補助的に用いられる．

（坂田　資尚）

> **A.** 血清抗体pANCA及びASCAの組み合わせで診断能は向上するが，有用性は限定的である．

診断 04

Q064. 組織学的寛解を達成したUC患者は，内視鏡的寛解のみの患者よりも予後がよい？

Beyond endoscopic mucosal healing in UC：histological remission better predicts corticosteroid use and hospitalisation over 6 years of follow-up.

Bryant RV, Burger DC, Delo J, *et al.*　*Gut.* 2016, 65（3）：408-414

▶研究デザイン：コホート研究　　　　　　　　　PMID：25986946

概要　さまざまな活動性のUC患者を対象に内視鏡的活動性及び組織学的活動性を評価し，両者の相関を検討するとともに，その後の臨床経過を前向きに追跡した研究である．91名のUC患者がエントリーされ，組織学的寛解とされた患者は89％が内視鏡的にも寛解であったが，内視鏡的寛解とされた患者のうち組織学的にも寛解であったのは75％であった．内視鏡的寛解と組織学的寛解の診断一致率はκ統計量で0.56であり，中等度の一致であった．また，中央値72カ月の観察期間において，ベースラインで組織学的寛解であれば，ステロイド治療もしくは入院加療が必要となる相対リスクはそれぞれ0.42（95％CI 0.2-0.9）及び0.21（95％CI 0.1-0.7）と有意に低下したのに対し，内視鏡的寛解のみではそれぞれの相対リスクは0.86（95％CI 0.5-1.7）及び0.83（95％CI 0.3-2.4）であり良好な予後の予測因子とはならなかった．

解説　UCの治療においては，長らく症状の改善が治療目標であったが，近年の治療の進歩に伴いより高い水準である粘膜治癒を治療目標とするようになってきた．粘膜治癒の定義についても，当初はMayo内視鏡サブスコア0もしくは1が粘膜治癒とされていたが（関連論文1），その後Mayo内視鏡サブスコア1よりも0まで達成した患者のほうが，より予後が良好であることが報告され，より高い水準の粘膜治癒を目指すようになった（関連論文2）．本論文では，組織学的寛解まで達成するとさらに良好な予後が期待されることが示唆された．ただし，本研究での内視鏡的寛解の定義はBaron score≦1とされており，これはMayo内視鏡サブスコア0もしくは1に相当し，Mayo内視鏡サブスコア1の症例も含まれていることには留意すべきである．　　　　　　　　　（平野　敦士）

関連論文1：Colombel JF, Rutgeerts P, Reinisch W *et al. Gastroenterology.* 2011, 141（4）：1194-1201

関連論文2：Manginot C, Baumann C, Peyrin-Biroulet L. *Gut.* 2015, 64（7）：1181-1182

A. 内視鏡的寛解に加え，組織学的寛解を達成するとさらに良好な予後が期待されることが示唆された．

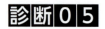

Q065. 血液や便検体を用いたバイオマーカーは内視鏡検査の代用となり得るのか？

C-Reactive Protein, Fecal Calprotectin, and Stool Lactoferrin for Detection of Endoscopic Activity in Symptomatic Inflammatory Bowel Disease Patients：A Systematic Review and Meta-Analysis.
Mosli MH, Zou G, Garg SK, *et al*.　Am J Gastroenterol. 2015, 110（6）：802-819

▶研究デザイン：システマティックレビュー・メタ解析　　PMID：25964225

概要　CRP，便中カルプロテクチン及び便中ラクトフェリンがIBDにおいて内視鏡的活動性をどの程度推定可能なのかシステマティックレビューを行い検討した論文である．2014年11月までに発表された研究のうち，UCまたはCD患者を対象とし，内視鏡的活動性の有無と上記バイオマーカーの関連を検討したものについて横断的検索を行った結果，19報のコホート研究または症例対照研究（患者総数2,499例）が適格基準を満たしていた．内視鏡的活動期の推定についてCRP，便中カルプロテクチンと便中ラクトフェリンの統合した感度と特異度はそれぞれ，0.49と0.92，0.88と0.73，0.82と0.79であった．便中カルプロテクチンは，CRPより感度が高く，なかでもUCにおいてCDと比較してより感度が高いという結果であった．

解説　IBDにおいて疾患活動性評価のゴールドスタンダードは内視鏡検査であるが，身体的・経済的・時間的負担が大きいことが問題である．そのため実臨床では血液や便などの検体を用いた各種バイオマーカーが疾患活動性や治療反応性のモニタリングツールとして広く使用されている．本研究では，システマティックレビューに基づいたメタ解析の結果から各種バイオマーカーの有用性が示されている．なかでも便中カルプロテクチンは感度が高く，UCにおける有用性が強調されている．ただし，本研究で使用した論文において各種バイオマーカーのカットオフ値は異なっていること，論文間で疾患活動性の評価に偏りがあること，バイオマーカー間の推定能を比較した研究を対象としていないことから，結果の解釈には注意が必要である．

（梅野　淳嗣）

A. CRP，便中カルプロテクチンや便中ラクトフェリンはある程度内視鏡の代用となり得る．特にUCにおいて便中カルプロテクチンは有用である．

診断 06

Q066. 臨床的寛解を維持している IBD 患者において便中カルプロテクチンは再燃を予測することができるのか？

Calprotectin is a stronger predictive marker of relapse in ulcerative colitis than in Crohn's disease.

Costa F, Mumolo MG, Ceccarelli L, et al.　*Gut.* 2005, 54（3）：364-368

▶ 研究デザイン：コホート研究　　　　　　　　　　PMID：15710984

概要　臨床的寛解状態にある 38 例の CD 患者と 41 例の UC 患者について便中カルプロテクチンを測定した後 12 カ月に渡って再燃の有無を調査した．観察期間中に再燃した CD 患者群と再燃しなかった患者群において便中カルプロテクチン値に有意な違いを認めなかった．一方，UC では再燃した患者と再燃しなかった患者の便中カルプロテクチンの中央値はそれぞれ 220.6 μg/g と 67 μg/g であった（$p<0.0001$）．Cox 回帰分析を行った結果，便中カルプロテクチンが 150 μg/g より高値であった患者は 150 μg/g 以下であった患者と比較し，CD では 2.2 倍（$p<0.05$），UC では 14.4 倍（$p<0.0001$）再燃リスクが高くなっており，UC においてより優れた再燃予測能を持つ可能性が示唆された．

解説　便中カルプロテクチンは，腸管の炎症の程度を評価するために使用される非侵襲的な検査である．本邦では 2017 年より慢性的な IBD の診断補助または UC の病態把握目的で使用可能となっている．本研究は，便中カルプロテクチンが IBD の再燃を予測することができるのかということと，その予測能が CD と UC で異なるのか検討したものである．結果，カットオフ値を 150 μg/g とした場合，CD と UC のいずれもその後 12 カ月間の再燃を予測することができ，UC ではより優れた予測能が示された．今後多数例での再現性の確認が必要であるが，実臨床において便中カルプロテクチンが高値である場合は，臨床的寛解にあっても今後再燃する可能性が高いと考えて診療にあたるべきであろう．

（梅野　淳嗣）

A. 便中カルプロテクチンは IBD の再燃をある程度予測可能であり，特に UC において有用である．

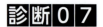

診断 07

Q067. 小腸型 CD の診断においてカプセル内視鏡は小腸造影検査や CT エンテログラフィーなどの他検査より有用なのか？

Capsule endoscopy has a significantly higher diagnostic yield in patients with suspected and established small-bowel Crohn's disease：a meta-analysis.

Dionisio PM, Gurudu SR, Leighton JA, *et al*. *Am J Gastroenterol*. 2010, 105（6）: 1240-1248

▶ 研究デザイン：システマティックレビュー・メタ解析　　PMID：20029412

概要　CD 疑い患者及び確定診断が得られている小腸型 CD 患者におけるカプセル内視鏡と他の検査法の診断能をメタ解析で比較した論文である．システマティックレビューの結果，小腸造影検査とカプセル内視鏡を比較した論文は 12 報，大腸内視鏡による回腸末端の観察については 8 報，CT エンテログラフィーについては 4 報，プッシュ式小腸内視鏡については 2 報，MR エンテログラフィーについては 4 報認めた．CD 疑い患者については，小腸造影検査，CT エンテログラフィー及び大腸内視鏡による回腸末端の観察と比較し，カプセル内視鏡の診断能が有意に高かった（改善率はそれぞれ 32％，47％，22％）．また，確定診断されている CD 患者についても，小腸造影検査，CT エンテログラフィー及びプッシュ式小腸内視鏡と比較し，カプセル内視鏡の診断能が有意に高いことが示された（改善率はそれぞれ 38％，32％，57％）．

解説　本研究のメタ解析の結果から，小腸型 CD と確定診断されている患者のみならず CD 疑いの患者においてもカプセル内視鏡検査が高い診断能を有することが示された．ただし，単一の検査で CD を診断することはできないこと，カプセル内視鏡には滞留のリスクがあること，比較対象によっては研究が少なく不正確な結果になっている可能性があることに注意する必要がある．つまり，CD が疑われる症例では，事前にパテンシーカプセルを用いた消化管通過性検査を行うべきであり，複数の検査を組み合わせて総合的に診断することが重要である．また本邦の厚生労働省研究班の診断基準のように小腸病変の形態や配列を評価することや病理組織学的検査も診断に有用であると思われる．

（梅野　淳嗣）

A. カプセル内視鏡は他検査よりある程度優れた診断能を有しており，非狭窄型の小腸型 CD が疑われる場合には積極的に行うべきである．

診断 08

Q068. CDの診断においてカプセル内視鏡検査は経口小腸造影検査より有用か？

Capsule Endoscopy Is Superior to Small-bowel Follow-through and Equivalent to Ileocolonoscopy in Suspected Crohn's Disease.
Leighton JA, Gralnek IM, Cohen SA, *et al. Clin Gastroenterol Hepatol.* 2014, 12 (4)：609-615.

▶研究デザイン：非ランダム化比較試験　　PMID：24075891

概要 小腸型CDが疑われる症例における，カプセル内視鏡検査（CE）と経口小腸造影（SBFT）の診断寄与度を前向きに比較した研究である．80例のCD疑い例に対し，CEを先行した後に，SBFT及び回腸大腸内視鏡検査（IC）を行い各病変検出能を比較した．検査の完遂できた73症例において110病変が確認され，CE＋ICで107病変（97.3％），SBFT＋ICで63病変（57.3％）が検出された．また小腸全43病変のうちCEで40病変（93.0％），SBFTで11病変（25.6％）が検出された．最終的にCDと診断された25例のうち，11例（55％）はCEのみ，5例（25％）はICのみで病変が診断されたが，SBFTのみで診断に至った症例はなかった．小腸CDに対するCEの病変検出率はICと同等で，SBFTより良好であった．

解説 CDの小腸病変検索におけるCEの有用性はECCO-ESGARガイドラインやOMED-ECCOコンセンサスでも報告されている．本邦においても難治性炎症性腸管障害に関する調査研究班による診断基準2019年改訂版において，CE所見として十二指腸・小腸で不整形〜類円形潰瘍またはアフタがKerckring襞上に輪状に多発する場合があることが付記された（関連論文）．本論文においてはSBFTよりもCEの診断能が優れるとの結果であったが，腸管狭窄によりCE施行不能症例や，腸間膜付着側の縦走潰瘍や狭窄，瘻孔の存在がCD診断の決め手となった症例など，小腸造影がCD診断に寄与した症例も少なからず経験する．CEは低侵襲かつ病変検出力も優れるため今後CD診断における役割も高まると予想されるが，小腸X線造影検査を否定できるものではなく，両者は補完的立場をとっていくであろう．　　　　　（黒石　頌子，芦塚　伸也）

関連論文：Esaki M, Matsumoto T, Ohmiya N, *et al. J Gastroenterol.* 2019, 54 (3)：249-260

> **A. 小腸型CDにおいてカプセル内視鏡は経口小腸造影よりも粘膜病変検出率において優れている．しかし，狭窄や瘻孔病変など小腸X線造影のほうがより適する症例も存在する．**

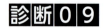

Q069. UCの内視鏡的活動性スコア：UCEISにはどのような特徴があるか？

Developing an instrument to assess the endoscopic severity of ulcerative colitis : the Ulcerative Colitis Endoscopic Index of Severity (UCEIS).

Travis SP, Schnell D, Krzeski P, *et al.*   *Gut.* 2012, 61 (4) : 535-542

研究デザイン：ケースコントロール研究　　　PMID：21997563

概要　UCの内視鏡的重症度評価においてさまざまなスコアリングが考案されてきたが，信頼性と妥当性が十分確認されていなかった．本研究はUC患者675例及び非UC患者5例のS状結腸鏡ビデオ画像群をもとに，まず16症例のBaronスコア（0〜3）について中央判定者と10名のIBD専門医の評価を比較した．結果，中央判定でスコア3とされた症例においては76%の評価者が3と評価したが，スコア0においては27%しか0と評価せず，53%は1と評価した．次に，筆者らはスコア化された10項目の内視鏡所見を定義し，25症例を用いて30名の評価者における評価者内及び評価者間のばらつきを検証した．最終的に，「血管像」「出血」「びらん・潰瘍」の3項目を総計3〜11点で評価するスコアを用いることで内視鏡的重症度評価全体における90%が説明されると結論付けられた．

解説　UCの重症度評価や治療効果判定においては，大腸内視鏡所見が重要な役割を担い，近年ではBaron score，Mayo endoscopic score（MES）などの内視鏡スコアが頻用されている．これらのスコアは簡便性は高いものの評価者間のばらつきが大きかったり，validationの検証が十分にはなされていないことが問題であった．UCEISは内視鏡所見が細かく定義され，合算スコアにも幅があることから，治療前後の内視鏡所見の変化がスコアに反映されやすく，治験や臨床研究にも適したスコアリングといえる．一方，S状結腸鏡によるビデオ画像を用いて作成された方法であること，最重症部の評価のため病変範囲の程度が加味されないこと，粘膜治癒の定義がなされていないことに注意が必要である．

(黒石　頌子，芦塚　伸也)

A. UCEISは評価者内または評価者間の判定のばらつきを解消する目的で作成された指標である．ただし，原法はS状結腸鏡のビデオ動画を用いた最重症部の評価であることに注意．

診断 10

Q070. UCにおいて，組織学的炎症の治療反応性を簡便に評価できるスコアとは？

Development and validation of the Nancy histological index for UC.
Marchal-Bressenot A, Salleron J, Boulagnon-Rombi C, et al. *Gut.* 2017, 66 (1): 43-49

研究デザイン：横断研究　　　PMID：26464414

概要 UCの組織学的な炎症を評価するための新たなスコアであるNancy indexを作成し，その再現性を検証した論文である．まず200枚の病理標本を用いて，①慢性炎症細胞浸潤②急性炎症細胞浸潤③上皮内への好中球浸潤④粘膜固有層への好中球浸潤⑤潰瘍⑥ムチンの減少⑦Basal plasmacytosis⑧腺管の構造異常の8個の項目におけるそれぞれの炎症の強さとGlobal Visual Evaluation（GVE）との相関を評価したところ，慢性炎症細胞浸潤，急性炎症細胞浸潤，潰瘍の3項目が有用と考えられ，これら3項目のみを用いてNancy indexを作成した．次にこのスコアの再現性をintraclass correlation coefficient（ICC）を用いて評価したところ，同一病理医内でICC 0.88（95％CI 0.82-0.92），3名の病理医間でICC 0.86（95％CI 0.81-0.99）と非常に良好な一致率がみられた．さらに治療前後の病理標本をGeboes score, GVE, Nancy index, のそれぞれを用いてスコア化したところ，治療前後のNancy indexの変化量は，Geboes score及びGVEの変化量と強い相関があることが確認された．

解説 UCの組織学的炎症を評価するスコアは，**Q061**で取り上げたGeboes Scoreなど多数存在するが，Nancy indexの特徴は簡便かつ実用的なことである．スコア化の手順としては，まず潰瘍が存在すればGrade 4，潰瘍が存在せずに急性炎症細胞浸潤が中等度から高度であればGrade 3，軽度であればGrade 2，潰瘍も急性炎症細胞浸潤も存在せずに慢性炎症細胞浸潤が中等度から高度であればGrade 1，全く存在しないもしくは軽度であればGrade 0となる．スコア化の簡便さから，従来用いられていたスコアよりも高い再現性が示されている．またNancy indexのもう一つの特徴は，治療反応性の評価における再現性も検証されていることである．今後行われる臨床試験において広く用いられる可能性がある．

（平野　敦士）

A. Nancy indexを用いると，簡便に組織学的炎症のスコア化が可能で，治療反応性の評価にも有用である．

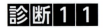

Q071. Lémann 指数とは？

Development of the Lémann index to assess digestive tract damage in patients with Crohn's disease.

Pariente B, Mary JY, Danese S, *et al.* *Gastroenterology.* 2015, 148（1）: 52-63

研究デザイン：横断研究　　　　　　　　　　　PMID：25241327

概要　CD における腸管の器質的な累積ダメージの評価法として Lémann 指数を提案し，多施設の国際共同研究においてその妥当性が示された論文．全消化管を上部消化管，小腸，大腸，肛門の 4 臓器に分け，手術の有無，狭窄及び炎症の浸潤度の 3 項目について評価した．器質的なダメージの評価として診察所見，MRI，CT，上部消化管内視鏡検査や大腸内視鏡検査が用いられた．消化管専門医と放射線科専門医による腸管ダメージ評価に適合するように，重回帰分析を用いて各臓器の推測ダメージ指数と全消化管のダメージ指数を合算した Lémann 指数を作成した．138 例の CD 患者のデータが解析され，相関係数は上部消化管 0.85，小腸 0.98，大腸 0.90，肛門 0.82，全消化管 0.84 であり，適合性は良好と考えられた．また罹病期間が長い患者ほど Lémann 指数は高値となっていた（p＜0.001）．

解説　生物学的製剤が使用可能になり，CD 診療における短期的目標は臨床的寛解から粘膜治癒に変化した．こうした治療目標の変化は，腸管狭窄，瘻孔や膿瘍の形成などを予防し，手術を回避するという長期的な治療目標の達成に繋がると考えられている．本論文では，腸管の累積ダメージを表す客観的な指標として Lémann 指数が新規に提案された点で重要である．本論文では各臓器を評価する方法として内視鏡検査のほか，MRI や CT 検査が使用されている．なかでも全腸管の評価に用いることが可能で被曝を伴わず，客観的な評価が可能な MRI は有用である．検査件数のキャパシティや読影医の不足などの問題はあるが，今後本邦でも広く使用されるべきと思われる．　　　　（梅野　淳嗣）

A. CD における腸管の器質的な累積ダメージを表す指標．

Q072. 小腸型 CD の診断に有用な検査及びその位置付けは？

Diagnosis of small bowel Crohn's disease：a prospective comparison of capsule endoscopy with magnetic resonance imaging and fluoroscopic enteroclysis.

Albert JG, Martiny F, Krummenerl A, *et al.*　*Gut.* 2005, 54（12）：1721-1727

研究デザイン：横断研究　　　　　　　　　　　PMID：16020490

概要　CD 疑診ないし確診例のうち，小腸病変の存在が疑われた症例を対象にカプセル内視鏡（CE），MRI または X 線造影検査を行い，小腸病変の検出率を比較した研究である．CD 確診 27 例における小腸病変検出は X 線造影検査に比べて MRI が良好であった（59.2% vs. 81.5%）．一方，狭窄を有しない 14 例における CE の小腸病変検出率は 92.9% であった．次に，CD 疑診 25 例中確診が得られた 14 例における X 線造影検査，MRI，CE の小腸病変検出率はそれぞれ 28.6%，77%，92% であったが，CE では限局的な粘膜病変が検出可能であったのに対し，MRI では炎症性腫瘤や腸瘻が検出できた．以上から，CD 小腸病変の評価において MRI と CE は相補的な役割を担うものと考えられた．

解説　CD では約 7 割の症例が小腸病変を有するとされ，小腸病変の評価は病態を把握する上で重要である．本論文では，CD の小腸病変評価における CE と MRI の有用性が強調されている．CE は小腸微細病変の描出に優れるだけでなく，非侵襲下に高率に全小腸観察が可能であることから，CD における有用性は高いと考えられ，本邦における研究も報告されている．しかし，腸管狭窄を有する症例では原則禁忌であり，CD ではパテンシーカプセルによる腸管開通性の事前評価が必要となる症例が少なくない．一方，MRI は微細な粘膜病変の描出は CE に劣るが，狭窄や瘻孔あるいは腸管外の情報も収集可能である．加えて，X 線被曝の問題がないことから欧米を中心にその有用性は高く評価されている．CD における CE，MRI の位置付けは現状においても大きな変化はないが，バルーン内視鏡も含めた今後のさらなる解析が必要である．　　　　（芥川　剛至）

A. CD の小腸病変評価において，MRI と CE は相補的な役割を担う検査法である．

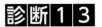

Q073. UCにおいて，粘膜治癒の評価に有用な便検査法は？

Evaluation of Mucosal Healing in Ulcerative Colitis by Fecal Calprotectin Vs. Fecal Immunochemical Test.

Takashima S, Kato J, Hiraoka S, et al. *Am J Gastroenterol.* 2015, 110（6）：873-880

研究デザイン：前向きコホート研究　　　　PMID：25823769

概要　UCにおける粘膜治癒と便中カルプロテクチン検査（Fcal）及び免疫学的便潜血定量法（FIT）との相関を解析した論文である．92例のUC患者を対象に，内視鏡検査当日〜数日前に採取した便検体を用いてFcalとFITを測定し，Mayo endoscopic subscore（MES）に基づいた内視鏡的活動度との関連を検討した．その結果，FcalとFITはともにMESとの有意な相関が見られ，ROC解析に基づいたMES0予測能は同等と考えられた．ただし，それぞれのカットオフ値を250μg，100μgと設定した場合，MES0の症例はFITで有意に多く抽出され，検出感度が高かった（95% vs. 86%）．

解説　UCにおける粘膜治癒評価のゴールドスタンダードは内視鏡検査であるが，高い検査費用や侵襲性といった不利益を併せ持っている．よって，粘膜活動度を予測可能な代替マーカーに対するニーズは高く，簡便な便検査で粘膜活動度のモニタリングが可能であればその有用性は極めて高い．カルプロテクチンは，顆粒球，単球・マクロファージや上皮細胞から産生されるカルシウム結合タンパクである．炎症の存在下では，マクロファージから放出されたカルプロテクチンが好中球遊走やサイトカイン分泌を促し，好中球や上皮細胞から管腔内へのカルプロテクチン放出を誘導する．本邦では2017年より便中カルプロテクチン検査が保険収載され，UCの活動性把握を目的として3カ月に1回の測定が可能である．一方，免疫学的便潜血検査は大腸癌検診に広く利用されているが，UCの粘膜活動度モニタリングとして定量法の有用性を見い出した本研究は重要な知見を提供している．UC診療における両検査法のバイオマーカーとしての位置付けを明確にするために，今後のさらなるデータ蓄積が望まれる．

（芥川　剛至）

A. FcalならびにFITはUCの粘膜活動度のモニタリングに有用な検査法である．

診断14

Q074. CDの内視鏡的活動性に相関している非侵襲性マーカーは？

Fecal calprotectin correlates more closely with the Simple Endoscopic Score for Crohn's disease (SES-CD) than CRP, blood leukocytes, and the CDAI.

Schoepfer AM, Beglinger C, Straumann A, et al. *Am J Gastroenterol*. 2010, 105(1): 162-169

研究デザイン：横断研究　　　　　　　　　　　PMID：19755969

概要　CDの内視鏡的活動性の評価として主に用いられているSimple Endoscopic Score for Crohn's disease（SES-CD）と非侵襲的マーカーの相関を評価した論文である．スイスの2施設において，下部消化管内視鏡検査を受けたCD患者122例（140件の内視鏡検査）が前向きに登録され，SES-CDと便中カルプロテクチン・CRP・白血球数・CDAIとの相関関係が解析された．結果は，便中カルプロテクチンが，SES-CDと最も相関していることが示され（スピアマン順位相関係数 r＝0.75），かつ便中カルプロテクチンのみが，粘膜治癒と軽症，軽症と中等症，中等症と重症をそれぞれ区別することができた．内視鏡的活動性を検出するための便中カルプロテクチン正診率は87％と，CRP（66％），白血球数（54％）及びCDAI（40％）と比較し最も高かった．これらの結果より，便中カルプロテクチンは，CDにおいて内視鏡的活動性のモニタリングに有用であると結論付けられた．

解説　本邦において便中カルプロテクチンの測定は，「UCの病態把握を目的とした測定」と「慢性的なIBD（UCやCD等）の診断補助」として保険適応となっている．本論文以前にも，便中カルプロテクチンが小児あるいは成人のCDにおける内視鏡的疾患活動性と相関することは報告されていたが，SES-CDと便中カルプロテクチンとの相関性についてはこれまでほとんど研究がなされていなかった．本論文では，便中カルプロテクチンは他のマーカーと比較してCDの内視鏡的重症度を良好に判定できるマーカーであり，カルプロテクチンを測定することで，侵襲的な内視鏡検査による患者負担を減らすことができる可能性が示された．ただし，CD患者における便中カルプロテクチンの感度・特異性は疾患部位によって多様であることも報告されており（関連論文），今後の更なる研究が望まれる．

（上村　修司，小牧　祐雅）

関連論文：Simon EG, Wardle R, Thi AA, et al. *Intest Res*. 2019, 17(2): 160-170

A. CDにおいて，内視鏡的活動性と最も相関している非侵襲性マーカーは便中カルプロテクチンである．

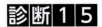

Q075. UCでの組織学的重症度の予測に自動診断システムは有用か？

Fully automated diagnostic system with artificial intelligence using endocytoscopy to identify the presence of histologic inflammation associated with ulcerative colitis (with video).

Maeda Y, Kudo SE, Mori Y, et al. *Gastrointest Endosc.* 2019, 89 (2)：408-415

研究デザイン：後ろ向き観察研究　　　　　　　　　PMID：30268542

概要　UCにおける組織学的炎症を予測するため，超拡大内視鏡（endocytoscopy：EC）を用いたコンピューター支援診断（computer-aided diagnosis：CAD）システムの精度と性能を評価することを目的とした報告である．2016年10月から2018年4月に内視鏡検査で生検組織を得られたUC患者187名のうち，87名から得られた12,900枚のEC画像がCADの機械学習に用いられた．残り100名の盲腸，上行結腸，横行結腸，下行結腸，S状結腸，直腸から得られたEC画像と組織活動性はタグ付けされ，EC画像から組織学的炎症を予測するCADの診断能の検証に用いられた．CADは感度74％，特異度97％，正診率91％と高い診断能を有し，MES 0-1の病変部に限っても感度65％，特異度98％，正診率91％と同様であった．また，診断再現性は完全一致していた（$\kappa=1$）．これらの結果から，CADシステムはUCに関連した組織学的炎症を自動的に同定することを可能にしたと結論付けられた．

解説　UCにおいて粘膜治癒の達成により腸管切除術や入院のリスクが低くなることが知られており，内視鏡的粘膜治癒はUCの重要な治療目標とされている．ECは，生体内で，細胞レベルでのリアルタイム観察を可能とし，腫瘍・非腫瘍の鑑別に有用なだけではなく，UCにおける組織学的重症度の診断への応用も期待されている（関連論文）．しかしECを用いた観察や診断は，内視鏡のエキスパートによる卓越した技術によるところも大きい．一方，最近の人工知能の進歩により，消化管内視鏡検査の質を改善するための新規アプローチとしてCADシステムへの関心が高まっている．本論文は，UC患者における組織学的炎症を，ECを用いたCAD技術により簡潔にできる可能性を示した重要な報告である．

（上村　修司，小牧　祐雅）

関連論文：Bessho R, Kanai T, Hosoe N, et al. *J Gastroenterol.* 2011, 46 (10)：1197-1202

A. UCでの組織学的重症度の予測に，超拡大内視鏡を用いたコンピューター支援診断システムは有用である．

診断16

Q076. UCの治療目標は組織学的粘膜治癒まで目指すべきか？

Histology grade is independently associated with relapse risk in patients with ulcerative colitis in clinical remission : a prospective study.

Zenlea T, Yee EU, Rosenberg L, *et al*.　*Am J Gastroenterol.* 2016, 111（5）: 685-690.

▶研究デザイン：前向き観察研究　　　　　　　PMID：26977756

概要　UCにおいて組織学的寛解が内視鏡的寛解より，臨床症状の再燃と強い相関があることを示した論文である．臨床的寛解期にあるUC患者179名を前向きに12カ月間観察した．ベースラインのMayo内視鏡スコア，Geboes組織学的グレード及び血液マーカーなどのデータが集積された．臨床スコアの悪化，治療強化や手術を施行された際に臨床的再燃と定義された．臨床的再燃は23%に認め，5%が入院し，さらに2%が結腸切除術を受けた．単変量解析において，Mayo内視鏡検査スコア及びGeboes組織学的グレードは，臨床的再燃と有意に関連していたが（p＜0.001），多変量解析ではGeboes組織学的グレードのみ有意差を認めた（p＝0.006）．ベースラインのGeboes組織学的グレードが3.1以上の被験者における臨床的再燃の相対リスクは3.5だった（95%CI：1.9-6.4, p＜0.0001）．さらに，ベースライン時に臨床的，内視鏡的及び組織学的に寛解状態だったUC患者82名の12カ月後の臨床的再燃率は7%と低率だった．臨床的に寛解しているUC患者において組織学的活動性は再燃の独立した予測因子であった．UCの治療目標として，組織学的寛解まで達成することが重要であると結論付けている．

解説　IBDに対する治療目標は，粘膜治癒を目指した治療が強く推奨されているにも関わらず，粘膜治癒の定義自体が曖昧なままであった．"組織学的粘膜治癒"を粘膜治癒とするべきか，一定の見解が示されていなかったが，本論文において，"内視鏡的粘膜治癒"のみならず"組織学的粘膜治癒"を達成していれば，臨床的再燃のリスクが低いという結果が示された．ただ，本論文ではすべてのケースで内視鏡を用いた直接的な粘膜の観察が行われたわけではなく，臨床的再燃がなかったケースでも，12カ月後に"組織学的粘膜治癒"が持続していたか不明である．また，組織学的粘膜治癒がUCにおいて費用対効果の高い治療目標であるかどうかの医療費的な検証も必要と考えられ，さらなるエビデンスの蓄積が望まれる．

（上村　修司）

A. UCにおいて組織学的粘膜治癒まで達成することで臨床的再燃のリスクは低くなる．

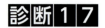

Q077. UCにおいて内視鏡的疾患活動性と相関するバイオマーカーは？

Leucine-rich Alpha-2 Glycoprotein is a Serum Biomarker of Mucosal Healing in Ulcerative Colitis.

Shinzaki S, Matsuoka K, Iijima H, *et al.*　*J Crohns Colitis.* 2017, 11（1）: 84-91

▶研究デザイン：横断研究　　　　　　　　　　　　PMID：27466171

概要　UC患者129名を対象に，血清Leucine-rich alpha-2 glycoprotein（LRG）を測定し，UCの臨床的及び内視鏡的活動性と血清LRG値との関連について検討した論文．血清LRG値は健康成人と比較しUC患者で有意に上昇し，UC患者の臨床的及び内視鏡的活動性と相関していた．血清C反応性タンパク（CRP）値が正常であっても臨床的寛解あるいは粘膜治癒が得られていない患者では血清LRG値は上昇していた．さらに，LRG値は，粘膜治癒を含めた完全寛解の患者において有意に低かった．同一患者の検討でも，粘膜治癒が得られていた時期と比較して内視鏡的に活動性がある時期にはLRGは有意に高い値を示した．以上より，血清LRGは，UC患者の疾患活動性と非常に強く相関する新規バイオマーカーであると結論付けられた．

解説　LRGは，Nakaらが関節リウマチ患者の生物学的製剤投与前後の血清タンパク質をプロテオミクス手法により解析し，同定した新規炎症マーカータンパク質である．これまでに関節リウマチ，UC，CD，乾癬等において，疾患活動性マーカーとしての有用性が報告されている．炎症マーカーとしてよく使用されているCRPはIL-6依存的に肝臓で産生されるが，LRGはIL-6，TNF-α，IL-22といった炎症性サイトカインによって発現が誘導されるため，より広範囲な疾患で炎症マーカーとして使える可能性を有している．実際，本研究においてCRPが上昇していない活動期のUC患者において，LRGは疾患活動性と相関して上昇することが示されている．さらに組織学的スコアであるGeboes scoreとも有意な相関を示している．血清LRGは，内視鏡検査による疾患活動性と非常に強く相関し，従来の血液検査では活動性評価が難しかった症例においても有用性が期待されるバイオマーカーである．

（坂田　資尚）

A. 血清LRG値はUCの内視鏡的疾患活動性と強く相関する．

Q078. 便中カルプロテクチンは UC の粘膜治癒評価に有用か？

Level of Fecal Calprotectin Correlates With Endoscopic and Histologic Inflammation and Identifies Patients With Mucosal Healing in Ulcerative Colitis.

Theede K, Holck S, Ibsen P, et al. *Clin Gastroenterol Hepatol*. 2015, 13（11）：1929-1936

研究デザイン：横断研究　　　　　　　　　　　PMID：26051392

概要　UC 患者 120 名を対象に，便中カルプロテクチン（fecal calprotectin：FC）を測定し，UC の内視鏡的及び組織学的活動性と FC との関連について検討した論文．FC 値は臨床的活動性の指標である部分 Mayo スコアの増加に伴い上昇していた．内視鏡的活動性は Mayo 内視鏡スコア（MES）と UCEIS（Ulcerative Colitis Endoscopic Index of Severity）で評価され，FC 値はいずれの内視鏡的指標とも相関していた（$p<0.0001$）．さらに，FC 値は好中球浸潤に着目した組織学的活動性との相関も認められた．ROC 解析では，内視鏡的粘膜治癒に対する FC のカットオフ値は 192 mg/kg で，MES（＝0）の陽性的中率は 0.71，陰性的中率は 0.90 で，UCEIS（＝0）の陽性的中率は 0.65，陰性的中率は 0.93 であった．組織学的粘膜治癒に対するカットオフ値は 171 mg/kg で，陽性的中率は 0.75，陰性的中率は 0.90 であった．以上より，FC 値は，UC 患者の疾患活動性と相関し，内視鏡的及び組織学的粘膜治癒の検出に有用であると結論付けられた．

解説　粘膜治癒の達成により再燃率，入院率，発癌率が抑制されるとの報告から，粘膜治癒は UC の治療目標とされる．粘膜治癒の評価には内視鏡検査が必要であるが，患者に負担を強いるため代替となる非侵襲的なバイオマーカーの検索が行われてきた．カルプロテクチンは好中球の細胞質に多く含まれるカルシウム結合タンパク質で，FC の増加は消化管粘膜への好中球浸潤，すなわち腸管の活動性炎症を反映する．欧米では以前より使用されており，IBD の疾患活動性との関連や過敏性腸症候群との鑑別に関する報告がなされている．UC における粘膜治癒の検出に関しては，有用性が示されているがカットオフ値が 160〜250 mg/kg と報告によりばらつきがある．また，憩室炎などの UC 以外の IBD や大腸癌，大腸ポリープが存在する場合，NSAIDs 内服中には測定値が高く出る可能性が指摘されており注意が必要である．　　　　　　　　　（坂田　資尚）

A. 便中カルプロテクチンは UC の粘膜治癒の検出に有用である．

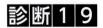

Q079. 便中カルプロテクチンはCDの小腸病変の活動性を反映するか？

Level of fecal calprotectin correlates with severity of small bowel Crohn's disease, measured by balloon-assisted enteroscopy and computed tomography enterography.

Arai T, Takeuchi K, Miyamura M, et al.　*Clin Gastroenterol Hepatol.* 2017, 15（1）：56-62

▶研究デザイン：横断研究　　　　　　　　　　　　　PMID：27565523

概要　2012年5月から2015年7月に経肛門バルーン内視鏡（BAE），CT enterography（CTE）及び便中カルプロテクチン（FC）値の測定を実施したCD患者89名を対象に，各検査法の相関を検討した論文．経肛門BAEによる病勢評価をmodified simple endoscopic score for CD（mSES-CD），CTEは腸管壁肥厚と造影効果，腸管壁の層状化，腸間膜直細動脈の拡張（comb sign）に基づきCTE-scoreを算出している．結果，mSES-CDとCTE-scoreとの間に正の相関を認め（r＝0.8177，p＜0.0001），部位ごとの評価でも同様の結果であった（r＝0.7676，p＜0.0001）．mSES-CDとFC値の間にも有意な相関を認め（r＝0.6362，p＜0.0001），小腸型CDに限った場合でも両者の有意な相関がみられた（r＝0.6723，p＝0.0022）．ROC解析において，FC値＝215 μg/gを粘膜治癒（mSES-CD＝0）のカットオフ値とすると感度：82.8％，特異度：71.4％，陽性的中率74.3％，陰性的中率：80.6％，ROC曲線下面積（AUC）は0.8091であった．また，対象症例中17例では狭窄のため小腸深部へのBAE挿入ができなかったが，5例ではCTEで狭窄口側の活動性病変が確認され，3例はFC値＞215 μg/gであった．

解説　近年，BAEやカプセル内視鏡が開発され，深部小腸を内視鏡下に観察することが可能となったが，CDでは癒着や狭窄などの要因により観察は必ずしも容易ではない．本研究では小腸病変の評価においてCTEが内視鏡検査の代用となることを示すと同時に，FCが小腸病変の活動性や粘膜治癒を高い精度で反映することを示した点で重要である．保険診療上，FC測定はCDの活動性評価には使用できないが，狭窄などによる内視鏡挿入困難例に対してはCTEやMR enterographyなどのcross-sectional imagingとともに活動性モニタリングへの応用が今後期待される．　　　　　　（藤岡　審）

A. FCはCTEとともに小腸病変を有するCDのモニタリングに有用である．

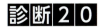

Q080. MREの信頼性は担保されているのか？

Magnetic resonance enterography is feasible and reliable in multi-center clinical trials in patients with Crohn's disease, and may help select subjects with active inflammation.

Coimbra AJ, Rimola J, O'Byrne S, et al. *Aliment Pharmacol Ther.* 2016, 43 (1), 61-72

▶研究デザイン：横断研究　　　　　　　　　　PMID：26548868

概要 米国，欧州の6施設において，20名のCD患者に下部消化管内視鏡検査と2回のMR enterography（MRE）を行い，MREスコア（Magnetic Resonance Index of Activity：MaRIA）と内視鏡スコア（Crohn's Disease Endoscopic Index of Severity：CDEIS，Simplified Endoscopic Score：SED-CD）及び臨床スコア（Crohn's disease activity index：CDAI）との相関を検討した論文．MREは2名の読影者による判定を行い，再検査信頼性及び検者間信頼性を検定した．結果，消化管各部位のMaRIAの総和とCDEIS，SES-CDとの相関係数はそれぞれ0.63，0.71と良好であったが，CDAIとは明らかな相関が見られなかった．終末回腸及び近位回腸のMaRIAに関する再検査信頼性は両読影者ともに相関係数＞0.90と極めて良好であった．検者間信頼性は終末回腸において相関係数は0.97と極めて良好であり，近位回腸でも相関係数は0.59〜0.72と良好であった．また，本試験中に2名に骨盤内膿瘍が，1名に腹腔内腫瘤がMREによって指摘された．

解説 適切な臨床試験を行うにあたり，対象症例の選定と客観的な病状評価に適した診断ツールや指標を選択することが重要である．CDの臨床試験ではCDAIなど臨床症状に基づくスコアが頻用されているが，主観的な項目が含まれるため腸管の炎症が正確に反映されない可能性がある．一方，CDEISやSES-CDなどの内視鏡スコアは粘膜面の炎症を客観的に評価する指標となるが，下部消化管内視鏡検査では観察可能な小腸が終末回腸に限定されることに加えて，瘻孔や膿瘍などの腸管外病変の検出が困難である．本論文はMRE所見より算出されたMaRIAが，内視鏡スコアと高い相関を有することを示すとともに，再検査信頼性や検者間信頼性を検証した初めての多施設研究である．対象症例が20例に留まるため，より多数例での追試が必要と考えられる．しかし，MREが臨床研究にも利用できる信頼性の高い診断ツールであることを示した点で重要である．

（藤岡　審）

A. MREはCDの臨床試験にも適用可能な信頼性の高い診断ツールである．

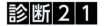

Q081. MR enterocolonography で小腸狭窄を検索する意義は？

Magnetic resonance evaluation for small bowel strictures in Crohn's disease：comparison with balloon enteroscopy.

Takenaka K, Ohtsuka K, Kitazume Y, et al.　　J Gastroenterol. 2017, 52（8）：879-888

研究デザイン：前向きコホート研究　　　　　　　PMID：27848026

概要　200例の小腸病変を有するCDを対象にMR enterocolonography（MREC）とバルーン小腸内視鏡（BAE）を行い，MRECによる小腸狭窄の検出力及び将来的な手術リスクを前向きに検討した論文である．BAEを基準とした際のMRECによる小腸狭窄の感度，特異度はそれぞれ60.6％，93.4％であった．中央値21カ月の経過観察中において，小腸狭窄による累積手術率はMREC，BAE両者で狭窄を指摘された症例では31.6％であり，多変量解析において1年以内の手術の有意なリスク因子であった（調整HR 10.99；95％CI 3.13-38.56）．一方で，BAEのみで狭窄を指摘された症例の累積手術率は10.8％であり，BAEで狭窄を認めなかった症例の累積手術率（0％）と比較して高率であった．

解説　小腸狭窄はCDの主要な合併症であり，適切に診断するモダリティが求められている．従来小腸狭窄の評価は造影検査により行われてきたが，X線被曝を伴うことや習熟に時間と経験を要するため，近年はMRIを用いたcross-sectional imagingが普及しつつある．MRECによる小腸狭窄の検出力に関しては，感度がやや低いことが著者らの先行論文でも報告されている（関連論文）．一方で，本論文ではMRECで検出可能な小腸狭窄が将来的な手術の独立した危険因子であることが示されている．すなわち，臨床上重要な小腸狭窄の拾い上げにおけるMRECの有用性を明らかにした点において本論文は重要である．ただし，MRECで狭窄を認めず，BAEでのみ狭窄を認める症例では，非狭窄例と比較して1年後の手術率が高率であることも同時に示されている．初回のMRECで狭窄を認めなくても繰り返し評価を行うことが望ましく，この点においても被曝を伴わないモダリティの特性を活かすことができると思われる．　　　　（藤岡　審）

関連論文：Takenaka K, Ohtsuka K, Kitazume Y, et al. Gastroenterology. 2014, 147（2）：334-342

> **A.** MRIは治療上重要な小腸狭窄を検出することができる診断ツールである．

Q082. CDの病勢評価におけるMREの実力は？

Magnetic resonance for assessment of disease activity and severity in ileocolonic Crohn's disease.
Rimola J, Rodriguez S, García-Bosch O, *et al*. *GUT*. 2009, 58（8）：1113-1120

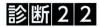

▶研究デザイン：横断研究　　　　　　　　　　　　　　　PMID：19136510

概要 50名のCD患者を対象として下部消化管内視鏡検査とMR enterography（MRE）の両検査を続けて実施し，内視鏡像とMRE所見の対比を行った論文である．MREにより算出された壁肥厚と浮腫，潰瘍，造影効果はCDの内視鏡スコアであるCrohn's Disease Endoscopic Index of Severity（CDEIS）の独立した予測因子であり，これら4項目に基づいたMREスコアとしてMagnetic Resonance Index of Activity（MRIA）を提唱した．MRIA＝7.3，9.6を内視鏡所見に基づく活動性病変及び潰瘍のカットオフ値とした際の感度/特異度はそれぞれ81%/89%，95%/91%であり，ROC曲線下面積（AUC）はそれぞれ0.891，0.978であった．

解説 CDの疾患活動性の評価において，下部消化管内視鏡検査は粘膜面の詳細な観察を行うことができる極めて有用な検査であることはいうまでもない．一方で，挿入困難例の存在や穿孔などの偶発症のリスク，深部小腸の評価ができないことから代用となる検査が模索されてきた．近年，CTやMRIを用いたcross-sectional imagingが普及しつつあり，特に，放射線被曝のないMRIがより好まれている．MRIによる腸管壁の十分な評価には前処置により腸管を十分に伸展させる必要がある．本論文では腸管洗浄液の服用と生理食塩水の注腸が併用されているが，近年は前処置法の改良により注腸を行わない施設も多い．これらの方法は一般的にはMREと記載されることが多いが，大腸の評価も行うためMR enterocolonography（MREC）と記載している論文もある．本論文ではMRIAを算出することによりMREによる活動性病変の検出力を客観性の高いデータとして示している．なお，本論文で提唱されたMRIAは，筆者らの後発論文ではMaRIAと記載されており，粘膜治癒に対する良好な予測因子となることなども報告している（関連論文）．

（藤岡　審）

関連論文：Ordás I, Rimola J, Rodríguez S, *et al*. *Gastroenterology*. 2014, 146（2）：374-382

A. MREは下部消化管CDの活動性や重症度を高い精度で評価し得る．

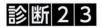

Q083. 便中カルプロテクチンはCDの術後モニタリングに有用か？

Measurement of Fecal Calprotectin Improves Monitoring and Detection of Recurrence of Crohn's Disease After Surgery.

Wright EK, Kamm MA, De Cruz P, *et al.* *Gastroenterology.* 2015, 148 (5): 938-947

▶ 研究デザイン：無作為比較対照所見のpost hoc解析　　PMID：25620670

概要　CD術後再発における内視鏡評価と早期治療強化の有用性を検討したPOCER試験のpost hoc解析である．術後CD患者135例を対象に，術後の内視鏡的再燃の有無と便中カルプロテクチン（FC）値との相関を検討した．術後6カ月，18カ月のいずれにおいても，内視鏡的寛解例（Rutgeerts score i0-i1）では再燃例（Rutgeerts score i2-i4）に比べて便中FC値は有意に低かった．また，便中FC値のカットオフを$100\,\mu g/g$とした場合，47％の症例で術後再発確認のための内視鏡検査は省略可能と考えられた．便中FC値はSES-CDやCDEISといった他の内視鏡スコアとの相関もみられたが，血中CRP値やCDAIとの相関は認めなかった．以上より，便中FC値測定はCD術後再発ならびに治療効果判定に有用であることが示唆された．

解説　CD患者の大半は経過中に何らかの腸管切除術を余儀なくされる．加えて，これらの患者における再手術率も高率であることが臨床上の問題点の一つである．再手術のリスクを軽減させるためには速やかに再燃を検知し，適切な治療強化を行うことが重要である．そのためには，腸管の炎症度を正確に反映する簡便かつ鋭敏なバイオマーカーが必要であり，その一つとして便中FC測定が注目されている．術後再発評価における便中FC値の有用性についてはこれまでは相反する結果が報告されていたが，多数例を用いた本研究によりその有用性が明確となった．本邦では，便中FC測定はCDの活動性評価のための定期検査としては保険認可されていない．今後の動向が注目される．

（芥川　剛至）

A. CD術後のモニタリングに便中FC測定は有用である．

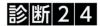

Q084. 非侵襲的マーカーは腸管炎症を反映するのか？

Noninvasive markers in the assessment of intestinal inflammation in inflammatory bowel diseases : performance of fecal lactoferrin, calprotectin, and PMN-elastase, CRP, and clinical indices.

Langhorst J, Elsenbruch S, Koelzer J, et al. *Am J Gastroenterol*. 2008, 103 (1) : 162-169

▶研究デザイン：横断研究　　　　　　　　　PMID : 17916108

概要 IBD患者において、既存の非侵襲的マーカーが腸における炎症を反映するのかを検討した論文．大腸内視鏡を行った139例（IBS 54例，UC 42例，CD 43例）について各便中マーカー及びCRP，クリニカルインデックス（UCではCAI，CDではCDAIを用いた）を測定し検討を行い，1）各便中マーカーがIBSや非活動期IBDと比較し活動期IBDで高いこと，2）いずれのマーカーもCRPより鋭敏に内視鏡的な炎症を反映するが，有意差はないこと，3）UCにおいてマーカー等を組み合わせた総合的指標を用いることで，内視鏡的な炎症を反映した診断率を95.3％まで上昇させ得ることを示した．

解説 IBDにおいて便中lactoferrin, calprotectin, PMN-elastaseは腸管炎症を反映するとされているが，その感度や特異度，クリニカルインデックス（腸管活動性指数）や内視鏡的炎症の程度との関連については不明であった．本論文では，各便中マーカーがそれぞれ内視鏡的炎症スコアと相関していることを明らかとし，CRPよりも鋭敏に腸管炎症を反映することを示した．また，診断に適したカットオフ値を設定することで，感度や特異度を向上させ得ること，便中マーカーやCRP，クリニカルインデックスを組み合わせた統合的評価が診断率を向上させ得ることを示し，診断率向上のための新しい指標を提案した．

（鶴岡　ななえ）

A. 非侵襲的マーカー（便中 lactoferrin, calprotectin, PMN-elastase）は内視鏡的炎症スコアと相関し，腸管炎症を反映し得る．また，非侵襲的マーカー等を組み合わせることで診断率を向上させ得る．

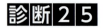

Q085. ACPはCDの診断に有用か？

Possible diagnostic role of antibodies to Crohn's disease peptide (ACP): results of a multicenter study in a Japanese cohort.
Mitsuyama K, Niwa M, Masuda J, et al.　*J Gastroenterol*. 2014, 49 (4): 683-691

▶研究デザイン：コホート研究　　　　　　　　　　　PMID：24297319

概要　新たな血清マーカーであるACPが日本人においてCDの診断に有用であるか検証した研究．ACPはCD患者で上昇したが，UC患者やその他のIBD，炎症性疾患，健常人においては上昇しなかった．CDでは同様に抗Saccharomyces cerevisiae抗体（ASCA）も有意に上昇したが，ACPとの間に相関はなかった（r＝0.048, p＝0.2842）．また，CD患者ではASCA（感度47.4％，特異度90.4％，陽性適中率66.0％）よりACPは高い感度及び特異度・陽性適中率（63.3，91.0，73.8％）を有することを示した．

解説　さまざまな血清学的マーカーがCDの診断に有用とされているが，欧米人と比較しアジア人では陽性率が低く，その有用性は限られている（関連論文1）．2011年Mitsuyamaらによって報告された新しいペプチド（TCP-353：ACP）は，日本人のCD血清に高率に認め，診断及び臨床的意義の検討が待たれていた（関連論文2）．本検討ではその診断・臨床的意義が検討され，ACPのカットオフ値を68.8 U/mLと設定した場合，日本人CD患者の診断において有用であることを示した．しかしサンプルサイズが小さいこともあり薬物治療による影響を受けるのか，手術を要するような病態と関係するのか，日本以外のアジア人でも同様の結果が得られるのか等まだ不明な点も多く，さらに多数例，多国籍間での前向き試験が必要である．　　　　　　　　（鶴岡　ななえ）

関連論文1：Hisabe T, Matsui T, Sakurai T, *et al. J Gastroeiterol*. 2003, 38 (2): 121-126
関連論文2：Mitsuyama K, Niwa M, Masuda J, *et al. Clin Exp Immunol*. 2011, 166 (1): 72-79

A. 日本人CDにおいてはACPはASCAよりも有用である．しかし，今後のさらなる検討が必要．

診断 26

Q086. UC内視鏡的活動性指標（UCEIS）の有用性は？

Reliability and Initial Validation of the Ulcerative Colitis Endoscopic Index of Severity.
Travis SP, Schnell D, Krzeski P, *et al.*　*Gastroenterology.* 2013, 145 (5)：987-995

研究デザイン：横断研究　　　　PMID：23891974

概要　UCEISの信頼性と妥当性が検証された論文である．25名の評価者がUC患者28例のS状結腸鏡検査のビデオ映像に対しUCEIS評価及びvisual analogue scaleによった重症度を比較検討した．UCEISと総合的な重症度とはよく相関し（相関係数0.93），内的整合性も良好であった(0.86)．診断精度の信頼性は評価者内(0.96)，評価者間(0.88)ともに良好であった．項目別の検証では，評価者内の一致度は血管像とびらん・潰瘍の一致度が高く（順に $\kappa=0.87,\ 0.81$），評価者間ではいずれも中等度であった（$\kappa=0.50$）．また，評価前の臨床情報提供の有無で内視鏡スコアは変動しなかった．UCEISは評価者内及び評価者間で高い一致度を示し，臨床情報にも影響を受けない評価尺度であった．

解説　UCEISは2012年に欧米多施設共同研究により提唱されたUCの内視鏡的活動性指標である．本稿ではUCEISの信頼性と妥当性が検証され，上記のように良好な結果が示された．また各項目の点数設定が改訂され正常が0点の合計0〜8点となった．本法は科学的にvalidateされた点において他のUC内視鏡重症度評価指標より優れているが，厳密にはS状結腸鏡のビデオ動画を用いての検証結果であるため，全大腸内視鏡での評価や静止画像を用いた評価に関する妥当性には言及できない．なお，寛解の定義がなされていないことが課題であったが，2017年にUC内視鏡評価に関する国際コンセンサスが報告され，臨床試験においてUCEIS 0点が内視鏡的寛解，MES 1点またはUCEIS 2点以上の低下が内視鏡的反応と定義された（関連論文）．

（黒石　頌子，芦塚　伸也）

関連論文：Vuitton L, Peyrin-Biroulet L, Colombel JF, *et al. Aliment Pharmacol Ther.* 2017, 45(6)：801-813

> **A. USEISは前向き検討により優れた信頼性と妥当性が検証されている．ただし，本法はS状結腸鏡のビデオ映像をもとに作成された指標であることに注意．**

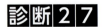

Q087. CDでみられる血清抗体マーカーは？

Selected loss of tolerance evidenced by Crohn's disease-associated immune responses to auto- and microbial antigens.

Landers CJ, Cohavy O, Misra R, *et al*.　*Gastroenterology*. 2002, 123 (3)：689-699

▶研究デザイン：横断研究　コホート研究　　　　　PMID：12198693

概要　CD患者における微生物及び自己抗原に対する血清抗体について解析した論文. 151名の患者血清を用いて, 微生物抗体として, *Escherichia coli* outer-membrane porin C（OmpC）及び *Pseudomonas fluorescens*-associated sequence I2（I2）に対する抗体, antisaccharomyces cerevisiae antibody（ASCA）の3種類, 自己抗体として perinuclear antineutrophil cytoplasmic antibodies（pANCA）について検討した. 陽性率は ASCA 56％, OmpC 55％, I2 50％, pANCA 23％ であり, 患者の85％が少なくとも1種類の抗体を有していた. 微生物抗体では, 78％が少なくとも1種類陽性で, すべて陽性は26％であり, pANCA陽性患者は微生物抗体の発現が低い傾向にあった. 治療前後で血清抗体を測定したところ, 疾患活動性が変化しても大多数で抗体の発現に変化は見られなかった. 304名を対象としたクラスター分析では, 4グループ（High ASCA, High OmpC/I2, High ANCA, Low antibody）に分類された. 以上より, CDにおける微生物抗原に対する免疫寛容の喪失は一様ではなく, CD患者間で異なると結論付けられた.

解説　抗OmpC抗体は, 大腸菌の外膜タンパクである outer-membrane porin C に対する抗体である. 陽性率はCDで37～55％, UCで2～11％, IBD以外では2～5％と報告されている. 抗I2抗体は, CD病変部粘膜の単核球から分離された *Pseudomonas fluorescens* の菌体成分I2に対する抗体であり, 陽性率はCDで30～50％, UCで10％と報告されている. 本研究で示されたように, 患者により微生物抗原に対する免疫応答はさまざまであり, 抗体発現の違いによって臨床表現型や治療効果が異なることが報告されている. 小児CDにおいて, 内瘻や狭窄をきたした症例では抗OmpC抗体及び抗I2抗体の陽性率が高く, ASCA, 抗OmpC抗体, 抗I2抗体の3抗体陽性例では, 小腸手術を要する頻度が高いとされる. 治療効果の予測では, pANCA陽性かつASCA陰性CDではインフリキシマブの効果が乏しく, 抗I2抗体や抗OmpC抗体陽性のCDでは抗生物質が有効な症例が多いことが報告されている.　　　　　（坂田　資尚）

> **A. CDにおいて, ASCA, 抗OmpC抗体, 抗I2抗体, pANCA などさまざまな血清抗体マーカーが存在する.**

Q088. 便中カルプロテクチン濃度測定の適切な便採取・保存方法は？

The Intra-Individual Variability of Faecal Calprotectin: A Prospective Study In Patients With Active Ulcerative Colitis.
Lasson A, Stotzer PO, Öhman L, *et al.*　*J Crohns Colitis.* 2015, 9 (1) : 26-32

▶研究デザイン：前向き研究　　　　　　　　　　PMID：25008478

|概要|　便中カルプロテクチン測定のための適切な便検体の採取・保存方法について検討した論文である．便検体は，活動期UC患者18名の毎回の排便ごとに2日間サンプリングされ，計287検体が採集された．これらの検体は室温で保存された後に，便中カルプロテクチン濃度が測定された．同じ便の異なる2カ所から採取されたペア検体（n＝132）のカルプロテクチン濃度の相関は0.79と強く，カルプロテクチンが便中に均一に分布していることが推測された．同日中に同一患者から採取された検体の便中カルプロテクチン濃度の変動係数は52％であった．また，便中カルプロテクチンと排便間隔には相関を認めた（r＝0.5，p＝0.013）．便中カルプロテクチン濃度は，3日間は室温保存で変化しなかったが，7日後には有意な減少を示した（平均28％）．これらの結果より，適切な便中カルプロテクチン濃度の結果を得るためには，早朝に採取された検体を3日以内に測定すべきであることが示された．

|解説|　UCの疾患活動性を評価するためのゴールドスタンダードは大腸内視鏡検査であるが，侵襲的でコストもかかることより，便中カルプロテクチンがサロゲートマーカーとして着目されている．便中カルプロテクチンは，内視鏡的活動性を直接的に反映していると考えらえているため，このマーカーを使用することで粘膜治癒や臨床的再燃の予測に有用な可能性が期待されている（関連論文）．ただ，これまでカルプロテクチンの安定性や日内変動に関する研究が少なかった．本研究は適切な便の採取の時間や保存期間を明らかにし，便中カルプロテクチンの標準化された保存法が確立するため重要な論文であると考えられる．しかしながら，本研究は少数例の活動期UC患者の検討のため，今後は多数例での検討や，CDなど他の疾患でも検証が必要であろう．

　　　　　　　　　　　　　　　　　　　　　　　　　　　（上村　修司，田中　啓仁）

関連論文：Patel A, Panchal H, Dubinsky MC. *Inflamm Bowel Dis.* 2017, 23 (9) : 1600-1604

> **A. 便中カルプロテクチン濃度の正しい結果を得るためには，便検体を早朝に採取し，3日以内に測定すべきである．**

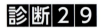

Q089. ASCA/pANCA で Indeterminate colitis のその後の診断が予測できるのか？

The value of serologic markers in indeterminate colitis: a prospective follow-up study.

Joossens S, Reinisch W, Vermeire S, et al. *Gastroenterology*. 2002, 122 (5): 1242-1247

- 研究デザイン：前向きコホート研究　　　　　PMID：11984510

概要　Indeterminate colitis（IC）と診断された97例（3施設）の患者を，pANCA 及び ASCA を測定し前向き調査を行ったところ，31例（32％；CD 17例，UC 14例）でその後確定診断を得た．ASCA＋/pANCA－であった10例のうち8例（80％）が CD，ASCA－/pANCA＋であった11例のうち7例（63.6％）で UC と診断がついた．47例（48.5％）が血清抗体陰性であり，そのうち40例は IC の診断のままであった．血清抗体陽性であった50例のうち24例（48％）がその後の経過で確定診断に至ったが，陰性例では7例（14.9％）のみと確定診断に至った症例は有意に低かった（p＜0.001）．

解説　IC は経過を追ううちに UC もしくは CD の確定診断が得られることが多く，経過を慎重に追うことが求められている．しかし，UC と比較すると IC と診断される症例は，予後（特に術後予後）が不良であることが知られており，より早期に確定診断を得ることが望まれている．本研究は ASCA 及び pANCA が，IC のその後の診断確定に有用である可能性を初めて示した前向き研究であり，ASCA＋/pANCA－の場合は80％で CD となり，ASCA－/pANCA＋の場合は UC もしくは UC-like CD である可能性が高いとしている．しかし，ASCA や pANCA が陰性である IC も多く，他の血清抗体を含めた更なる研究が必要である．

（鶴岡　ななえ）

A. 血清抗体が陽性であれば，高い頻度で予測がつく（ASCA＋/pANCA－：CD の確率80％，ASCA－/pANCA＋：UC の確率63.6％）．しかし，血清抗体が陰性の症例も多く，その有用性は限定的である．

これだけは読んでおきたい！
消化器医のための重要論文240篇

炎症性腸疾患編

診断・合併症

診断・合併症 01

Q090. IBDに合併する末梢関節炎とHLAに関連性はあるか？

Clinical Phenotype Is Related to HLA Genotype in the Peripheral Arthropathies of Inflammatory Bowel Disease.

Orchard TR, Thiyagaraja S, Welsh KI, et al. *Gastroenterology*. 2000, 118 (2)：274-278

▶研究デザイン：横断研究　　　　　　　　　　　　　　PMID：10648455

概要　関節・脊椎病変を有するIBD患者と健常者についてHLA-A, -B, -C, -DR, -DQ領域の遺伝子検査を行い，その関連領域を解析した論文である．対象は，UC 976例，CD 483例の中で，臨床的な分類による末梢関節炎Type 1が57例，Type 2が45例，IBD関連の軸椎関節炎が16例，健常コントロール603例，IBDコントロール92例，さらに反応性関節炎30例である．Type 1末梢関節炎では，健常コントロールに比べて，優位にHLA-B27（27% vs. 7%, p=0.001, RR 4.0），HLA-B35（33% vs. 15%, p=0.01, RR 2.2），HLA-DRB1*0103（40% vs. 3%, p<0.0001, RR 12.1）の頻度が高かった．一方，Type 2末梢関節炎では，健常コントロールに比べて，優位にHLA-B44（63% vs. 31%, p=0.0005, RR 2.1）の頻度が高かった．さらに，IBDコントロールとの比較においても同じ傾向を認めた．臨床的にはType 1末梢関節炎類似の反応性関節炎については健常コントロールと比較し，HLA-B27, -B35, -DRB1*0101の頻度が高く，Type 1関節炎では関連のなかったDRB1*0103の頻度が優位に高かった．また，IBD関連の軸椎関節炎症例では，HLA-B27及びDRB1*0103の頻度が優位に高かった．IBDに合併する末梢関節炎あるいは軸椎関節炎のパターンは，HLAと関連することが示唆された．

解説　IBDに合併する代表的な腸管外病変の関節症状は末梢関節炎と軸椎関節炎に分類される．前者は，急性発症，少数罹患関節，比較的短期間，IBDの活動性に関連して起こるType 1と，IBDの疾患活動性とは無関係に多関節に比較的長期間持続するType 2に分類される．従来，軸椎関節炎とHLA-B27との関連性は明らかであったが，末梢関節炎におけるHLAのパターンによる臨床像の違いは不明であった．Type 1末梢関節炎は，反応性関節炎を含む他の末梢関節炎や軸椎関節炎と比較し，HLA-DRB1*0103との関連性を認めない特徴があった．本研究により，末梢関節炎においてもType 1とType 2との間に異なるHLAの関連性があることが明らかとなった．

（櫻庭　裕丈，福田　眞作）

関連論文：Ott C, Schölmerich J. *Nat Rev Gastroenterol Hepatol*. 2013, 10 (10)：585-595

> **A.** IBDに合併する関節炎の臨床像は，HLA-B27, 35, 44, DRB1*0101, DRB1*0103により分類される．

診断・合併症 02

Q091. IBDの家族歴は，結腸・直腸癌の危険因子となるのか？

Colorectal cancer rates among first-degree relatives of patients with inflammatory bowel disease : a population-based cohort study.
Askling J, Dickman PW, Karlén P, et al. *Lancet*. 2001, 357（9252）: 262-266

▶研究デザイン：コホート研究　　　　　　　　　　PMID：11214128

概要　IBDの家族歴陽性者における結腸・直腸癌の発生頻度についてのスウェーデンの地域住民をベースとした大規模コホート研究である．IBD症例（CD 13,186名，UC 17,907名）の一親等にあたる114,102名について悪性腫瘍の発生頻度，結腸・直腸癌の頻度を解析した．全悪性腫瘍の頻度の上昇は認めない（SIR 0.99, 95%CI 0.96-1.01）一方で，IBD自体の相対危険度の上昇を認めた（SIR 1.28, 95%CI 0.89-1.77）．結腸・直腸癌合併は560名で認めたが，CD（SIR 0.86, 95%CI 0.75-0.98），UC（SIR 0.9, 95%CI 0.82-1.02）の第1度近親者の家族歴により相対リスクの上昇は認めなかった．さらにIBDの病型や年齢別の解析においても相対リスクの上昇は認めなかった．しかし，結腸・直腸癌の合併のあるIBDの第1度近親者の家族歴により，結腸・直腸癌の相対リスクの上昇を認めた（SIR 1.82, 95%CI 1.06-2.91）．

解説　IBDと結腸・直腸癌において，どちらも疾患感受性遺伝子の関与があり，またいくつかの共通する感受性遺伝子が存在する．代表的な共通する疾患感受性遺伝子として糖鎖異常に関連したものがある．しかし，結腸・直腸癌では，結腸・直腸癌の家族歴は危険因子となることが明らかとなっているが，IBDの家族歴が結腸・直腸癌の危険因子になるかは不明である．本研究の大規模な解析により，IBDの家族歴が結腸・直腸癌の危険因子となる可能性は低いことが示された．さらに直腸癌のリスクはむしろ低い傾向にあることから，IBDの家族歴を有する人たちの食事などの環境因子の影響も無視できないことが示唆される．
　　　　　　　　　　　　　　　　　　　　　　　　　　　　　（櫻庭　裕丈，福田　眞作）

関連論文：Rhodes JM. *Lancet*. 1996, 347（8993）: 40-44

A. IBDの家族歴を有するだけでは，結腸・直腸癌のリスク増加にはならない．

診断・合併症 03

Q092. IBDに合併するアミロイドーシスの臨床的特徴は？

Systemic amyloidosis in inflammatory bowel disease : Retrospective study on its prevalence, clinical presentation, and outcome.
Serra I, Oller B, Mañosa M, *et al.* *J Crohns Colitis.* 2010, 4 (3) : 269-274

▶研究デザイン：後ろ向き観察研究 　PMID：21122515

概要　本研究は，スペインのIBDセンター単施設において，1995年から2010年までのデータベースからIBD患者1,006例について後ろ向きの解析で，全身性アミロイドーシスの合併の頻度，合併症例の臨床経過を報告したものである．CD 494例，UC 486例，分類不能腸炎26例のうち，CDに合併するアミロイドーシス5例が抽出された．UCでは合併例はなく，頻度はIBD全体で約0.5％，CDの約1％であった．5例とも小腸大腸型，病型はモントリオール分類のB2/B3で，4例が肛門病変を有し，4例が手術の既往があった．2例が脊椎炎，1例は結節性紅斑，虹彩炎，関節炎を有していた．IBDの診断からアミロイドーシス診断までの期間は，MEFV遺伝子変異を有した症例のみ4年と短期間であったが，他の4例は12〜24年と長期であった．アミロイドーシスの臨床的所見は，タンパク尿，低アルブミン血症，ネフローゼ症候群が主であった．

解説　全身性アミロイドーシスは，IBDに合併する予後不良の難治性病態である．本研究では，UCでは合併を認めず，CDの約1％に認めた結果となり，過去の比較的大規模の解析における結果とほぼ同じとなっている．UCでは，難治性の病態が持続すると手術の適応となるため頻度が低いと考えられている．一方CDにおいては，狭窄・瘻孔を有するような難治性，長期高疾患活動性持続例に起こるが，病変部の切除のみでは，アミロイドーシスの改善効果は認めない．近年，抗TNF-α療法をはじめとする分子標的治療がアミロイドーシスに有効であるという報告があり，本研究においても2例において改善を認めた．また，比較的短期間でのアミロイドーシス合併例では，MEFV遺伝子の変異の関与も考慮する必要がある．　　　　　　　　　　　　（櫻庭　裕丈，福田　眞作）

関連論文1：Greenstein AJ, Sachar DB, Panday AK, *et al. Medicine* (*Baltimore*). 1992, 71 (5)：261-270
関連論文2：Wester AL, Vatn MH, Fausa O. *Inflamm Bowel Dis.* 2001, 7 (4)：295-300

> **A.** IBDに合併する全身性アミロイドーシスの頻度はおよそ0.5％，CD（1％），長期経過，難治例で多く，抗TNF-α療法が有効である．

診断・合併症 04

Q093. 喫煙は IBD に合併する腸管外病変の危険因子となるか？

Smoking is Associated With Extra-intestinal Manifestations in Inflammatory Bowel Disease.
Severs M, van Erp SJ, van der Valk ME, *et al.*   *J Crohns Colitis.* 2016, 10（4）：455-461

研究デザイン：後ろ向きコホート　　　PMID：26721937

概要　本研究は，喫煙と IBD の腸管外病変（Extra-intestinal Manifestations；EIM）との関連性に関する検討を，三つのコホート研究（the COIN study, the Groningen study, the JOINT study）からまとめたものである．それぞれ，3,030 名（CD 21.1%，UC 9.0%），797 名（CD 33.2%，UC 12.6%），255 名（CD 27.4%，UC 13.0%）がエントリーされ，そのうち 16%，24%，23.5% が喫煙中であった．過去喫煙の禁煙期間の中央値は，それぞれ 10 年，14 年，13 年であった．それぞれのコホートにおける EIM の合併頻度は，喫煙 39.1% 非喫煙 29.8%，喫煙 41.7% 非喫煙 30.0%，喫煙 30.3% 非喫煙 13% でいずれも喫煙で有意に頻度が高かった．また，喫煙による影響は，UC より CD でより強く，関節病変については，罹患部位による違いはないが，末梢関節炎及び軸椎病変の合併例の頻度が高かった．さらに，喫煙の量が多いほど EIM の頻度が高くなる傾向を認めた．1 年以上の禁煙によりそれらの頻度への影響は有意に低下した．

解説　これまでの研究で喫煙は，IBD の危険因子であることは報告されてきた．腸管上皮細胞のバリヤー機能の低下や樹状細胞の分化異常などとの関連性の報告がある．また，抗 TNF-α 療法などの内科治療抵抗への関与も示唆されている．しかし，IBD に合併する EIM への影響の有無については不明であった．本研究において喫煙は用量依存性に IBD の EIM の相対的危険因子となることが示された．EIM ごとの検討では，皮膚病変よりも関節病変により強い影響がみられた．一方，喫煙により上昇したリスクは，禁煙により相対的リスクが改善されることがわかった．　　　（櫻庭　裕丈，福田　眞作）

関連論文： Ananthakrishnan AN. *Nat Rev Gastroenterol Hepatol.* 2015, 12（4）：205-217

A.　喫煙は IBD に合併する腸管外病変の用量依存性のリスク因子であり，その影響は CD，関節病変に強い傾向がある．

診断・合併症 05

Q094. 抗 TNF-α 療法中の IGRA のモニタリングは有用か？

A Prospective Study to Monitor for Tuberculosis During Anti-tumour Necrosis Factor Therapy in Patients with Inflammatory Bowel Disease and immune-mediated Inflammatory Disease.

Lee CK, Wong SHV, Lui G, et al. *J Crohns Colitis*. 2018, 12（8）：954-962

▶研究デザイン：前向き観察研究　　　　　　　　　　PMID：29757355

概要　本研究は，抗 TNF-α を主抗体とする生物学的製剤による治療中の潜在性結核（Latent tuberculosis infection：LTBI）のリスク及びその再活性化の診断に Interferon gamma release assays（IGRA）が有用であるかを検証したものである．対象は 2012 年から 2017 年まで抗 TNF-α 療法が行われた IBD 83 名，リウマチ性疾患 25 名の全 108 例である．LTBI の診断は，IGRA，ツベルクリン反応，胸部単純 X 線検査で判定し，治療開始後 3 年間観察を行った．結核反応陽性化は全 18 例で，IGRA のみ陽点化が 3 例，ツベルクリン反応のみ陽転化が 11 例，IGRA 及びツベルクリン反応陽転化が 3 例であった．17 例のうち 14 例でイソニアジドの予防内服が行われた．IGRA 及びツベルクリン反応の陽転化の 1 例が，LTBI 陽転化後にイソニアジド予防内服を開始しているが，その 4 カ月後に活動性結核を発症した．LTBI テストの陽転化に関連する因子として，年齢，性別，喫煙，飲酒，海外渡航歴，病型，治療薬などいずれも関連性を認めなかった．

解説　生物学的製剤を代表とする IBD に対する治療の進歩により治療成績が改善されている．一方で，免疫抑制により，免疫低下時におこる日和見感染症が問題となっている．しかし，IBD において抗 TNF-α を主抗体とする生物学的製剤による治療中に起こる LTBI の診断，再活性化のリスク診断，治療などに関する報告は少ない．本研究により，抗 TNF-α 療法における，LTBI の診断に IGRA のモニタリングが有用であることが示された．抗 TNF-α 療法開始前の LTBI 症例，抗 TNF-α 療法開始後の結核反応の陽転化症例のいずれにおいても，イソニアジドの予防内服が有用であることが示唆された．また，抗 TNF-α 療法開始前の LTBI 診断において，ステロイドや免疫調節薬投与中の際は，偽陰性になることも考慮し，短期間で再検，ツベルクリン反応併用などを行う必要があると考えらえた．

（櫻庭　裕丈，福田　眞作）

関連論文 1：Park DI, Hisamatsu T, Chen M, *et al. Intest Res*. 2018, 16（1）：4-16
関連論文 2：Park DI, Hisamatsu T, Chen M, *et al. Intest Res*. 2018, 16（1）：17-25

A. 抗 TNF-α 療法中の LTBI 診断において，免疫抑制による偽陰性も考慮した IGRA のモニタリングが有用である．

診断・合併症 06

Q095. IBDと末梢動脈疾患の関係は？

Inflammatory Bowel Disease Increases the Risk of Peripheral Arterial Disease：A Nationwide Cohort Study.
Lin TY, Chen YG, Lin CL, *et al. Medicine* (Baltimore). 2015, 94 (52)：e2381

研究デザイン：Nationwide cohort study　　PMID：26717386

概要　IBDと末梢動脈性疾患（peripheral arterial disease：PAD）の関連性を検討した論文である．台湾の国民健康保険データベースのコホート研究において，IBDとPADの関係とリスクを評価した．IBD患者11,067名とコントロール43,765名が本研究に登録され，性別，年齢，及び併存疾患についてCox比例ハザード回帰モデルを使用して解析した．その結果，PAD発症のリスクはIBD患者において1.29倍であった．また，年間2回以上の入院を必要としたIBD患者ではPADのリスクが27.5と極めて高く，IBDの重症度とPAD発症に有意な差が認められた．原疾患であるIBDに対する慎重な経過観察と積極的な治療介入は，PADのリスクを軽減するために重要であることが示された．

解説　既報において，IBD患者が深部静脈血栓症及び肺塞栓症を発症する危険性が高いことが示されている（関連論文）．これに対し，本論文ではIBDと動脈疾患の一つであるPADとの関係が検討され，IBD患者における全身性炎症がアテローム性動脈硬化症の重要なリスクであることが示されている．すなわち，IBD患者において炎症を積極的にコントロールすることは血管合併症を軽減する可能性が示唆された．ただし，本論文の問題点として，喫煙習慣，BMI，PADの家族歴などの要因が考慮されていない点が挙げられる．特に，喫煙はCDの危険因子でもあり，是非考慮すべき要因と思われる．しかし，IBD患者における慢性炎症とPADの発症の関係を検討した重要論文であることは間違いない．

（梁井　俊一）

関連論文：Chung WS, Lin CL, Hsu WH, *et al. Thromb Res.* 2015, 135 (3)：492-496

A. IBDは末梢動脈疾患のリスクを増加させる．

診断・合併症 07

Q096. IBDにおける抗TNF-α療法の皮膚合併症のリスクは？

Cumulative Incidence of, Risk Factors for, and Outcome of Dermatological Complications of Anti-TNF Therapy in Inflammatory Bowel Disease：A 14-year Experience.

Fréling E, Baumann C, Cuny JF, *et al.* *Am J Gastroenterol.* 2015, 110（8）：1186-1196

▶研究デザイン：single-center observational retrospective study　PMID：26195181

概要　IBDにおける抗TNF-α療法による皮膚合併症に関する論文である．抗TNF-α療法を受けた583例のIBD患者を対象とし中央値38.2カ月の経過観察期間中176例で皮膚合併症が出現した．その内訳は，乾癬様皮疹59例（10.1％），皮膚感染症68例（11.6％）であり，10年間の累積発生率はそれぞれ28.9％及び17.6％と算出された．さらに乾癬様皮疹の18.6％と皮膚感染症の2.9％で抗TNF-α療法中止に至った．乾癬様皮疹のうち，他の抗TNF-α療法へのスイッチ症例中57％で皮疹が再発した．UCではCDよりも皮膚感染症の合併率が低く（HRの95％CI 0.09-0.68），高用量のTNF-α製剤は皮膚感染症のリスクとなっていた（1.09-3.64）．一方，若年時の抗TNF-α療法開始は皮膚合併症の危険因子であった（1.39-3.62）．

解説　抗TNF-α療法では皮膚合併症として皮膚感染症と乾癬様皮疹が出現する．なかでも乾癬様皮疹はparadoxical reactionとも呼称され，難治性の有害事象の一つとして注目されている．本論文では抗TNF-α療法による乾癬様皮疹の累積発生率が10年後に約30％にも達することが示されている．また，乾癬様皮疹は他のTNF-α製剤へのスイッチ後に57％で再発している．したがって，IBDに対する抗TNF-α療法では，感染症や悪性腫瘍のみならず，皮膚合併症に十分配慮する必要がある．本論文のデータからは，乾癬皮疹に対する対策として他の抗TNF-α療法へのスイッチよりも，むしろ作用機序の異なる薬剤への変更が望ましいと考えられる．　　　　（梁井　俊一）

A. IBDにおける抗TNF-α療法で皮膚合併症は起こりやすい．

Q097. IBD 患者における偽ポリープと結腸直腸腫瘍の関連は？

No Association between Pseudopolyps and Colorectal Neoplasia in Patients with Inflammatory Bowel Diseases.
Mahmoud R, Shah SC, Ten Hove JR, *et al*. Gastroenterology. 2019, 156（5）: 1333-1344. e3

▶研究デザイン：multicenter retrospective cohort study　PMID：30529584

概要 IBD における腸管の偽ポリープ（postinflammatory polyps：PIP）と結腸直腸腫瘍（colorectal neoplasia：CRN）の関連についての論文である．少なくとも大腸炎症性疾患を 8 年間経過観察できた患者，ないし原発性硬化性胆管炎（primary sclerosing cholangitis：PSC）を伴った患者を対象とし，PIP の有無による advanced CRN の発生を検討した．対象 1,582 例のうち，462 例（29.2％）が PIP を有しており，PIP の発生は高度の炎症，広い罹患範囲，非 PSC 合併と関連していた．追跡期間の中央値は 4.8 年であり，この追跡期間中には PIP の有無で advanced CRN 発症率に差はなかった．また，PIP は advanced CRN 発生の独立した危険因子とはならなかった．一方，結腸切除率は PIP 患者で有意に高く（p＝0.01），PIP 発生は大腸炎の重症度と関連し，結腸切除率の上昇に有意に寄与した．

解説 UC における PIP と CRN の関係に関する検討結果は一定せず，PIP が CRN のリスクを増加させるとする報告と低下させるとする報告がある．本論文は，PIP と CRN の関係について，米国と欧州の二つのコホートを用いて研究したものである．その結果，PIP は UC の重症度に関係し，結腸切除の危険因子となったが，CRN とは関連しないことが示された．欧州のガイドラインでは PIP 合併例に対する厳重なサーベイランス内視鏡が推奨されているのに対し，本論文では PIP の有無で管理指針を個別化することの妥当性が議論されている．ただし，本研究では CRN の危険因子であるにもかかわらず PIP 併存が少ない PSC の合併例も対象に含まれており，PIP の影響が過少評価された可能性がある．

（梁井　俊一）

> **A. IBD における偽ポリープと結腸直腸腫瘍の間に関連はない．**

診断・合併症 09

Q098. IBDにおけるチオプリン・TNF-α製剤とリンパ腫発症の関係は？

Association Between Use of Thiopurines or Tumor Necrosis Factor Antagonists Alone or in Combination and Risk of Lymphoma in Patients with Inflammatory Bowel Disease.

Lemaitre M, Kirchgesner J, Rudnichi A, *et al.*　*JAMA*. 2017, 318 (17) : 1679-1686

研究デザイン：Nationwide cohort study　　PMID：29114832

概要　IBDにおけるチオプリン及びTNF-α製剤によるリンパ腫発症のリスクに関する検討を行った論文である．フランスの国民健康保険データに基づいて189,289例（女性54％，中央値43歳）を対象としている．追跡期間の中央値は6.7年で336例のリンパ腫発症があった．薬剤未暴露患者群におけるリンパ腫発症率は1,000人年あたり0.26であったのに対し，チオプリン単独治療群では0.54，TNF-α製剤単独療法群では0.41，チオプリン・TNF-α製剤併用療法群では0.95であった．未暴露患者と比較した調整ハザード比は，チオプリン単独治療群2.6，TNF-α製剤単独療法群2.41，併用療法群6.11と算出された．各単剤群でわずかであるものの統計学的有意なリスク上昇がみられ，併用群においてリスクが高かった．チオプリン及びTNF-α製剤の併用療法による治療効果とリスクのバランスを考える必要がある．

解説　IBD患者に対するチオプリンとTNF-α製剤の併用療法に関しては，SONIC studyやDIAMOND studyでその有効性が示されている．すなわち，併用療法によりステロイドフリーの臨床的寛解維持効果や内視鏡的粘膜改善効果が高いことが報告されている．一方で，併用療法によるリスクに関する研究は不十分である．本論文では，チオプリンとTNF-α製剤併用療法患者の平均観察期間が短いことやリンパ腫を発生した症例が少ないことが問題点として挙げられるものの，併用療法がリンパ腫のリスク上昇に寄与することが示された．しかしながら，今後併用療法患者をさらに長期間追跡し，リンパ腫発症にリスクに関する新たなデータを蓄積する必要がある．現時点では，併用療法の利点である治療効果及びリンパ腫発生のリスク上昇を十分に考慮した上で，患者の病状に合わせて治療戦略をたてることが重要と思われる．

（梁井　俊一）

A. チオプリンとTNF-α製剤の併用療法例ではリンパ腫発生に注意する．

診断・合併症 10

Q099. 免疫統御療法下のIBD症例の悪性疾患リスクは？

Risk of Lymphoma, Colorectal and Skin Cancer in Patients with IBD Treated with Immunomodulators and Biologics：A Quebec Claims Database Study.

Kopylov U, Vutcovici M, Kezouh A, et al. *Inflamm Bowel Dis.* 2015, 21（8）：1847-1853

▶研究デザイン：コホート内症例対照研究　　PMID：25993693

概要 免疫調節薬（IM）や生物学的製剤（Bio）を用いたIBD症例の悪性リンパ腫，大腸癌，皮膚癌の発症リスクを調査した論文である．カナダ，ケベック州の健康保険データベースを用い19,582例という非常に多くの症例を調査した．IM単独治療に関しては，5年以上使用歴のある患者で，非メラノーマ性皮膚癌の危険性が有意に上昇（OR 1.78）したが，悪性リンパ腫，大腸癌，メラノーマに関しては有意な危険因子とはならなかった．また，少ない症例数の解析ではあるが，IMとBio両方の使用歴のある患者群では，3年以上の使用歴で悪性リンパ腫のリスクが有意に上昇した（OR 8.64）．

解説 IMはIBDの寛解維持には重要な役割を果たす薬剤であるが，長期間にわたるIMの使用による悪性疾患のリスク上昇が知られてきた．フランスの19,486名を解析したCESAME研究では，IMを使用していたIBD症例のリンパ増殖性疾患の発症のHRが5.28倍と報告された（関連論文）．IMの休薬で，リスク上昇は回避できるとの見方もあるが，IM休薬に伴う再燃率の高さも指摘されている．本研究は，19,582例という大きな母集団の解析であるが，CDが60.2％含まれ，IMの使用率が8.9％，Bioの使用率が0.73％，IMとBioの併用が1.81％であり本邦における実臨床との相違がある．その中でも非メラノーマ性皮膚癌の危険性が有意に上昇したという結果は重要である．一方で，IMやBioの使用がリンパ増殖性疾患のリスクにはならなかったという結果に関しては，本研究のみでは，カナダ1国のみでの解析，使用率の低さ，解析した使用年数が短いことなどもあり十分なエビデンスになり得るとは言い難い．人種間で発症率の差のある疾患群でもあるため，本邦を含めた，アジア人での解析も待たれる．　　（富永　圭一）

関連論文：Beaugerie L, Brousse N, Bouvier AM, et al. *Lancet.* 2009, 374（9701）：1617-1625

A. 5年以上IMの使用歴のある患者では，非メラノーマ性皮膚癌の危険性が有意に上昇する．

診断・合併症 11

Q100. IBDに罹患することは，患者のQOL悪化に影響を与えるか？

Impact of inflammatory bowel disease on Japanese patients' quality of life : results of a patient questionnaire survey.
Ueno F, Nakayama Y, Hagiwara E, et al.　J Gastroenterol. 2017, 52（5）: 555-567

▶研究デザイン：アンケート調査　　　　　　　　　　PMID：27470433

概要　本研究は，日本におけるIBD診療や患者の生活・仕事への影響をアンケート形式により調査した論文である．2013年6月から2014年1月にかけて172名のIBD症例（UC 84名，CD 83名）に対して調査を行った．質問票については，診療や生活・仕事などの六つのカテゴリーに分かれた52の質問である．結果としてIBD症例の48.8％が治療計画に満足し，52.9％が受けた手術の結果に満足していた．一方で，多くのIBD症例が，体調の悪化やそれによる身体的負担にストレスを感じており，IBDへの罹患が，人間関係や学習など生活面や社会活動にも影響を与え，35.5％の症例がIBDのために失業したと考えていることが明らかとなった．

解説　IBD自体が，QOLに影響を与えることを理解することは，診療を行う上で重要である．2010年に「潰瘍性大腸炎およびクローン病協会欧州連盟（EFCCA）」がIBDの生活への影響を調査するために行ったIMPACT surveyと同じ内容の質問票を用いて行ったのが本調査である．IBD患者は，身体だけでなく精神・社会面においても影響を与えることが，IMPACT surveyにて示されていたが，日本の調査でも同様の結果が明らかにされた．治療計画や外科治療に対する満足度などに違いはあるが，人種や医療環境が違うにもかかわらず，生活への影響は類似していた．また，患者の多くが，医療者とのコミュニケーション不足やIBDによる生活の問題を感じており，医療者-患者間のコミュニケーションギャップを認識することでより良い関係を築くことや医療支援の充実や労働や教育環境の整備が期待される．　　　　　　　（菅谷　武史，富永　圭一）

A．IBDやその症状によって，精神・社会面においても影響を与える．

診断・合併症 12

Q101. IBDの罹患は，骨代謝障害のリスクとなり得るか？

Inflammatory bowel disease has a small effect on bone mineral density and risk for osteoporosis.

Targownik LE, Bernstein CN, Nugent Z, et al. *Clin Gastroenterol Hepatol*. 2013, 11 (3) : 278-285

▶研究デザイン：横断研究　　　　　　　　　　　PMID：23103821

概要 カナダのマニトバ州にておいて，1997年から2008年に骨密度検査を受けた，1,230名のIBD症例を含む45,715名のデータをもとに，IBDの罹患自体が骨代謝障害の危険因子なのか，それともIBDに伴うメサラジン・免疫調節薬の使用歴，罹病期間，入院期間などの要因が骨代謝障害発症に寄与しているのかを解析した論文である．結果として，IBDの罹患自体は，骨粗鬆症を発症する独立したリスクとはならなかった．しかしながら，CDは，骨代謝障害の独立した危険因子であった（OR 1.47）．一方，UCは骨代謝障害のリスクにはならなかった（OR 0.88）．また，IBDに特異的な要因として設定したメサラジン・免疫調節薬使用歴，罹病期間，入院期間は，骨代謝障害の発症には関与していなかった．

解説 IBD症例は，骨代謝障害の罹患率が高いことが報告されてきた．しかし，IBDへの罹患自体が骨粗鬆症の発症に影響しているのか，IBDへの治療介入を含めた種々の要因により骨代謝障害が発生しているのかを明らかにした報告はなかった．本研究では，CDは危険因子となるが，UCは危険因子とはならないことを示した．小腸では，主要な栄養素，カルシウム，ビタミンDなど，骨形成に影響する栄養素の吸収が行われるが，同部位に炎症が波及する可能性のあるCDでは，より骨粗鬆症の発症リスクを上げているのではないかと考察している．小腸に病変のあるIBDにおける骨代謝障害の危険因子は，一般の集団において確立された危険因子と同様であることが本論文でも示されている．CDに罹患しているからといって一律に，骨粗鬆症のスクリーニングが求められるわけではなく，一般的な骨粗鬆症の危険因子を持っている患者にはスクリーニング検査を推奨すると結論づけられている．

（田中　孝尚，富永　圭一）

A. CDでは，骨粗鬆症のリスクが認められる．しかし，すべてのCD症例が，リスクを持っている訳ではではないため，BMI低値・長期的ステロイド使用など特定のリスクを持った症例での骨粗鬆症スクリーニングが推奨される．

診断・合併症13

Q102. IBDにおける骨代謝障害の予測因子は？

High prevalence of low bone mineral density in patients with Inflammatory Bowel Disease in the setting of a peripheral Dutch hospital.

Van Schaik FD, Verhagen MA, Siersema PD, et al.　*J Crohns Colitis*. 2008, 2（3）: 208-213

▶研究デザイン：横断研究　　　　　　　　　　　　　　　　PMID：21172212

概要　474名のIBD症例（UC 259例，CD 210例，Indeterminate colitis：IC 5例）を対象に，骨密度検査（dual energy X-ray absorptiometry：DEXA）の結果から骨代謝障害（骨粗鬆症と骨密度減少症）とその予測因子について検討したオランダ地方医療機関からの報告である．DEXAは168例（35.4%）のIBD患者で行われ64.3%に骨密度減少（T-score＜－1）が，23.8%に骨粗鬆症（T-score＜－2.5）が認められた．骨密度減少の予測因子は，「やせ」，「診断時高齢」，「男性」であり，骨粗鬆症ではさらに「罹病期間」が予測因子として示された．この結果は，三次医療機関など重症症例が多く組み込まれている既報と同様であり，オランダ地方医療機関という重症がそれ程組み込まれない患者群でも同様に骨代謝障害の危険性があることを示した．

解説　骨代謝障害はIBDにおいて頻度の高い合併症である．「骨粗鬆症の予防と治療ガイドライン」では，65歳以上の女性と70歳以上の男性，脆弱性骨折の既往，骨密度減少の危険因子を有する患者に対してはDEXAが推奨されている．過去の三次医療機関で行われた報告では対象が重症患者に偏っていたが，本論文は地方医療機関で加療中の症例を対象としており，結果としてIBD症例における骨代謝障害は，重症度に関係なく同等に発生することが示された．しかしながら，示された予測因子は「やせ」「診断時高齢」「男性」「罹病期間」であり，危険因子として実際の診療に用いるには現実的でないと結論付けられている．

（金澤　美真理，富永　圭一）

A.「やせ」，「診断時高齢」，「男性」がIBDに合併する骨代謝障害の予測因子である．

診断・合併症 14

Q103. サーベイランス色素大腸内視鏡検査をうける IBD 症例にランダム生検は有用か？

Are random biopsies still useful for the detection of neoplasia in patients with IBD undergoing surveillance colonoscopy with chromoendoscopy?

Moussata D, Allez M, Cazals-Hatem D, *et al.*　*Gut.* 2018, 67 (4)：616-624

▶研究デザイン：多施設前向きコホート研究　　　PMID：28115492

概要　IBD 患者に合併する dysplasia のサーベイランスにおいてランダム生検が有用な症例があることを明らかにした論文である．UC 495 例と CD 505 例の 1,000 例に対してサーベイランス全大腸色素内視鏡検査が施行され，94 例 140 病変の腫瘍性病変が発見された．そのうち 112 病変は狙撃生検または内視鏡切除で診断され，ランダム生検で発見されたのは 28 病変であった．ランダム生検による腫瘍発見率は総生検件数の 0.2％，総内視鏡検査件数の 1.2％，全腫瘍合併症例数の 12.8％ であった．ランダム生検による腫瘍発見率は大腸腫瘍の既往を有する例，原発性硬化性胆管炎（PSC）合併例，大腸の鉛管状変形例で高かった．

解説　UC や大腸型 CD の長期罹患は大腸癌のリスクである．その発癌経路は chronic inflammation-dysplasia-carcinoma sequence であり，定期的な大腸内視鏡検査によるサーベイランスが推奨され，特に色素内視鏡検査が有用である．サーベイランスにおけるランダム生検と狙撃生検の有用性が議論されてきたが，ランダム生検では腫瘍発見率が低いこと，検査に長時間を要すること，病理診断の費用が高いことが欠点とされてきた．しかし，ランダム生検で初めて発見される病変が存在するのも事実である．本論文は全大腸色素内視鏡観察によるランダム生検と狙撃生検を比較した前向き研究であり，IBD のサーベイランスにおいて狙撃生検が有用だが，大腸腫瘍の既往，PSC の合併，大腸の鉛管状変形のある症例ではランダム生検も考慮すべきであることを証明した点で貴重と考えられる．

（川崎　啓祐，松本　主之）

A. 大腸腫瘍の既往，PSC の合併，大腸の鉛管状変形のある症例にはランダム生検も併用すべきである．

診断・合併症 15

Q104. UC関連大腸癌のサーベイランスとして狙撃生検とランダム生検はどちらが有用か？

Comparison of Targeted vs Random Biopsies for Surveillance of Ulcerative Colitis-Associated Colorectal Cancer.

Watanabe T, Ajioka Y, Mitsuyama K, et al. *Gastroenterology.* 2016, 151(6): 1122-1130

研究デザイン：多施設共同ランダム化比較試験　　PMID：27523980

概要　UC関連大腸癌のサーベイランス内視鏡検査における狙撃生検とランダム生検を比較したRCTの論文である．7年以上の罹患期間を有するUC症例246例を狙撃生検群（狙撃生検＋直腸のランダム生検）124例とランダム生検群（10 cmごとに4カ所ずつ生検＋狙撃生検）122例とに振り分けた．内視鏡1回あたりの腫瘍発見数は狙撃生検群0.211，ランダム生検群0.168，腫瘍性病変合併例の検出率は狙撃生検群11.4％，ランダム生検群9.3％といずれも差はなかった．一方，ランダム生検群では狙撃生検群よりも内視鏡1回あたりの生検数が多く（ランダム生検群34.8個，狙撃生検群3.1個），検査時間が長かった（ランダム生検群41.7分，狙撃生検群26.6分）．また，ランダム生検で発見された腫瘍はすべて炎症の既往，あるいは活動性炎症を有する部位に存在していた．

解説　UCの長期罹患例はchronic inflammation-dysplasia-carcinoma sequenceを介した大腸癌の高危険群である．これらの腫瘍は境界不明瞭で平坦な病変が多く内視鏡診断が困難なため，従来早期発見にはランダム生検が重要とされてきた．しかし，高画質内視鏡システムの開発により腫瘍性病変の視認が可能となっている．本論文では，ランダム生検と狙撃生検による腫瘍の発見率は同等であったが，狙撃生検のほうが生検数は顕著に少なく，短時間の検査であることから費用対効果が高いことが示された．またランダム生検群で発見した腫瘍はすべて炎症部に存在し，狙撃生検群でも施行した直腸のランダム生検で腫瘍が検出された．したがって，ランダム生検では非炎症部からの生検を省略する，狙撃生検では直腸のランダム生検を追加する，などサーベイランスの効率化を図るべきであろう．

（川崎　啓祐，松本　主之）

A. ランダム生検と狙撃生検の腫瘍発見率は同等であるが，狙撃生検のほうが費用対効果が高い．

診断・合併症 16

Q105. IBDにおけるチオプリン投与はリンパ増殖性疾患のリスクとなるか？

Lymphoproliferative disorders in patients receiving thiopurines for inflammatory bowel disease: a prospective observational cohort study.

Beaugerie L, Brousse N, Bouvier AM, et al. *Lancet.* 2009, 374 (9701): 1617-1625

研究デザイン：前向きコホート研究　　　　　　PMID：19837455

概要 IBDに対するチオプリン投与が，リンパ増殖性疾患発症のリスクを上昇させることを明らかにした論文である．CD 11,759例，UCもしくはIBD-unclassified 7,727例の計19,486例のコホート研究であり，チオプリン投与例5,867例，チオプリン投与既往例2,809例，非投与例10,810例が登録された．平均35カ月の経過観察期間中に23例のリンパ増殖性疾患が診断され，1,000人年あたりの罹患率はチオプリン投与例で0.9，チオプリン投与既往例で0.2，非投与例で0.26となり，チオプリン投与例で有意に高率であった．多変量解析では非投与例に比べてチオプリン投与例におけるリンパ増殖性疾患発症のHRは5.28と算出された．

解説 チオプリンは，ステロイド依存性IBDにおいて高い寛解維持効果を示す免疫調節薬である．しかし，懸念すべき副作用としてリンパ増殖性疾患の発症があげられる．本研究は，チオプリン投与中のIBDにおけるリンパ増殖性疾患のリスクが非投与例よりも5倍増加することを示した重要な論文である．また，高齢，男性，IBDの長期罹患もリスク上昇に関与することも示されている．一方，実際に発生したリンパ増殖性疾患はB細胞性リンパ腫が多く，EBウイルスと関連したものが存在したが，従来懸念されてきた肝脾T細胞性リンパ腫はなかったとされている．また，若年者のリスクは低かったことから若年有効例に対するチオプリンの投与は容認されるが，高齢者や長期使用例に対して注意が必要である．

（川崎　啓祐，松本　主之）

A. 若年者の発症リスクは低いが，高齢者，男性，長期使用例では注意が必要である．

診断・合併症 17

Q106. 原発性硬化性胆管炎（PSC）とIBDとの関連は？

Patient Age, Sex, and Inflammatory Bowel Disease Phenotype Associate with Course of Primary Sclerosing Cholangitis.
Weismüller TJ, Trivedi PJ, Bergquist A, et al. *Gastroenterology.* 2017, 152 (8): 1975-1984

研究デザイン：横断研究　　　　PMID：28274849

概要 PSC（primary sclerosing cholangitis）における胆管の障害部位や合併するIBDのタイプにより臨床経過が異なることを明らかにした論文である．欧州，北米，豪州の17カ国計37施設で診断されたPSC 7,121例を横断的に解析したところ，肝移植が1,696例に施行され，920例が死亡し，肝胆膵の悪性腫瘍が721例に発生した．56％はUC，11％はCD，2.9％はindeterminate colitis（IC）を合併し，約70％の症例はIBD合併例であった．UC合併例はCD合併例やIBD非合併例と比較して肝移植，死亡，悪性腫瘍合併のリスクが高かった（HR；vs. CD 1.56, p<0.01, vs. IBD非合併 1.15, p=0.02）．

解説 PSCは肝内外の胆管の進行性線維性狭窄をきたす慢性胆汁うっ滞性疾患であり，肝硬変や肝胆膵の悪性腫瘍のリスクとなる．欧米では60〜80％と高率にIBDを合併することが知られているが，アジアでは30〜40％程度とその頻度は低い．PSCは希少疾患であり，施設や地域ごとの症例数が少ないが，本論文では17カ国の多施設研究により多数の症例が集積された点が貴重である．結果として，肝移植を要する肝機能低下や肝胆膵の悪性腫瘍のリスクがlow-risk（small-duct PSC），intermediate risk（CD，IBD非合併），high risk（UC，classical PSC）に層別化できることが示された．すなわちUCとPSCの合併は肝移植や肝胆膵の悪性腫瘍の高リスク群であり注意が必要である．本邦を含むアジアでの研究結果が待たれる．　　（川崎　啓祐，松本　主之）

A. 欧米ではPSCの約7割にIBDが合併し，なかでもUCが極めて多い．UCとPSCの合併は肝移植や肝胆膵の悪性腫瘍の高リスク群であり注意が必要である．

診断・合併症 18

Q107. IBD患者では非IBD患者と比べて自己免疫性疾患の合併が多いか？

The Association of Inflammatory Bowel Diseases with Autoimmune Disorders: A Report from the epi-IIRN.

Bar Yehuda S, Axlerod R, Toker O, *et al*.　*J Crohns Colitis*. 2019, 13(3): 324-329

研究デザイン：症例対照研究　　　　　　　　　　PMID：30304371

概要　IBD患者において，さまざまな自己免疫性疾患の合併率を非IBD患者と比較したイスラエルからの論文である．対象は12,625名のIBD患者と12,625名の対照群であり，インスリン依存性糖尿病，乾癬，シェーグレン症候群，セリアック病，全身性エリテマトーデス，原発性硬化症性胆管炎，自己免疫性甲状腺炎の有病率を比較した．IBD患者では1,395名（11.1％）が少なくとも一つの自己免疫性疾患を有しており，740名（5.9％）の非IBD群と比較して有意に多かった（$p<0.05$）．疾患としては，甲状腺炎は両群で差はなかったが，その他の疾患はすべてIBD群で多く見られた．抗TNF-α抗体による薬物療法を施行された患者では乾癬の有病率が高かったが（$p<0.05$），シェーグレン症候群とセリアック病の有病率は低値であった（$p<0.05$）．チオプリン及び5-アミノサリチル酸は，自己免疫性疾患と関連はなかった．

解説　IBDではさまざまな自己免疫性疾患が合併することが知られており，発症については，IBDと関連が濃厚な場合や直接的な関連性がないもの，薬剤によって発症する場合などさまざまである．合併頻度も論文により一定しないが，本稿のように大規模の症例対照研究でIBDと非IBDの自己免疫性疾患の合併率を比較した報告は少なく，その点は有意義といえる．一方，IBDでは非IBD群より免疫疾患の合併は多いが，その合併疾患が異なった報告も散見される．（関連論文）．よって，合併する自己免疫性疾患は人種などの違いも考慮すべきと思われる．しかし，いずれの論文もIBDでは自己免疫性疾患の合併が多いというのは同様であり，このことを念頭において日常診療にあたるべきであろう．

（山本　章二朗）

関連論文：Brurisch J, Jess T, Egeberg A. *Clin Gastroenterol Hepatol*. 2019, pii：S1542-3565(19)30305-2

A. IBDでは非IBD患者と比較して自己免疫性疾患の合併が多い．

診断・合併症19

Q108. IBD患者において抗TNF-α抗体製剤投与中の乾癬の発症には遺伝的素因が関与しているか？

Genetic basis of TNF-α antagonist associated psoriasis in inflammatory bowel diseases：a genotype-phenotype analysis.

Vedak P, Kroshinsky D, St John J, *et al.*　*Aliment Pharmacol Ther.* 2016, 43(6)：697-704

▶研究デザイン：横断研究　　　　　　　　　　　　　　PMID：26806281

概要　IBD患者において，抗TNF抗体製剤（以下，抗TNF）投与中の乾癬の発症と遺伝的素因の関連を検討した論文である．対象は抗TNFを開始し乾癬を発症しなかった群724名，抗TNF関連乾癬を発症した群35名，抗TNF使用歴のない特発性乾癬群38名であり，遺伝子型の決定や遺伝子リスクの算出などにより，遺伝的素因と遺伝的多型を検討した．抗TNF関連乾癬群は乾癬を発症しなかった抗TNF投与群より，乾癬における遺伝的リスクが高く（p=0.04），特発性乾癬群と同程度であった．*NOS2*及び*ETS1*に関連する二つの遺伝子座の多型が，抗TNF関連乾癬群では乾癬未発症の抗TNF投与群より有意に多く見られた（p＜0.05）が，特発性乾癬群とは異なっていた．抗TNF関連乾癬は，遺伝の素因はやや大きいが，単一の原因となる多型は同定されなかった．

解説　抗TNFは乾癬に対する治療薬でもあるが，投与中に乾癬を発症することがあり，いわゆる逆説的反応（paradoxical reaction）として知られている．TNF-αは皮膚局所に浸潤する形質細胞様樹状細胞（pDC）の成熟を阻害し，IFN-α産生を抑制する．よって抗TNFを投与すると，TNF-αが抑制され，pDCからのIFN-α産生抑制の解除につながり，IFX-αが産生され，乾癬を発症するといわれている．これまでの報告ではCD，女性，喫煙などが抗TNF関連乾癬発症のリスクといわれているが（関連論文），本論文では若年診断IBDと遺伝的素因がリスクであった．本研究から特発性乾癬，抗TNF関連乾癬いずれも乾癬発症における遺伝的なリスクを有していることが判明した．

(山本　章二朗)

関連論文：Denadai R, Teixeira FV, Steinwurz F, *et al. J Crohns Colitis.* 2013, 7(7)：517-524

A. IBD患者では乾癬の発症に対し，遺伝的素因を有している．

診断・合併症 20

Q109. *Clostridium difficile* 感染を伴った IBD 患者において免疫調節薬は継続すべきか？

Combination immunomodulator and antibiotic treatment in patients with inflammatory bowel disease and *Clostridium difficile* infection.

Ben-Horin S, Margalit M, Bossuyt P, *et al.*　*Clin Gastroenterol Hepatol.* 2009, 7（9）：981-987

研究デザイン：コホート研究　　PMID：19523534

概要　*Clostridium difficile* 感染を伴う IBD 再燃時の治療として、抗生物質単独療法と抗生物質と免疫調節薬の併用療法を後ろ向きに比較した論文である。*C. difficile* 感染を伴う IBD の入院患者（n＝155, 59％は UC）のうち、抗生物質単独で治療された群（n＝51）と抗生物質と免疫調節薬で治療された群（n＝104）を後方的に解析した。主要転帰を入院から 3 ヵ月以内の死亡または結腸切除、入院中の巨大結腸、腸穿孔、敗血症性ショック、呼吸不全としたところ、これらは併用療法をうけた 12％で発生したが、抗生剤単独群での発生は 0％であり（p＝0.01）、多変量解析でも併用療法のみが主要転帰と独立した関連因子であった。免疫調節薬が 2 剤以上になるとそれがさらに顕著であった。また酸抑制薬は *C. difficile* 感染の再発率を増加させた。

解説　IBD 患者の *C. difficile* 感染症は広域スペクトルの抗生剤や免疫調節薬、酸分泌抑制剤などの使用頻度増加などにより増加する。よって、IBD 診療時は常に *C. difficile* 感染症合併を念頭におく必要がある。その一方で、*C. difficile* 感染による IBD 患者の経過や予後への関連について、つまり入院や大腸切除、死亡などとの関連性においては、現段階では明確なコンセンサスは得られていない。本邦では Binay toxin 産生強毒株の報告は稀であり、欧米ほど *C. difficile* 感染症は大きな問題となっていないが、今後問題となる可能性は否定できない。IBD 患者に *C. difficile* 感染症を伴った場合、不用意な酸抑制治療は行わず、免疫調節薬を投与している患者は予後不良であることを考慮し、強力な免疫抑制を伴う治療の複数施行している際にはさまざまなリスクを十分検討した上で、継続については慎重に考えるべきといえる。

（山本　章二朗）

A. 2 剤以上の免疫調節薬投与中の IBD 患者の再燃時に *C. difficile* 感染症を認めた場合、免疫調節薬の継続については慎重に検討する必要がある。

診断・合併症 21

Q110. サイトメガロウイルス再活性化とサイトメガロウイルスに対する治療はIBDの経過に影響を及ぼすか？

The impact of cytomegalovirus reactivation and its treatment on the course of inflammatory bowel disease.

Devincourt M, Lopez A, Pillet S, et al. *Aliment Pharmacol Ther.* 2014, 39（7）：712-720

▶研究デザイン：症例対照研究　コホート研究　　　PMID：24506221

概要　IBD再燃時のサイトメガロウイルス（cytomegalovirus：CMV）再活性化の関与とCMV再活性化を伴ったIBD再燃例におけるCMVに対する治療の有効性を評価した論文である．まず症例対照研究で，UC再燃時の血清CMV-PCRの陽性者26名と陰性者26名を比較したところ，両群には入院期間及び結腸切除率で有意差はなかった．次にIBD再燃時にCMV陽性（血清PCR 80名，組織PCR 33名）が確認された110名に対し，抗CMV治療の有無と臨床経過などの関連を後ろ向きに検討した．抗CMV治療群は，未治療群と比べて有意に入院時の血清アルブミン値が低く，入院期間が長かったが，その後の経過には両群に有意差はなかった．以上より，CMV再活性化はIBDの再燃後の経過に対し影響は及ぼさず，また抗CMV治療はIBDの経過に影響を与えなかった．

解説　IBD，特にUCでは再燃時にCMVが再活性化することが知られており，1990年代後半から2000年代はじめにステロイド抵抗性UCでCMVが高頻度に検出されるという論文が相次ぎ，UCの難治化におけるCMVの関与がいわれた．その後，UCの再燃時に高率にCMVの再活性化を認めるもののそのほとんどは抗CMV薬なしで消失したとの論文も報告され（関連論文），必ずしもCMVに対する治療は必要ではないという考えもある．現時点ではUC再燃例でCMVの再活性化を見た場合の治療適応については明確にされていないが，まずはUCの治療を行い，その治療で寛解が得られず，CMV免疫組織染色が陽性あるいはCMV抗原血症の陽性細胞の増加などがみられた場合，抗CMV薬を検討するのが妥当といえよう．抗CMV薬には重篤な骨髄抑制や不可逆性の男性不妊などのリスクもあることも知っておく事項である．

（山本　章二朗）

関連論文：Matsuoka K, Iwao Y, Mori T. et al. *Am J Gastroenterol* 2007, 102（2）：331-337

A. IBD再燃時にCMV再活性化を認めた場合，その多くでは，抗CMV治療の必要はなく，まずはUCに対する治療を率先して行う．

診断・合併症 22

Q111. CDは罹患年数とともにどのような腸管合併症が進行するのか？

Long-term evolution of disease behavior of Crohn's disease.
Cosnes J, Cattan S, Blain A, *et al. Inflamm Bowel Dis.* 2002, 8 (4): 244-250

研究デザイン：後ろ向き研究 & 前向きコホート研究　PMID：12131607

概要　CD患者の腸管合併症の進行についてCD確定後5年目から20年間の経過を後ろ向きに調査し，前向きにも5年間調査した研究である．1974年1月から2000年12月まで2,002例を後ろ向きに炎症型，狭窄型，穿通型に分けて検討している．20年後の腸管合併症はそれぞれ12％，18％，70％となった．部位別に回腸型は狭窄が多く，大腸型は穿通が多かった．また，664名の前向き研究では狭窄例の活動性が観察1年で有意に増加した．

解説　本研究はCDの腸管合併症の自然史を非常によく表した論文である．5年目で炎症型は48％から20年後では12％と減少し，穿通型が40％から70％に増加していることより，CDの積極的な治療介入の必要性につき考えさせられる．しかし，本研究の患者背景として，抗TNF-α抗体の使用がないので，抗体製剤が今後どのような影響を及ぼしてくるかを注視していく必要がある．また，部位別特徴についても研究されており，回腸は狭窄型が，大腸は穿通型が多い点より，MR enterography（関連論文1）などのモダリティーを使用しながら小腸病変のフォローアップならびに内視鏡的拡張術（関連論文2）などの早期加療の影響についても検討する必要がある．　　　（加藤　真吾）

関連論文1：Takenaka K, Ohtsuka K, Kitazume Y, *et al. Gastroenterology.* 2014, 147 (2): 334-342
関連論文2：Hirai F, Ahdoh A, Ueno F, *et al. J Crohns Colitis.* 2018, 12 (4): 394-401

A. CDの初期には炎症型が多いが，自然経過で狭窄型・穿通型が増加する．また回腸型は狭窄型が，大腸型は穿通型が多くなる．

診断・合併症23

Q112. 小児発症CDが狭窄型・穿通型などに進展する予測はできるのか？ 抗TNF-α抗体はこれを予防できるのか？

Prediction of complicated disease course for children newly diagnosed with Crohn's disease：a multicentre inception cohort study.

Kugathasan S, Denson LA, Walters TD, et al. *Lancet.* 2017, 389 (10080)：1710-1718

▶研究デザイン：多施設前向き起始コホート研究　　PMID：28259484

概要 本研究は18歳未満の腸管に炎症を持つ小児CDをエントリーして狭窄型・穿通型のイベントの発生を前向きに検討したものである．平均観察期間は12.4年で狭窄型を予測する因子は血清CBir.1抗体陽性であった．穿通型を予測する因子は診断時の年齢が高いこと，アフリカン・アメリカン，血清anti-*Saccharomyces cerevisiae* antibody（ASCA）IgA抗体陽性，血清CBir.1抗体陽性であった．診断90日以内の早期の抗TNF-α抗体治療の病変進展抑制効果は穿通型では認められたが，狭窄型では認められなかった．腸内細菌や回腸末端の組織の遺伝子も狭窄型・穿通型の危険因子として挙げられている．

解説 CDの自然史については，後ろ向き研究で初期に炎症型が多く，20年の経過で狭窄型・穿通型に高率に移行することが報告されていたが（**Q111**），今回の研究により穿通型・狭窄型に進展する予測因子が報告され，90日以内の早期の抗TNF-α抗体は穿通型の進展を抑制することも明らかとなり，抗TNF-α抗体の早期治療の重要性が示された．しかし，狭窄型に関しては抑制効果が認めらなかった点より抗p40抗体等の新規治療の研究成果が待たれるところである．また，血清ASCA IgA抗体，血清CBir.1抗体価に関しても本邦では保険適用外であり，これらの検査の保険適用化も待たれるところである．狭窄型では*Ruminococcus*，extracellular matrix産生遺伝子，穿通型では*Veillonella*が認められたが今後の成績が待たれる．　　　　　　（加藤　真吾）

A. 小児CDの狭窄型・穿通型への進展予測因子として，診断年齢の高さ，人種，血清ASCA IgA抗体陽性，血清CBir.1抗体陽性が挙げられる．また，抗TNF-α抗体の早期治療の穿通型の抑制効果が認められた．

診断・合併症 24

Q113. 非メラノーマ皮膚癌の新規再発リスクは免疫抑制薬や抗 TNF-α 抗体投与により増加するか？

Risk of nonmelanoma skin cancer associated with the use of immunosuppressant and biologic agents in patients with a history of autoimmune disease and nonmelanoma skin cancer.

Scott FI, Mamtani R, Brensinger CM, et al. *JAMA Dermatol.* 2016, 152(2)：164-172

▶研究デザイン：後ろ向き研究　　　　　　　　　　　　PMID：26510126

概要　非メラノーマ皮膚癌（nonmelanoma skin cancer：NMSC）術後の2次発癌リスクを後ろ向きに検討した論文である．2006年1月から2010年12月のNMSC発癌症例9,460名（関節リウマチ：RA 6,672名，IBD 2,619名，RA＋IBD 169名）を米国公的医療保険制度Medicareから抽出した．初回癌の診断後12カ月以上経過して癌が発生した症例を2次発癌と定義した場合，2次性発癌は1,291名（RA 910，IBD 359，RA＋IBD 22）で，発癌率はRA 58.2人年（95％CI 54.5-62.1），IBD 58.9人年（95％CI 54.5-62.1）となった．初回の発癌前6カ月もしくは発癌時の投薬を検討した結果，RAではメトトレキサートと他の薬剤の併用は発癌の危険因子になるが，IBDではチオプリン製剤と抗TNF-α抗体の併用は発癌の危険因子にはならなかった．また，チオプリン製剤は抗TNF-α抗体よりも発癌率は高いが有意差は認められなかった．

解説　近年，抗体製剤の使用が増加してきており，2次発癌の問題は注視する必要がある．皮膚癌発生率は欧米人と比較して本邦では低いが，今後，高齢化社会において抗体製剤，免疫調節薬と発癌の問題は重要である．RAにおいては，免疫調節薬と抗体製剤との併用は発癌のリスクを増加させるが，IBDにおいてはチオプリン製剤，抗TNF-α抗体及びその併用は皮膚癌のリスクを増加させるものではなかったことはIBD患者へのチオプリン製剤，抗TNF-α抗体選択時の一つのエビデンスとなるものと思われる．しかし，癌既往患者へのチオプリン製剤，抗TNF-α抗体使用は個々の症例毎に患者との相談の上，決定する必要がある（関連論文）．

（加藤　真吾）

関連論文：Annese V, Beaugerie L, Egan L, et al. J Crohns Colitis. 2015, 9 (11)：945-965

A. 非メラノーマ皮膚癌NMSCの2次発癌に関して，IBD患者ではチオプリン製剤，抗TNF-α抗体及びその併用は発癌率の増加には有意に関与していない．

診断・合併症 25

Q114. IBD患者のサイトメガロウイルス感染は予測可能か？

A model for identifying cytomegalovirus in patients with inflammatory bowel disease.
McCurdy JD, Jones A, Enders FT, et al. *Clin Gastroenterol Hepatol*. 2015, 13（1）: 131-137

▶研究デザイン：後ろ向きケースコントロール研究　　PMID：2499336

概要　IBD患者のおけるサイトメガロウイルス（cytomegalovirus：CMV）感染の危険因子を検討した論文である．2005年1月から2011年12月までの間，組織学的にCMV感染が証明されたIBD患者68例（UC 66%，CD 31%，分類不能型3%）の患者背景因子を検討した．多変量解析による解析では，難治例，免疫調節薬の治療歴及び年齢が30歳以上の三つの因子がCMV感染の危険因子として挙げられた．TNF-α抗体の使用歴は危険因子ではなかった．

解説　IBD患者を治療するにあたり，CMV感染は疾患活動性を悪化させ，手術率を上昇させる因子である（関連論文1）．診断には内視鏡検査が有用であり，内視鏡的には深掘れ潰瘍が特徴ではあるが，十分条件ではないので，内視鏡所見が確定因子とはならない（関連論文2）．また，血液検査でCMV抗原血症検査が有用であるが，本邦では保険適用外であるため，頻回の検査は困難である．今回のエビデンスより患者を絞り込むことができる点は有用であるが，本論文のスコアリングに関しては14点以上が中等度リスクで，例えば免疫調節薬使用歴＋30歳以上では15点となり，実臨床での有用性に関しては検討の余地があるものと思われる．

（加藤　真吾）

関連論文1：Sager K, Alam S, Bond A, *et al. Aliment Pharmacol Ther*. 2015, 41（8）: 725-733
関連論文2：Iida T, Ikeya K, Watanabe F, *et al. Inflamm Bowel Dis*. 2013；19（6）: 1156-1163

A. 難治例，免疫調節薬の治療歴及び年齢が30歳以上であることは，IBD患者のCMV感染の危険因子である．

診断・合併症 26

Q115. 日本人のCD患者における長期的な腸管合併症，累積手術率は？

Long-term course of Crohn's disease in Japan : Incidence of complications, cumulative rate of initial surgery, and risk factors at diagnosis for initial surgery.

Sato Y, Matsui T, Yano Y, et al. *J Gastroenterol Hepatol.* 2015, 30（12）: 1713-1719

▶研究デザイン：単施設の後ろ向きコホート研究　　PMID：26094852

概要 CDの長期経過中には，狭窄や穿通・瘻孔を併発し手術を余儀なくされる場合がある．本論文では手術歴のない日本人CD患者520例の長期経過（平均観察期間は約7年）における腸管合併症や手術率を報告している．登録時の罹病期間は約10年，炎症型が81％，狭窄型14％，穿通型5％であったが，約5年後にはそれぞれ46％，35％，19％となり半数が狭窄・穿通型となっていた．累積手術率は5年で31％，10年で55％，15年で70％，20年で82％にも達していた．診断時の現喫煙者（HR 1.36），上部消化管病変（HR 1.37）や狭窄（HR 1.71）・穿通（HR 2.19），小腸狭窄の存在（HR1.46〜1.59）が初回手術の独立した危険因子であった．

解説 根治的治療法のないCDにおいて，いかに活動性を制御し，合併症併発なく，高いQOLを維持するかが重要な治療目標である．狭窄，穿通はCDの主な手術理由である．本論文では，日本人CD患者ではこれらの合併症が経過とともに増加し，5年で半数例にみられるようになり，10年で5割，20年で8割が手術を受けることが示された．手術に至る患者側の危険因子として現喫煙があった．これらは欧米の報告と同様である．ただし，これは生物学的製剤が使用されている患者が12例（2.3％）という段階での報告である．近年，CDに複数の生物学的製剤が使用されており，抗TNF-α製剤で治療されたCD患者の手術回避率の目覚しい向上が報告されている（関連論文1，2）．今後，生物学的製剤導入後の本邦におけるCD患者の治療反応性にかかわる要因や長期予後を明らかにしていくことが重要な課題と思われる．

（佐々木　悠，阿部　靖彦，上野　義之）

関連論文1：Mori R, Endo Y, Yamamoto K, et al. *Int Res.* 2019, 17（1）: 94-106
関連論文2：Nagata Y, Esaki M, Moriyama T, et al. *J Gastroenterol.* 2019, 54（4）: 330-338

A. 日本人のCD患者（生物学的製剤使用者は2％程度にとどまる）において，狭窄，穿通といった腸管合併症は経過とともに増加し，5年で半数例にみられ，10年で5割が手術に至る．

診断・合併症 27

Q116. CDに関連した消化管癌の日本の現状は？

Current State of and Problems Related to Cancer of the Intestinal Tract Associated with Crohn's Disease in Japan.

Higashi D, Katsuno H, Kimura H, et al. *Anticancer Res.* 2016, 36 (7) : 3761-3766

▶研究デザイン：多施設の後ろ向き観察研究　　PMID：27354651

概要　CDに関連した消化管癌は低頻度ではあるが生命に直結する重要な問題である．本論文では日本のIBDのハイボリュームセンター16病院で手術を受けた3,454例中，消化管癌が指摘された122例の特徴を報告している．2001年以降，発癌患者は増加傾向で，男女比は約7：5，発癌時の平均年齢は45.9歳，発癌時の罹病期間は18.4年であった．肛門管癌（51％）の頻度が最も高く，次いで直腸（29％）で，左側での発癌が86％を占めていた．9割は進行癌で，多発転移を13％に認めた．76％は術前，4％は術中，20％は術後病理で診断され，半数が粘液癌であった．全5年生存率は52％，病期別ではⅠ期で88％，Ⅱ期で68％，Ⅲa期で71％，Ⅲb期で25％，Ⅳ期で0％であった．

解説　メタ解析でCDの大腸癌の相対リスクは2.5倍，小腸癌は31.2倍と高率であることが示されている（関連論文）．狭窄や瘻孔を伴う慢性炎症や長い罹病期間，肛門病変，25歳以下，腸管手術歴がCDの消化管発癌の危険因子として知られている．本報告でも，散発性大腸癌より平均発症年齢は低く，CDの罹病期間も長かった．欧米ではCD関連大腸癌は右側に多いとされるが，本検討では左側，特に肛門部に多く，これは日本人のCD発癌の特徴かもしれない．また粘液癌や印環細胞癌が多くを占め，これらは抗癌剤や放射線に耐性であり，予後不良の要因となっている可能性がある．早期発見に資するサーベイランスが重要であるが，多発狭窄や癒着があるCDでは内視鏡検査は困難な場合が多い．またCTやMRI，PETでは通常，早期発見は困難である．適切な癌サーベイランスプログラムの確立のため，厚労省「難治性炎症性腸管障害に関する調査研究」班での検討がすすめられている．　　　　　　（佐々木　悠，阿部　靖彦，上野　義之）

関連論文：Canavan C, Abrams KR, Mayberry J. *Aliment Pharmacol Ther.* 2006, 23 (8)：1097-1104

> **A.** 日本のCD関連消化管癌は肛門管，直腸に多く，9割は進行癌で発見される．罹病期間の長い，瘻孔狭窄を伴う慢性炎症や肛門病変があるCDでは，肛門管，直腸の注意深い癌サーベイランスが重要である．

診断・合併症 28

Q117. 生物学的製剤時代における CD の肛門部病変の自然史は？

Anorectal stricture in 102 patients with Crohn's disease: natural history in the era of biologics.

Brochard C, Siproudhis L, Wallenhorst T, et al. *Aliment Pharmacol Ther.* 2014, 40 (7): 796-803

▶研究デザイン：単施設の後ろ向き観察研究　　　PMID：25109493

概要　CD では肛門部病変（perianal Crohn's disease：PCD）を高頻度に合併する．多彩な病変を呈し，長期経過の中でさまざまな形で QOL に影響を及ぼす．本論文では 102 例の PCD の長期予後を報告している．CD の罹病期間中央値は 8.9 年，観察期間中央値は 2.8 年．経過観察中 35 例に痔瘻が発生し，33 例が手術を受け，うち 14 例（16％）では少なくとも 2 回以上は手術を受けていた．経過観察できた 88 例中 52 例（59％）で肛門狭窄が治癒した．PCD の診断 5 カ月，40 カ月後にそれぞれ 1 例ずつ直腸腺癌が診断された．多変量解析では女性（HR 2.05），10 年未満の CD 罹病期間（HR 1.94），狭窄診断時の痔瘻の存在（HR 2.36）が肛門直腸狭窄の治癒に有意に関連した．28 例（32％）で肛門狭窄や人工肛門，大腸ないし直腸切除といった好ましくない経過をたどった．女性，抗 TNF-α 製剤の最適化がこのリスクを低下させる一方，診断時に狭窄型であることは危険因子であった．

解説　本論文では多数の PCD 症例の経過を解析し，生物学的製剤が使用される時代において，3 年の経過で，5 割以上で直腸肛門狭窄が治癒することが示されている．痔瘻を伴う CD で治癒率が高く興味深い点である．一方で，約 25％の CD では人工肛門や直腸切断が必要であり，また直腸癌を 2 例で認め，依然として患者 QOL に大きな影響を与え得ることも確認された．長期間の良好な QOL を保つためには，瘻孔や発癌に対する慎重な経過観察に加え，生物学的製剤等による適切な治療介入が重要と考えられる．最近，痔瘻を伴う CD の約半数例は抗 TNF-α 製剤中止後 5 年以内に再燃をきたすことが報告されている（関連論文）．今後は，PCD の適切なモニタリングとともに，高い QOL を維持するためにはどのように最適な治療薬を選択し，調整するべきかを明らかにする必要がある．

（佐々木　悠，阿部　靖彦，上野　義之）

関連論文：Legué C, Brochard C, Bessi G, et al. *Inflamm Bowel Dis.* 2018, 24 (6): 1107-1113

A. 3 年で，5 割以上で直腸肛門狭窄が治癒する一方で，約 25％では人工肛門や直腸切断が必要で，また直腸癌の発症に注意が必要である．

診断・合併症29

Q118. IBDの皮膚病変に関連する遺伝子は？

TRAF3IP2 gene is associated with cutaneous extraintestinal manifestations in inflammatory bowel disease.
Ciccacci C, Biancone L, Di Fusco D, *et al.* *J Crohns' Colitis.* 2013, 7 (1)：44-52

研究デザイン：単施設の後ろ向き症例対照研究　　PMID：22445837

概要　ゲノムワイド関連解析（GWAS）により*TRAF3IP2*（*tumor necrosis factor receptor-associated factor 3 interacting protein 2*）遺伝子が乾癬の新しい感受性遺伝子として同定されている．本研究では，IBDの皮膚病変（壊疽性膿皮症，結節性紅斑）とこの遺伝子の三つの一塩基多型（SNP）との関連性を初めて報告している．腸管外病変はCD 267例中57.5%，UC 200例中32.1%に，皮膚病変はそれぞれ7.1%，4.1%に認めた．CDやUCとSNPとの関連性はなかったが，CDではrs33980500が3.03倍，UCではrs13190932及びrs13196377がそれぞれ5.05倍と4.1倍と，有意に皮膚病変のオッズ比を高めた．さらにrs33980500はCDの狭窄病変（1.91倍）と肛門周囲病変（2.03倍），rs1219377はCDの回腸病変（1.92倍）のリスクと有意に関連していた．*TRAF3IP2*遺伝子のSNPを見ることでIBDの皮膚病変やCDの病型を同定できることが示唆された．

解説　IBDでは，関節や皮膚，目を中心に多彩な腸管外合併症がしばしばみられQOLに多大な影響を及ぼす（関連論文1）．このリスクを判断し治療方針を決定することでQOLを改善させる可能性があり，また共通する発症機序の解析はIBDの病態解明をもたらす可能性がある．本論文ではCD及びUCに伴う皮膚病変と関連する*TRAF3IP2*遺伝子多型が同定された．解析された三つの多型のうち，rs13190932は乾癬性関節炎及び尋常性乾癬と強い関連があることが知られており（関連論文2），本報告ではUCの皮膚病変のオッズ比が5倍と最も高かった．このTRAF3IP2変異体ではTRAF6への結合能の低下が報告されており，異常なTRAFの相互作用を介した免疫制御シグナルの異常がIBDと皮膚病変を繋ぎ得る経路の一つであることが示唆される．

（佐々木　悠，阿部　靖彦，上野　義之）

関連論文1：Vavricka SR, Schoepfer A, Scharl M, *et al. Inflamm Bowel Dis.* 2015, 21 (8)：1982-1992

関連論文2：Hüffmeier U, Uebe S, Ekici AB, *et al. Nat Genet.* 2010, 42 (11)：996-999

A. *TRAF3IP2*遺伝子多型であるrs33980500はCDで3倍，UCではrs13190932及びrs13196377がそれぞれ5倍，4倍，皮膚病変のリスクを高める．

これだけは読んでおきたい！
消化器医のための**重要論文240篇**

炎症性腸疾患編

UCの治療

UCの治療 01

Q119. UC患者の寛解導入に，嫌気的条件下で処理された糞便微生物移植法は有用か？

Effect of Fecal Microbiota Transplantation on 8-Week Remission in Patients With Ulcerative Colitis：A Randomized Clinical Trial.

Costello SP, Hughes PA, Waters O, *et al*. *JAMA*. 2019, 321（2）：156-164

▶研究デザイン：多施設共同無作為化二重盲検比較試験　　PMID：30644982

概要　オーストラリアの3施設における軽症から中等症の活動期UC患者73例を対象とし，好気的条件下にて処理した自家糞便移植を対照に嫌気的条件下で処理した健常人ドナー糞便移植の有用性を比較した論文である．投与法は下部消化管内視鏡を用いて右側結腸に200 mL投与，その後7日間に100 mLを2回注腸投与された．主要評価項目である8週時のステロイドフリー寛解率はドナー糞便移植群が有意に高く（12/38［32％］ vs. 3/35［9％］, p＝0.03），軽症から中等症の活動性UCにおいて，嫌気的条件下で処理された健常人ドナー糞便移植は8週時の寛解率を高める可能性が示唆された．

解説　UCにおける糞便移植の有用性の報告が散見されるが，既報の臨床試験（関連論文1，2）ではいずれも好気的条件下に処理されたドナー糞便を大量に投与するプロトコールであったのに対し，本論文では嫌気的条件下においてドナー糞便処理が行われ，さらに投与回数が軽減されているのが特徴である．その結果，ベースラインや自家糞便移植後と比較してドナー糞便移植後（4～8週間）の細菌叢の多様性が増加し，増加した細菌叢はいずれも嫌気性菌であったことが確認された．ただし，本試験では好気的条件下で処理されたドナー便移植群が設定されていない点には注意すべきである．UCにおける糞便移植のプロトコールは統一されておらず，ドナー便の処理条件や投与量，回数，経路に関してはさらなるエビデンスの構築が待たれる．

（中村　健太，那須野　正尚，田中　浩紀）

関連論文1：Moayyedi P, Surette MG, Kim PT, *et al. Gastroenterology*. 2015, 149（1）：102-109
関連論文2：Paramsothy S, Kamm MA, Kaakoush NO, *et al. Lancet*. 2017, 389（10075）：1218-1228

A. 嫌気的条件下で処理された糞便微生物移植法はUCの寛解導入に有用かもしれない．

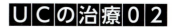

Q120. 英国医師のIBDに対する便移植はどう意識されているか？

Faecal microbiota transplantation as a treatment for inflammatory bowel disease: a national survey of adult and paediatric gastroenterologists in the UK.

Mcilroy JR, Nalagatla N, Hansen R, et al. Frontline Gastroenterol. 2018, 9 (4): 250-255

研究デザイン：web-based 調査　　　PMID：30245786

概要　英国医師のIBDへの便移植（FMT）についての認識及び実施状況についてWebによる調査を行った研究である．61名の医師より回答があり，うち38%は *Clostridioides difficile* 感染に対してFMTを行った経験があった．ほぼ全員がIBDに対する治療としてのFMTを聞いたことがあり，34%は患者へ行うことを考慮し，26%は行わない，39%は決めかねると回答された．FMTを行わないと回答した理由として，50%が現時点より多くのエビデンスが必要と判断した．また，FMTのトライアルにおけるプラセボとして適切なものとして，48%が自家FMTを，44%は水の注腸を選択した．FMTの投与方法としては34%が経口カプセルを最も好ましいとし，一方で39%が経鼻胃管投与を最も好ましくないとした．IBD患者にFMTを行う上で最も懸念があるとしたのは36%で効果の欠如を挙げ，最も懸念が少ないこととして，それぞれ18%で再燃の引き金になること，表現型の変化を挙げた．最後にIBD患者をFMTの臨床試験にエントリーさせることを考慮するかとの質問には95%が考慮すると返答した．

解説　*C. difficile* 感染に対するFMTの報告がなされてから，IBDに対するFMTへの関心が高まっている．2017年に本研究と同様の調査が *C. difficile* 感染に対するFMTについて行われている．これらの研究はいわば意識調査であるが，半数がIBDに対するFMT施行を決めかねる，あるいは好ましくないと考えており，現時点で3本のRCTの結果が公開されているものの，まだそれだけでは広く受け入れられるに至るトリガーポイントには至っていないと考察されている．適切なプラセボの設定を含めた新たなエビデンスの構築，経口カプセルの開発など，FMT普及に向けての課題が浮き彫りとなった．

（桂田　武彦）

関連論文1：Costello SP, Soo W, Bryant RV, et al. Aliment Pharmacol Ther. 2017, 46 (3): 213-224
関連論文2：Quraishi MN, Segal J, Mullish B, et al. J Hosp Infect. 2017, 95 (4): 444-445

A. IBDに対するFMTが治療として普及し得るには未だエビデンスが不足していると考えられている．

UCの治療03

Q121. UC患者に対するインフリキシマブ治療において粘膜治癒を達成するには何が重要か？

Infliximab exposure-response relationship and thresholds associated with endoscopic healing in patients with ulcerative colitis.
Vande Casteele N, Jeyarajah J, Jairath V, et al. *Clin Gastroenterl Hepatol*. 2019, 17(9): 1814-1821

▶研究デザイン：無作為化比較試験，post hoc解析　　PMID：30613004

概要　ACT-1，ACT-2試験（関連論文1）に参加した484名のUC患者のデータからインフリキシマブ（IFX）血中濃度と粘膜治癒の関連性を検討した論文．ROC曲線を用いてMayo endoscopic score（MES）とIFX開始時のクリアランス（IFX-CL），血中濃度の関連性を検討した．IFX投与後8週，30週のMES1以下を予測するIFX-CLの閾値はそれぞれ0.397 L/dL未満，0.364 L/dL未満であり，同様に8週のMES1以下を予測するIFX血中濃度の閾値は2週18.6μg/mL以上，6週10.6μg/mL以上，8週34.9μg/mL以上であり，また，30週のMES1以下を予測するIFX血中濃度の閾値は14週5.1μg/mL以上，30週3.0μg/mL以上であった．さらに30週のMES0を予測するIFX血中濃度の閾値は14週6.7μg/mL以上，30週3.8μg/mL以上と，より高い血中濃度を必要とした．

解説　近年，UC治療においてTreat-to-Targetに基づいた治療ストラテジーが提唱されつつあり，STRIDE（関連論文2）によるとMES1以下は最低限の目標であり，MES0が望ましいとされている．本論文ではIFX-CL低値，IFX血中濃度高値が短期・長期の粘膜治癒に寄与する可能性が示され，特にMES0を達成するにはより高いIFX血中濃度を必要とすることが示された．今後，IFX-CLや血中濃度モニタリングをもとに，患者ごとに用量調整を行う介入研究が望まれる（ただしIFX血中濃度測定は本邦では保険適用外である）．

（宮川　麻希，那須野　正尚，田中　浩紀）

関連論文1：Rutgeerts P, Sandborn WJ, Feagan BG, et al. *N Engl J Med*. 2005, 353(23): 2462-2476
関連論文2：Peyrin-Biroulet L, Sandborn W, Sands BE, et al. *Am J Gastroenterol*. 2015, 110(9): 1324-1338

A. IFX開始時のクリアランス低値とIFX投与後のIFX血中濃度高値が粘膜治癒達成に寄与する．

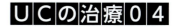

Q122. 急性重症のUCに対するインフリキシマブの最適な導入方法は？

Systematic review and meta-analysis：Optimal salvage therapy in acute severe ulcerative colitis

Choy MC, Seah D, Faleck DM, *et al.*　*Inflamm Bowel Dis.* 2019, 25（7）：1169-1186

▶ 研究デザイン：システマティックレビュー，メタ解析　　PMID：30605549

概要　急性重症のUCにおけるインフリキシマブ（IFX）治療の効果，用量，投与回数，治療強化が非手術率に与える影響を検討した論文．1999年1月から2018年7月の間に報告された41のコホート研究（2,158症例）を対象とした．IFX治療全体の非手術率は1カ月で85.7％，3カ月で79.7％，12カ月で69.8％であった．IFX 5 mg/kg単回投与と比較して，2回以上の複数回投与による3カ月後の非手術率が有意に良好であった．しかし，標準治療群（IFX 5 mg/kgを0, 2, 6週投与）と比較して倍量投与（IFX 10 mg/kg）もしくは投与期間短縮（IFX 5 mg/kgを導入から4週間に3回投与）を合わせた治療強化群の非手術率とでは3カ月後の非手術率に有意差を認めなかった．

解説　急性重症UCに対するIFXの最適な投与方法は不明であり，海外では重症度に応じて倍量投与や投与期間短縮を考慮されているのが現状である（本邦では保険適用外）．本論文では，IFX導入時にIFX単回投与と比較して複数回投与における非手術率の向上が示されたが，増量もしくは投与期間短縮による治療強化の有益性は認められなかった．ただし，治療強化群の患者はCRP値が高く，アルブミン値が低い傾向を認め，より重症度の高い症例を対象にしていることは十分考慮すべきである．治療強化の有益性を示すためには，現在進行中の急性重症UCに対するIFX標準治療群と増量群との前向き無作為化比較試験（PREDICT UC；Clinicaltrials.gov：NCT02770040）の結果が待たれる．

（宮川　麻希，那須野　正尚，田中　浩紀）

A. IFX 5 mg/kg単回投与より複数回投与の方が有効性は高いが，標準治療と比較して倍量投与もしくは投与期間短縮の有益性は示されていない．

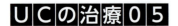

Q123. UCに対する抗TNF-α抗体製剤の効果予測は可能か？

Multiple Cytokine Profiling：A New Model to Predict Response to Tumor Necrosis Factor Antagonists in Ulcerative Colitis Patients.
Obraztsov IV, Shirokikh KE, Obraztsova OI, *et al. Inflamm Bowel Dis.* 2019, 25 (3)：524-531

▶研究デザイン：症例対照研究（ケース・コントロール）　PMID：30544140

概要　インフリキシマブ（IFX）投与予定のUC患者49名の血清中サイトカイン17種を調べ，治療効果予測モデルを検討した論文．17種のサイトカインはBio Rad社製ヒトサイトカイン測定キットを用いた．IFXの治療効果判定はIFX投与後12週における臨床的寛解（partial Mayo Score＜2）を「有効性あり」，非寛解を「有効性なし」と定義した．単一のサイトカインでは予測因子とはならなかったが，フィッシャーの線形判別分析（FLDA）を用いてTNF-α，IL-12，IL-8，IL-2，IL-5，IL-1β，IFN-γの7種のサイトカインによるIFX投与12週後の治療効果予測モデルを作成した．感度，特異度はそれぞれ84.2％，93.3％と良好であり，またサイトカインの測定自体は簡便かつ安価なため，治療効果予測に有用なツールとなる可能性が示唆された．

解説　近年，UCにおいて抗インテグリン抗体やJanus kinase阻害薬などの新規薬剤が承認され，さまざまな治療選択が可能となった．一方，特に難治例におけるこれらの治療薬の使い分けに関する情報は十分とはいい難く，抗TNF-α抗体製剤の位置付けを定めることは非常に重要な課題である．過去の文献では治療前後の血中，及び便中マーカーが治療効果判定に有用であるとの報告は認められるものの，治療効果予測に関するツールは存在しなかった（関連論文1，2）．本論文ではIFX開始前に各種サイトカインを測定することで，症例ごとの病態に沿った治療選択が可能になると考えられ，今後のさらなるデータの集積が期待される．　　　　（杉山　浩平，那須野　正尚，田中　浩紀）

関連論文1：Seow CH, Newman A, Irwin SP, *et al. Gut*. 2010, 59 (1)：49-54
関連論文2：Jürgens M, Laubender RP, Hartl F, *et al. Am J Gastroenterol*. 2010, 105 (8)：1811-1819

A. 複数のサイトカインを測定することにより，UCに対する抗TNF-α抗体製剤による治療効果が予測できるかもしれない．

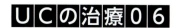

Q124. UCで抗TNF-α抗体の皮下注製剤から点滴製剤への変更は有効か？

Outcome in ulcerative colitis after switch from adalimumab/golimumab to infliximab：A multicenter retrospective study.

Viola A, Pugliese D, Renna S, et al.　*Dig Liver Dis*. 2019, 51（4）：510-515.

▶研究デザイン：多施設共同後方視的観察研究　　PMID：30472389

|概要| 対象はイタリア国内8施設で抗TNF-α抗体を皮下注製剤〔アダリムマブ（ADA），ゴリムマブ（GOL）〕から点滴製剤〔インフリキシマブ（IFX），IFXのバイオシミラー（CT-P13）〕へ変更したUC患者76例．変更前の薬剤はADAが38例，GOLが38例で，変更後の薬剤はIFXが20例，CT-P13が56例であった．皮下注製剤中止理由は一次無効例（PF）60例，副作用（AE）2例，効果減弱例（LOR）14例．薬剤変更後12カ月後に投与継続していた患者はPF 32例，AE 2例，LOR 13例で，寛解率はPF例で15例（48％），LOR例で10例（77％）と有意差はないものの，LOR例で寛解率が高い傾向にあった．多変量解析では変更12カ月後の寛解と関連のある因子は変更6カ月後の寛解のみであった．

|解説| 近年，難治性UCに対して多くの治療薬が開発され，抗TNF-α抗体においては日本でも2010年のIFXを皮切りに，ADA，CT-P13，GOLの4種類が保険適用となっている．最も早くから臨床で使用された経緯から，IFXから他の抗TNF-α抗体への変更した症例の治療成績は検討されているが，皮下注製剤（ADA，GOL）から点滴製剤（IFX，CT-P13）への変更の有効性を検討した報告はこの論文が初めてである．本報告では薬剤変更後12カ月後の寛解率はPF例で48％，LOR例では77％といずれも比較的良好な成績としているが，投与中止例などを除外したper protocol解析を行っており，intention-to-treat解析での寛解率はPF例で25％，LOR例で71.4％となる．この結果からはLOF例では点滴製剤から皮下注製剤への変更例を検討した既報よりも治療成績が良い傾向にあるが，PF例では点滴製剤から皮下注製剤への変更と同様にその効果は限定的であった．抗TNF-α抗体では投与経路にかかわらず先行薬剤一次無効例では他の作用機序を有する薬剤への変更を，二次無効例では他の抗TNF-α抗体への変更をまずは考慮すべきと考えられる．

（山本　修司）

A. 皮下注製剤二次無効例では点滴製剤への変更は有効である．

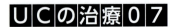

Q125. UCに対する抗TNF-α療法はインフリキシマブかアダリムマブのどちらから始めるべきか？

Treatment Persistence of Infliximab Versus Adalimumab in Ulcerative Colitis：A 16-Year Single-Center Experience.

Pouillon L, Baumann C, Rousseau H, *et al.* *Inflamm Bowel Dis.* 2019, 25 (5)：945-954

研究デザイン：観察研究　　　　　　　　　　　　　PMID：30329067

概要　1st line あるいは 2nd line の抗TNF-α抗体薬として，インフリキシマブ（IFX）またはアダリムマブ（ADA）を用いて治療したUC患者における抗TNF-α抗体薬の継続率を検討した論文．少なくとも6カ月間以上，IFXまたはADAで維持療法を施行されたUC患者160例を対象に，1st lineの抗TNF-α療法でIFX群（126例）とADA群（34例）に，また2nd lineの抗TNF-α療法でADA群（IFX→ADA，29例）とIFX群（ADA→IFX，14例）に分けて検討した結果，1st line及び2nd lineの抗TNF-α療法がIFX，ADAのいずれであっても薬剤継続率は同等であった．また1st lineの抗TNF-α療法の継続に関連する有意な因子は5-ASA製剤の併用であり，免疫調節薬併用との相関は認めなかった．

解説　抗TNF-α抗体薬は寛解導入及び維持効果を有する治療薬としてUC患者に広く用いられている．代表的な抗TNF-α抗体薬であるIFXとADAの有効性については各々の大規模な臨床試験（ランダム化比較試験）で既に証明されている．しかしながら，これまで両薬剤を直接比較対照とした臨床試験はなく，実際の臨床現場では1st lineの抗TNF-α療法としての薬剤選択については明確な基準がない．またキメラ抗体であるIFXと完全ヒト型抗体であるADAとの間で，長期的な有効性，効果減弱の発生率，併用薬による抗TNF-α抗体薬の治療効果への影響など本当に同等なのか？という疑問にも未だ回答がない．本研究はフランスNancy大学単施設で行われた後向き研究であるが，長期間にわたる実臨床（リアルワールド）におけるIFXとADAの比較データを示した貴重な論文である．

（松浦　稔）

A. UCに対する1st lineの抗TNF-α療法としてはインフリキシマブ及びアダリムマブのいずれでも同等である．

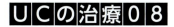

Q126. UCにおけるインフリキシマブのバイオシミラーの長期治療効果は？

Infliximab biosimilar CT-P13 therapy is effective in maintaining endoscopic remission in ulcerative colitis - results from multi-center observational cohort.

Bálint A, Rutka M, Kolar M, et al. Expert Opin Biol Ther. 2018, 18（11）：1181-1187

研究デザイン：前向き研究　　　　　　　　　PMID：30277084

概要 CT-P13はインフリキシマブのバイオシミラーであり，UCを含めたIBDに有効とされている．本論文では同薬剤のUC腸管粘膜治癒の維持における長期有効性を検討し，具体的には54週時点での粘膜治癒の予後因子としてCT-P13のトラフ濃度，抗体陽性率，CRP値，便中カルプロテクチン，ステロイド・免疫調節薬の併用の有無，抗TNF-α抗体製剤の使用歴や投与量調整の有無を前向きに検討している．対象症例は中等度から重症UC 75名の内54週までCT-P13を投与された61症例で，粘膜治癒（Mayo endoscopic subscore 0もしくは1）は14週で65.5%，54週で62.1%で，完全粘膜治癒（Mayo endoscopic subscore 0）は14週で31%，54週で38%であった．CRP値，白血球値，血小板値，血清アルブミン値は54週時点で有意に改善していた．副作用としてinfusion reactionを6.6%（5/75例）で認めた．また，血清のCT-P13抗体出現率は14週で6.5%，54週で19.7%であった．

解説 CT-P13は世界で最初に登場したインフリキシマブのバイオシミラーであり，その有効性は既にいくつも報告されている．しかしながら，UCではその多くが短期から中期の治療成績であり（関連論文1），本検討は長期の腸管粘膜治癒を検討している点で重要である．同薬剤の使用においてはノルウェー政府の主導で行われたNOR-SWITCH試験が有名で，インフリキシマブを6カ月以上投与されたIBDや関節リウマチ患者などを対象に継続及びCT-P13に変更の2群で検討したところ52週時点で有効性，副作用，免疫原性に差はなく（関連論文2），医療財政の観点からもバイオシミラーは重要な薬剤と考えられる． 　　　　　　　　　　（本澤　有介）

関連論文1：Gecse KB, Lovasz BD, Farkas K, et al. J Crohns Colitis. 2016, 10（2）：133-140
関連論文2：Jørgensen KK, Olsen IC, Goll GL, et al. Lancet. 2017, 389（10086）：2304-2316

> **A.** インフリキシマブのバイオシミラー（CT-P13）はUCにおいて短期・長期いずれも良好な有効性を示す薬剤である．

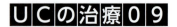

Q127. 生物学的製剤や免疫調節薬を使用中のUC患者における5-アミノサリチル酸製剤の併用率や医療費負担の実態は？

Systematic review with meta-analysis: high prevalence and cost of continued aminosalicylate use in patients with ulcerative colitis escalated to immunosuppressive and biological therapies.

Ma C, Guizzetti L, Cipriano LE, *et al.*　*Aliment Pharmacol Ther.* 2019, 49(4): 364-374

▶研究デザイン：システマティックレビュー　　　PMID：30569460

概要　免疫調節薬や生物学的製剤，低分子化合物を使用中のUC患者における5-アミノサリチル酸（5-ASA）製剤の併用率と医療費を検討した論文．32の無作為化比較試験を対象に検討した結果，5-ASA製剤の併用率は80.7％であり，併用率と有意に関連する背景因子は認めなかった．5-ASA製剤の使用で年間約800～1,395カナダドル（CAD）の医療費が生じるとされる．カナダのUC患者は約104,000名であり，そのなかで約30％が治療強化を必要とし，さらに約80％が5-ASA製剤を継続すると仮定した場合，少なくとも2,000万CADの医療費を生じる．ただし，本研究析は臨床試験を対象としておりUCの一般集団と異なる点に注意すべきである．

解説　5-ASA製剤は軽症から中等症のUCにおける第一選択薬であり，比較的安価で安全な薬剤と考えられているが，長期使用に伴う経済的負担や副作用出現の可能性を考慮する必要がある．生物学的製剤使用患者（関連論文1）や免疫調節薬使用患者（関連論文2）における5-ASA製剤継続の上乗せ効果は証明されておらず，免疫調節薬や生物学的製剤，低分子化合物使用中における5-ASA製剤継続の有用性に関するエビデンスは乏しい．医療経済的な負担は重要な課題であり，今後は薬剤の減量が可能な症例の選択に寄与する新たなデータの検証が望まれる．

（杉山　浩平，那須野　正尚，田中　浩紀）

関連論文1：Singh S, Proudfoot JA, Dulai PS, *et al. Am J Gastroenterol.* 2018, 113(8): 1197-1205
関連論文2：Mantzaris GJ, Sfakianakis M, Archavlis E, *et al. Am J Gastroenterol.* 2004, 99(6): 1122-1128

A. 免疫調節薬，生物学的製剤，低分子化合物で治療を受けているUC患者の80％で5-ASA製剤が続けられている．その場合，カナダでは年間2,000万CADの医療費が発生すると予測されている．

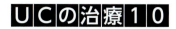

UCの治療10

Q128. ベドリズマブ投与が必要なUC患者ではアミノサリチル酸製剤併用は有効か？

Concomitant Use of Aminosalicylates Is Not Associated With Improved Outcomes in Patients With Ulcerative Colitis Escalated to Vedolizumab.

Ma C, Kotze PG, Almutairdi A, *et al.*　*Clin Gastroenterol Hepatol.* 2018, pii：S1542-3565（18）31341-7

▶研究デザイン：後方視的観察研究　　　　　　　　PMID：30528845

概要　対象はカルガリー大学でベドリズマブを投与されたUC患者100例．ベドリズマブとアミノサリチル酸製剤併用例46例と非併用例54例の治療成績を後方視的に検討した．6カ月後のステロイドフリー寛解率（57.8% vs. 57.4%），内視鏡的寛解率（28.6% vs. 39.5%），1年後のステロイドフリー寛解率（56.8% vs. 66.0%），内視鏡的寛解率（42.5% vs. 53.1%）に両群で有意差はなかった．多変量解析でもアミノサリチル酸製剤の併用はベドリズマブ中止，効果減弱のいずれとも関連を認めなかった．

解説　UCに対する治療においては，可能な限りアミノサリチル酸製剤のみでコントロールを図ることが重要である．一方でアミノサリチル酸のみでは十分な治療効果が得られず他の薬剤による治療強化が必要な場合，アミノサリチル酸製剤をそのまま継続すべきかどうかは明らかでない．本検討では抗α4β7インテグリン抗体（ベドリズマブ）投与が必要となったUC患者では，アミノサリチル酸併用の有無で1年後のステロイドフリー寛解率，内視鏡的寛解率に差がないことが示された．しかしながら，この論文ではper protocol解析か，intention-to-treat解析かが明らかでなく，観察期間が短期間であることなど解釈に注意すべき点も多い．抗TNF-α抗体使用例においても，ACT，PURSUITなどの大規模臨床試験のプール解析でアミノサリチル酸製剤併用の有無で治療効果に差はないとの結果が示されており（関連論文），TNF-α阻害剤もしくはインテグリン阻害剤投与例におけるアミノサリチル酸製剤併用の有用性についてはさらなる検討が必要であろう．一方，アミノサリチル酸製剤には抗炎症作用以外にも発癌予防効果などもあり，寛解維持効果のみで併用の必要性を検討するのは早計かもしれない．

（山本　修司）

関連論文：Singh S, Proudfoot JA, Dulai PS, *et al. Am J Gastroenterol.* 2018, 113（8）：1197-1205

A. ベドリズマブ投与が必要なUC患者では，アミノサリチル酸製剤併用の有無で治療成績は変わらない可能性がある．

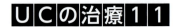

Q129. 抗TNF-α抗体療法中のUCでは5-ASA製剤の中止は可能か？

Stopping 5-aminosalicylates in patients with ulcerative colitis starting biologic therapy does not increase the risk of adverse clinical outcomes: analysis of two nationwide population-based cohorts.

Ungaro RC, Limketkai BN, Jensen CB, *et al.*　*Gut.* 2019, 68 (6): 977-984

▶研究デザイン：後向き観察研究　　　　　　　　PMID：30420398

概要　米国とデンマークの大規模な国内データベースを用いて，抗TNF-α抗体療法を開始したUC患者で5-ASA製剤を中止した場合の臨床的な増悪リスクを検討した論文．経口5-ASA製剤を既に90日間以上投与された上で，抗TNF-α抗体による治療へ強化されたUC患者（抗TNF-α抗体は少なくとも90日間以上投与）を対象に，抗TNF-α療法開始後90日以内に5-ASA製剤を中止した群（米国：n＝1,951，デンマーク：n＝474）と90日以上継続した群（米国：n＝939，デンマーク：n＝225）に分け，臨床的な有害イベント（ステロイド新規投与，UCに関連した入院あるいは手術）の発生リスクを比較検討している．いずれのコホートにおいても抗TNF-α療法開始後の5-ASA製剤の中止は危険因子にはならなかった．

解説　費用や有害事象の観点から，免疫調節薬や生物学的製剤の休薬の可能性やその是非について盛んに議論されている．一方，5-ASA製剤については休薬や服薬コンプライアンスの低下がUCの再燃リスク増加につながることは知られているが，その多くは5-ASA製剤によって維持療法を施行されている寛解期での検討であり，他の免疫制御療法を併用されている状況下での5-ASA製剤の休薬が臨床転帰に与える影響は不明である．5-ASA製剤などの既存治療に抵抗性を示すUC患者では免疫調節薬や抗TNF-α抗体などで治療強化が行われ，そのままこれらの薬剤が併用されている場合も少なくない．多数のUC治療薬が存在する現状において，適正な治療薬の選択と最適化の可能性を示す論文である．

（松浦　稔）

A. 5-ASA製剤投与中に抗TNF-α抗体によって治療強化されたUC患者では，5-ASA製剤を中止をしても臨床的な有害イベントの発生リスクは少ない．

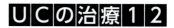

Q130. 5-ASAの大腸炎関連大腸癌予防効果の機序は？

Effect of Long-Term Mesalamine Therapy on Cancer-Associated Gene Expression in Colonic Mucosa of Patients with Ulcerative Colitis.

Bajpai M, Seril DN, Van Gurp J, *et al. Dig Dis Sci.* 2019, 64 (3)：740-750

▶研究デザイン：前方視的観察研究　　　　　　PMID：30478770

概要　アメリカ単施設で，罹病歴5年以上のステロイドを使用していない62例のUC患者に2.4~4.8 g/日の5-ASAを投与し，2~6年の観察期間（中央値4年）の前後で大腸内視鏡生検検体を用いて遺伝子発現の変化を前向きに検討した．評価した遺伝子は5-ASAの発癌予防効果との関連が報告された14遺伝子．このうち10遺伝子の発現が5-ASA投与前後で低下していた．重回帰分析では8遺伝子が5-ASA投与期間と，3遺伝子が内視鏡スコアと，4遺伝子がMayoスコアと，2遺伝子が組織学的スコアと相関していたが，5-ASA投与量，チオプリン製剤併用の有無と関連のある遺伝子はなかった．

解説　UCでは，10年で1.6％，20年で8.3％，30年で18％の症例で大腸炎関連大腸癌（colitis associated cancer：CAC）が報告されている（関連論文1）．5-ASAにはCAC予防効果が認められる（関連論文2）が，その機序は不明である．本研究ではUC患者の大腸粘膜での癌関連遺伝子の発現を検討しており，その多くが5-ASA投与期間と炎症の程度の両方と相関した．一方で，5-ASA投与期間と相関がありUC病勢と関連のない遺伝子や，逆にUC病勢のみに相関を示した遺伝子も認められた．5-ASAのCAC予防の機序はUC活動性低下と，5-ASA薬理作用そのものの二つが想定されており，本研究の結果からはその両方がさまざまな割合でさまざまな遺伝子の発現量に影響を与えていると考えられた．腸管炎症と関連なく5-ASA投与期間によりその発現量が変化する遺伝子がCAC発生に強く関与するようであれば，寛解期の5-ASA投与はCAC発症予防の観点からも重要と考えられる．本論文はさまざまな細胞が混在した生検組織を用いていることや，観察された遺伝子発現量の変化がCAC発症の抑制に関与しているかどうかの検討はなされていないなど注意すべき点が多いが，今後の検討において参考にすべき点が多い論文といえよう．　　　　　　　　　　（山本　修司）

関連論文1：Eaden JA, Abrams KR, Mayberry JF. *Gut.* 2001, 48 (4)：526-535
関連論文2：Qiu X, Ma J, Wang K, *et al. Oncotarget.* 2017, 8 (1)：1031-1045

A. 腸管炎症の抑制と5-ASA直接作用による遺伝子発現の変化が関与している可能性がある．

UCの治療13

Q131. UC患者に対するトファシチニブ投与は安全か？

Safety of Tofacitinib for Treatment of Ulcerative Colitis, Based on 4.4 Years of Data From Global Clinical Trials.

Sandborn WJ, Panés J, D'Haens GR, *et al.* *Clin Gastroenterol Hepatol.* 2019, 17(8)：1541-1550

▶研究デザイン：プール解析　　　　　　　　　　PMID：30476584

概要　トファシチニブ（TOF）はJAK1/3の特異的阻害薬であり，四つの国際共同第3相試験（OCTAVE Induction1&2, OCTAVE Sustain, OCTAVE Open）でUCに対する寛解導入効果，寛解維持効果が示されている．本研究ではこれら4試験と第2相寛解導入試験をまとめて最長4.4年（中央値1.4年）の観察期間，1,612.8人年の有害事象を検討した．実薬群と偽薬群で有害事象発生率，重篤な有害事象発生率を比較したところ，いずれも短期間（投与開始後8週間），長期間（52週間）ともに差はなかった．重症感染症は33例で，発生率は2.0/100人年であった．帯状疱疹（HZ）は65例（4.1/100人年）報告され，重症HZは18例認めた．発癌患者は非悪性黒色腫皮膚癌が11例（0.7/100人年），その他の悪性腫瘍が11例（0.7/100人年）にみられた．重症心血管障害は4例，腸管穿孔は3例，死亡例は4例（大動脈解離1例，癌関連死3例）で認められた．

解説　本研究では実薬群と偽薬群に有害事象発生率に差がなく，TNF-α抗体，α4β7インテグリン抗体など他のUC治療薬での第3相試験や，関節リウマチに対するTOF投与例での有害事象発生率とも同程度であり，TOFのUC患者に対する安全性はある程度示されたといえるが，より長期の安全性に関しては今後も検討が必要である．また，TOF治療での特徴的な有害事象にはHZがある．本コホートにおけるHZ発症については別論文（関連論文）にて詳細に解析され，65歳以上，アジア人，TNF阻害剤無効例，TOF高用量使用例がHZの危険因子であった．HZ発症予防にはワクチン接種が有効であるが，現在日本では生ワクチンが使用されており，免疫抑制治療施行中の患者に対する接種は禁忌である．近年ウイルスの糖タンパクとアジュバントで構成されるサブユニットワクチンも開発され，TOF使用患者に対するHZ発症予防効果が期待されている．

（山本　修司）

関連論文：Winthrop KL, Melmed GY, Vermeire S, *et al. Inflamm Bowel Dis.* 2018, 24（10）：2258-2265

A. UCに対するトファシチニブの長期投与は比較的安全であるが，帯状疱疹には注意が必要である．

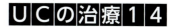

Q132. 重症UCに対して高用量トファシチニブによる寛解導入療法は有効か？

Efficacy of Induction Therapy with High-intensity Tofacitinib in 4 Patients with Acute Severe Ulcerative Colitis.

Berinstein JA, Steiner CA, Regal RE, *et al.*　*Clin Gastroenterol Hepatol.* 2019, 17(5)：988-990

▶研究デザイン：症例集積研究　　　　　　　　　　PMID：30458248

概要　ステロイド抵抗性重症UC患者に対し，適応外となる高用量トファシチニブ投与を行った4症例を報告した論文．トファシチニブは10 mgを1日3回，計9回内服した．4例中，3例でステロイド静注，1例でブデソニドが併用された．全例で速やかに臨床症状は改善し，3例で臨床的寛解が達成されたが，1例では寛解に至らず手術となった．また寛解に至った1例は，初回入院から6カ月後に多発ディスプラジアで手術となった．トファシチニブの高用量投与による主要な有害事象は寛解導入期，18カ月までの経過観察では認めなかったが，1例で皮疹を認めベドリズマブへの切り替えが行われた．

解説　重症UCの標準的な寛解導入療法としてステロイド静注が用いられるが，約30％はステロイド抵抗性とされている．救済治療としてインフリキシマブやシクロスポリンが用いられ，手術率を約20％まで低下させるが，いまだ一定の割合で手術に至る患者が存在するのも事実である．トファシチニブは即効性のある経口低分子ヤヌスキナーゼ阻害薬で，近年UCに対する治療薬として承認された．トファシチニブの半減期は3.2時間と短く1日3回投与で血中濃度が維持できる可能性があること，第2相試験の結果で30 mg/日投与の有効性が高かったことがこの用量を選択した理由となっている．しかし，本論文は少数の症例集積研究であり，高用量トファシチニブによる寛解導入の有用性を論じるには，ランダム化比較試験が必要である．

（北村　和哉）

関連論文：Sandborn WJ, Ghosh S, Panes J, *et al. N Engl J Med.* 2012, 367（7）：616-624

A. 重症UCの寛解導入に高用量トファシチニブ投与が有効な可能性はあるが，さらなる検討が必要である．

UCの治療15

Q133. トファシチニブはUC患者のQOLを改善させるか？

Tofacitinib in Patients with Ulcerative Colitis : Health-Related Quality of Life in Phase 3 Randomised Controlled Induction and Maintenance Studies.

Panés J, Vermeire S, Lindsay JO, *et al.*　　J Crohns Colitis. 2019, 13（2）: 139-140

研究デザイン：多施設共同ランダム化比較試験　　PMID : 29028981

概要　UCに対するトファシチニブの寛解導入及び寛解維持効果を検証した国際共同第Ⅲ相試験（OCTAVE Induction 1 & 2, OCTAVE Sustain）のサブ解析．疾患特異的尺度であるIBDQと包括的尺度であるSF-36v2を用いて，健康関連QOL（Health-related QOL）におけるトファシチニブの有効性を検討している．寛解導入試験の8週目及び維持試験の52週目において，トファシチニブ投与群ではプラセボ群と比較して，いずれのQOL尺度もベースラインからの平均変化率は有意に改善し，トファシチニブはUC患者における健康関連QOLの改善に有効であることが示された．

解説　UC患者を対象とした従来の治験や臨床研究では，臨床症状の改善に加え，炎症所見や内視鏡的所見など客観的な活動性指標に基づく評価が重要視されてきた．しかしながら，医療の本来の目的は患者QOLの向上にある．そのため，近年の臨床研究では，医療介入によって患者が享受する利益を直接的に反映する指標として，患者立脚型アウトカム（Patient-Reported Outcome : PRO）を評価項目に含めることが推奨されている．健康関連QOLとは，疾患や医療介入によって患者の主観的な健康感（メンタルヘルス，活力，痛みなど）や日常生活（仕事，家事，社会活動など）への影響を定量化したものであり，代表的なPROの一つである．本論文は健康関連QOLにおける治療薬の有効性を科学的手法に基づいて検証した報告であり，今後の臨床研究の方向性やあり方を示す重要な論文である．

（松浦　稔）

A. トファシチニブはUC患者における健康関連QOLの改善に寄与する．

UCの治療16

Q134. ベドリズマブは日本人UCにおいても同様の薬物動態を認めるか？

A Phase 1, Multiple-Dose Study of Vedolizumab in Japanese Patients With Ulcerative Colitis.

Kobayashi K, Suzuki Y, Watanabe K, *et al.*　*J Clin Pharmacol.* 2019, 59 (2)：271-279

▶研究デザイン：非盲検試験　　　　　　　　　　　PMID：30192378

概要　日本人UCにおけるベドリズマブの薬物動態，薬力学，有効性，安全性を解析する非盲検の第Ⅰ相試験である．UC患者9名を対象にベドリズマブの投与量150 mg/body（3名）及び300 mg/body（6名）の2群に分け，0/2/6週投与後に238日目まで観察を行った．結果，300 mg/body投与群は150 mg/bodyの約2倍の体内薬物量を認め，α4β7インテグリンの最大飽和度（MAdCAM-1結合阻害率）が長期間持続（155日間）した．投与に伴う軽度から中等度までの副作用の回数は2群間でほぼ同様であった．これらの結果から日本人UCでもベドリズマブは日本人以外の患者と比較しても同様の薬物動態及び薬力学を有し，諸外国の報告と同様の治療効果を有する可能性が示唆された．

解説　UCにおけるベドリズマブの有効性についてはGEMINI1による報告が有名であるが，同薬剤は日本人症例を対象とした報告ではない（関連論文1）．近年，日本人UCを対象としたベドリズマブのランダム化二重盲検プラセボ対照試験が行われ，日本人UCでも高い有効性が認められた．本試験はその検討を行う上で必要となる日本人のベドリズマブ薬物動態や薬力学について検討されており，海外とほぼ同様の結果であること（関連論文2）から，その治療効果を検討する上で非常に重要な論文であると思われる．海外データとの相違点としてはベドリズマブ150 mg投与群でも比較的良好な有効性が示されている点が興味深いものの症例数が少なく，副作用内容も海外データと異なっており，症例の蓄積が必要である．　　　　　　　　　　　　　　（本澤　有介）

関連論文1：Feagan BG, Rutgeerts P, Sands BE, *et al. N Engl J Med.* 2013, 369 (8)：699-710
関連論文2：Parikh A, Leach T, Wyant T, *et al. Inflamm Bowel Dis.* 2012, 18 (8)：1470-1479

A. ベドリズマブは日本人UCにおいても海外と同様の治療効果が期待される．

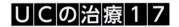

Q135. IBD患者に対するベドリズマブ治療において血中トラフ値を測定する臨床的意義は？

Vedolizumab Drug Level Correlation With Clinical Remission, Biomarker Normalization, and Mucosal Healing in Inflammatory Bowel Disease.

Al-Bawardy B, Ramos GP, Willrich MAV, et al. *Inflamm Bowel Dis.* 2019, 25（3）：580-586

研究デザイン：横断研究　　　PMID：30165638

概要 IBD診療におけるベドリズマブ（VDZ）の治療薬物モニタリング（therapeutic drug monitoring：TDM）に関する論文．対象は2016年7月から2017年3月までに米国MayoクリニックでVDZにて治療され，かつ期間中にVDZの血中トラフ値（Vedolizumab trough levels：VTLs）を測定されたIBD患者171例（CD 62％，UC 31％，IBD-U 7％）．VTLs中央値，抗薬物抗体の検出率，VTLsと臨床的寛解，粘膜治癒，CRP正常化との相関を検討している．VTLs中央値は15.3μg/mLでBMIと有意な逆相関を示したが，免疫調節薬やステロイドの併用との相関は認められなかった．またCD患者ではCRP正常群でVTLs中央値は有意に高かったが，UC患者では同様の傾向を認めず，VTLsと臨床的寛解や粘膜治癒についても有意な相関を認めなかった．抗VDZ抗体陽性率は0.6％（1/171例）と極めて低値であった．

解説 IBDにおける抗TNF-α抗体療法では，同製剤の血中トラフ値が治療効果と相関することが数多く報告され，抗TNF-α療法における治療適正化や治療目標の達成を目的としてTDMの導入が推奨されている．一方，腸管特異的にリンパ球の流入阻害を作用機序とする生物学的製剤VDZについては，TDMに関する報告が少なく，適切な血中トラフ値や治療効果との相関，またTDMの臨床的有用性についても明らかでない．本論文は実臨床（リアルワールド）のVDZ治療におけるTDMのデータを示した貴重な論文であるが，VDZ治療においてTDMをどのように使っていくのか，その臨床的有用性はどこにあるのか，といった臨床的課題については明確な回答が得られておらず，今後の課題である．

（松浦　稔）

A. IBD患者のVDZ治療におけるTDMの臨床的有用性については未だ明らかでない．

UCの治療 18

Q136. ベドリズマブで治療したUCにおける臨床的及び内視鏡的な治療効果を反映するバイオマーカーは？

Biomarkers Are Associated With Clinical and Endoscopic Outcomes With Vedolizumab Treatment in Ulcerative Colitis.

Battat R, Dulai PS, Vande Casteele N, *et al.*　*Inflamm Bowel Dis.* 2019, 25 (2)：410-420

研究デザイン：観察研究　　　　　　　　　　　PMID：30295781

概要　UC患者に対するベドリズマブ（VDZ）治療のモニタリングに有用なバイオマーカーに関する探索的研究．対象は2014年1月から2016年10月までにVDZで寛解導入及び維持療法を施行されたUC患者32例．各観察時点（VDZ導入時，2週後，6週後，14週後，26週以降）における血清バイオマーカー（TNF-α, s-α4β7, s-MAdCAM1, CRP, s-AA, s-VCAM, s-ICAM-1, VDZ）の経時的変化，ならびに臨床的寛解（physician global assessment 0かつ治療中止や大腸切除術なし），及び内視鏡的寛解（Mayo endoscopic score 0あるいは1）との相関を検討した．s-TNF, s-α4β7, s-MAdCAM1, s-AAはVDZ治療に伴い有意な経時的変化を示し，特にs-MAdCAM1, s-VCAM, s-ICAM-1は臨床的及び内視鏡的寛解のいずれとも有意な相関を示した．

解説　抗TNF-α抗体や抗α4β7抗体などの生物学的製剤は標的分子が特異的で治療効果に優れることから，UC治療においても広く用いられている．その一方，免疫原性に起因する抗薬物抗体の出現やそれに伴う血中濃度（トラフ値）の低下が効果減弱の主な原因と考えられ，治療薬物モニタリング（therapeutic drug monitoring：TDM）に基づく適正な薬物療法の実施や治療効果予測に有用なバイオマーカーの確立が求められている．本論文は単施設で行われた観察研究で症例数は少ないものの，VDZ導入後のさまざまな血中バイオマーカーと治療効果との関連性を前向きに検討しており，VDZ治療における適正なモニタリングの確立にヒントを与える論文である．　　　　（松浦　稔）

A. ベドリズマブで治療されたUC患者ではs-MAdCAM1, s-VCAM, s-ICAM-1が治療効果を予測する有用な血中バイオマーカーである．

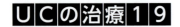

Q137. UCにおけるベドリズマブの治療効果は？

Deep Remission With Vedolizumab in Patients With Moderately to Severely Active Ulcerative Colitis：A GEMINI 1 post hoc Analysis.
Sandborn WJ, Colombel JF, Panaccione R, *et al.*　*J Crohns Colitis*. 2019, 13（2）：172-181

▶研究デザイン：多施設共同ランダム化比較試験の事後解析　　PMID：30285104

【概要】UCに対するベドリズマブの治療効果について検討した論文（GEMINI 1試験）の事後解析．中等症から重症UCに対してベドリズマブ投与6週後の時点で治療効果のあった症例をさらに8週間隔群，4週間隔群に振り分け，プラセボ群と比較し，52週の時点での"Deep remission"を四つの異なる定義〔内視鏡によるスコア（Mayo Clinic ES）と患者報告アウトカム（Mayo Clinic RBS and SFS）の組み合わせ〕を用いて評価した．結果は，最も厳格な定義（Mayo Clinic ES＝0かつRBS，SFS＝0）でプラセボ群で8.7％に対し8週群では27.0％，4週群では28.0％であり，他の三つの定義でも有意にプラセボ群より"Deep remission"を達成していた．また，ベドリズマブの血中トラフ濃度と"Deep remission"の関連については血中トラフ値を四つに区切り（四分位数），検討したところ血中濃度の高い群が血中濃度の低い群やプラセボ群より"Deep remission"となる症例が多かった．

【解説】UCに対するベドリズマブの治療効果について検討した論文であるGEMINI 1は中等症から重症UCを対象に300 mg/bodyの投与を0/2週投与し，6週後の時点でさらに投与間隔別に2群（8週間隔及び4週間隔）に振り分け，プラセボ群と比較し，その寛解導入効果及び寛解維持効果を検討した試験である．結果はプラセボ群と比較してベドリズマブ投与群では有意に寛解率，寛解維持率が高かった（関連論文1）．適応についてはECCOガイドラインにおいても難治性UC治療において抗TNF-α抗体製剤とともに考慮すべき薬剤とされている（関連論文2）．本解析はこのGEMINI1における粘膜治癒を含めた治療効果についての追加解析であり，他の生物学的製剤と同様にベドリズマブは内視鏡的寛解に寄与し，その血中濃度が疾患の治療効果に重要な意味を持つことを示している．

（本澤　有介）

関連論文1：Feagan BG, Rutgeerts P, Sands BE, *et al. N Engl J Med*. 2013, 369（8）：699-710
関連論文2：Harbord M, Eliakim R, Bettenworth D, *et al. J Crohns Colitis*. 2017, 11（7）：769-784

> **A.** ベドリズマブは中等症から重症UCに対して"Deep remission"が期待できる薬剤である．

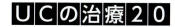

Q138. UCにおけるカルシニューリン阻害剤とベドリズマブの併用効果は？

Efficacy and Safety of Induction Therapy With Calcineurin Inhibitors in Combination With Vedolizumab in Patients With Refractory Ulcerative Colitis.

Pellet G, Stefanescu C, Carbonnel F, *et al.* *Clin Gastroenterol Hepatol.* 2019, 17(3)：494-501

研究デザイン：後ろ向きコホート研究　　　　　PMID：30213584

概要　本論文はベドリズマブはUCの治療において効果発現に時間を要するとの観点から寛解導入時にカルシニューリン阻害剤（シクロスポリン，タクロリムス）を併用し，両薬剤の併用療法の効果を検討している．対象は12施設のステロイド抵抗性UC患者39例で，治療内容はカルシニューリン阻害剤を寛解導入として3カ月間使用し，寛解維持目的でベドリズマブを0/2/6週投与後に8週（増悪症例は4週間隔投与に短縮）にて治療を行った．結果として観察期間中央値11カ月で25症例（64％）が寛解に至り，11症例（28％）が手術となった．12カ月の時点での累積手術回避率は68％で，44％の患者がベドリズマブの継続治療が可能であった．有害事象は11例（28％）で認められ，重篤なものとしては3例が腎機能障害，1例が腸管感染症を認めたが，全例保存的治療が可能であった．これら結果より両薬剤の併用療法はUCにおける手術回避に有用である可能性が示唆された．

解説　UCにおけるベドリズマブは有用な治療法とされているが，その高い有効性を報告している論文の多くが急性の重症UCを対象とはしておらず，さらにその効果発現には一定の（14日程度との報告あり）期間を要している（関連論文1）．このため，本論文のような急激な増悪を認める重症UCの治療の検討は今後の治療ストラテジーを構築する上で重要な報告であるといえる．また，UCにおけるベドリズマブの有効性は抗TNF-α抗体製剤使用歴ある症例では抗TNF-α抗体製剤使用例のない症例より低く（関連論文2），本論文の症例の多く（36例）が抗TNF-α抗体製剤による治療困難なUCであり，より重要な意味を持つと考えられる．　　　　　　　　　　（本澤　有介）

関連論文1：Feagan BG, Rutgeerts P, Sands BE, *et al. N Engl J Med*. 2013, 369（8）：699-710
関連論文2：Kopylov U, Verstockt B, Biedermann L, *et al. Inflamm Bowel Dis*. 2018, 24(11)：2442-2451

> **A. 急性増悪をきたしたUCに対して，カルシニューリン阻害剤とベドリズマブの併用は有効な治療効果が期待される．**

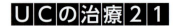

Q139. 中等症から重症のUCにアブリルマブは有効か？

Efficacy and Safety of Abrilumab in a Randomized, Placebo-Controlled Trial for Moderate-to-Severe Ulcerative Colitis.

Sandborn WJ, Cyrille M, Hansen MB, et al. *Gastroenterology.* 2019, 156(4):946-957

研究デザイン：多施設共同二重盲検ランダム化比較試験 PMID：30472236

|概要| インテグリンα4β7に対するモノクローナル抗体製剤のアブリルマブの有効性，安全性を検討した第2b相試験の結果を報告した論文．354名の既存治療抵抗性の中等症から重症のUCに対し，アブリルマブ7，21，または70 mgを0，2，4週，以後4週ごとに皮下注する群，210 mgを0週に単回皮下注する群，プラセボ群の5群で8週目の寛解導入率をと比較した．70 mg及び210 mg群の寛解導入率は13.3%，12.7%と，プラセボ群の4.3%に比し有意に高率であった．また有効率は49.0%，46.8%，粘膜治癒率は32.7%，29.1%と，プラセボ群の25.6%，21.6%に比し有意に高率であった．しかし，24週目の寛解率，有効率，粘膜治癒率は各群間で差を認めなかった．

|解説| アブリルマブはインテグリンα4β7に対するヒトIgG2型のモノクローナル製剤である．抗インテグリン抗体製剤は，α4抗体のナタリズマブ，α4β7抗体のベドリズマブ，β7抗体のエトロリズマブがあるが，いずれもヒト化型抗体であり，本剤はインテグリン抗体としては初のヒト型抗体製剤である．また本剤の特徴として，皮下注でも約9割の生物学的活性が得られること，半減期が約30日と長いことを挙げている．対象患者の約半数に抗TNF抗体治療歴を認めたが，抗TNF抗体治療歴の有無では効果に差を認めなかった．寛解導入率は，他の抗インテグリン抗体とほぼ同等であり，安全性も問題なかった．維持期に有効性を示せなかった理由として，有効例のみを再ランダム化して検討していないためと考察している．また治療前のα4β7発現量は本剤の治療効果予測には有用でなかったと報告している． （北村　和哉）

> **A. アブリルマブは中等症から重症のUCの寛解導入に有効である．**

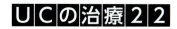

Q140. UCに対するブデソニド坐薬の効果と安全性は？

Budesonide suppositories are effective and safe for treating acute ulcerative proctitis.

Kruis W, Neshta V, Pesegova M, et al. *Clin Gastroenterol Hepatol.* 2019, 17(1): 98-106

▶ 研究デザイン：多施設共同ランダム化比較試験　　PMID：29702300

概要　ステロイドアンテドラッグであるブデソニドの坐薬の効果を，メサラミン坐薬の効果と比較検討した研究である．軽症から中等症の直腸炎型UC患者を①ブデソニド坐薬2mg群，②ブデソニド坐薬4mg群，③メサラミン坐薬1g群，④ブデソニド坐薬2mg+メサラミン坐薬1g併用群の4群に振り分け，臨床症状が取れるまでの期間を比較した．その結果，メサラミン坐薬1g群が29.2日，併用群が29.3日，ブデソニド4mg群は29.8日，ブデソニド2mg群が35.5日と，ブデソニド2mgで有意に長く，ブデソニド4mg群とメサラミン1g群には有意な差は見られなかった．内視鏡的寛解率は併用群でブデソニド2mg群に対して有意に高かった．重篤な有害事象はなく，ブデソニド使用群では血中コルチゾール値の低下が用量依存的に見られたが基準値内の変動に留まっていた．

解説　ブデソニド及びメサラミンの注腸剤の効果を比較した下記関連論文では，メサラミン注腸のほうが有意に臨床的寛解率が高かった結果を示している．しかし，こちらの研究ではブデソニド注腸が2mg/日に対し，メサラミン注腸は4g/日とメサラミンがかなり多い用量設定となっていた点が相違点として挙げられる．坐薬を用いた本論文ではブデソニド4mgとメサラミン1gが同等の結果を示しており，一定用量を用いれば局所治療としてはブデソニドがメサラミンと同等の効果が得られることを示したといえる．一方，コルチゾール値の低下は基準値内におさまっており，メサラミン不耐例や注腸剤のアドヒアランス不良例などに対する治療オプションとして有用と考えられる．

（桂田　武彦）

関連論文：Hartmann F, Stein J. BudMesa-Study Group. *Aliment Pharmacol Ther.* 2010, 32(3): 368-376

A. ブデソニド坐薬は4mgを用いればメサラミン坐薬1gと同等の効果が得られ，重篤な有害事象も認められない．

UCの治療 23

Q141. UCに対するブデソニド注腸フォーム剤の効果は？

Complete mucosal healing of distal lesions induced by twice-daily budesonide 2-mg foam promoted clinical remission of mild-to-moderate ulcerative colitis with distal active inflammation：double-blind, randomized study.

Naganuma M, Aoyama N, Tada T, et al.　　J Gastroenterol. 2018, 53（4）：494-506

▶研究デザイン：多施設共同ランダム化比較試験　　PMID：28779419

概要　ブデソニド注腸フォーム剤の効果を確認した本邦で行われた多施設共同研究である．軽症から中等症の遠位大腸に活動性を有するUC患者に対し，ブデソニド注腸フォーム剤2mg及びプラセボを1日2回注腸し，6週間後に内視鏡による粘膜治癒率及びModified Mayo Disease Activity Indexによる臨床的寛解率で評価した．必要と判断された症例については，12週間まで投与期間が延長された．結果，ブデソニド群ではプラセボ群に対し，粘膜治癒率がそれぞれ32.8％，3.2％（p＜0.0001），臨床的寛解率がそれぞれ40.6％，16.1％（p＝0.0035）とブデソニドの有効性が示された．病型ごとに検討した副次評価では，臨床的寛解，粘膜治癒ともに直腸炎型，左側大腸炎型，左側大腸炎型＋全大腸炎型の病型を問わずブデソニドが有意に有効であった．血清コルチゾール及びACTHの低下が6週及び12週において，ブデソニド群の約半数の患者で見られたが，6週後のフォローアップでは正常値に回復していた．手技的には患者の受け入れは良好であった．

解説　ブデソニドはプレドニゾロンの60倍，ベタメサゾンの16倍の受容体親和性を持ち，かつ他のステロイド剤と比較して全身作用が少ない特徴を持つステロイドアンテドラッグである．第2相試験では遠位大腸炎型・直腸炎型の症例に限って行われ有効性が示されたが，本論文では全大腸炎型も含めた検討が行われており，病型を問わず粘膜治癒が得られ有効性が示された．副作用が少ないことが特徴の薬剤ではあるが，12週間継続した症例の中にはコルチゾール低下の回復が不十分な症例が含まれており，長期にわたる継続投与は注意すべきと考える．

（桂田　武彦）

関連論文：Naganuma M, Aoyama N, Suzuki Y, et al. J Crohns Colitis. 2016, 10（7）：828-836

A. ブデソニド注腸フォーム剤はUCに対し病型を問わず粘膜治癒効果が得られる．

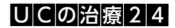

Q142. ブデソニドMMX製剤のUCに対する効果は？

Budesonide multimatrix is efficacious for mesalamine-refractory, mild to moderate ulcerative colitis：A randomised, placebo-controlled trial.

Rubin DT, Cohen RD, Sandborn WJ, et al. *J Crorns Colitis.* 2017, 11（7）：785-791

▶研究デザイン：多施設共同ランダム化比較試験　　PMID：28333362

|概要|　ブデソニドmultimatrix（MMX）製剤のUCに対する有効性を確認した第Ⅲ相試験である．UCDAIで4〜10の軽症から中等症UC患者に対しブデソニドMMX 9 mgもしくはプラセボを8週間投与した．主要評価項目である8週間後の臨床的・内視鏡的寛解は実薬群13％，プラセボ群7.5％でブデソニドが有意に有効であった（p＝0.049）．副次評価項目として臨床的寛解は実薬群24.3％，プラセボ群22.8％で有意差なし，内視鏡的寛解は実薬群20.0％，プラセボ群12.3％（p＝0.025），病理組織学的治癒は実薬群27.0％，プラセボ群17.5％（p＝0.016）と実薬群で有意に有効であった．有害事象の出現率は実薬群，プラセボ群で同様であり，実薬群で重篤な有害事象としてUCの増悪，気管支炎，貧血，カリウム低下が見られた．早朝血清コルチゾール値は実薬群で投与2週，4週，8週で低下が見られたが正常範囲内での変動に留まった．ACTH刺激後血清コルチゾール値は8週でベースラインより低下していた．

|解説|　ブデソニドの内服薬は，CDを適応疾患としてpH依存性徐放カプセルであるゼンタコート®が既に本邦でも用いられているが，本研究はMMX技術を用いたドラッグデリバリーにより大腸に届くように設計された薬剤のUCに対する検討である．先行研究であるCORE Ⅰ，Ⅱではいずれも，メサラミンの併用が禁じられていたが，本研究ではより実臨床に近い形としてメサラミン，ステロイドは同量で継続使用された．軽症から中等症の適応とはなるが，ステロイド全身投与を行う前の治療オプションとして考慮される．

（桂田　武彦）

関連論文1：Sandborn WJ, Travis S, Moro L, et al. *Gastroenterology.* 2012, 143（5）：1218-1226
関連論文2：Travis SP, Danese S, Kupcinskas L, et al. *Gut.* 2014, 63（3）：433-441

> **A.** ブデソニドMMXはメサラミンで効果不十分な軽症から中等症のUCに対し，ステロイドの全身投与を行う前に寛解導入療法として有効である．

UCの治療 25

Q143. 虫垂切除がUCの発症，経過に与える影響は？

Effects of Appendectomy on the Onset and Course of Ulcerative Colitis in Chinese Patients.

Chen D, Ma J, Luo S, *et al.*　*Gastroenterol Res Pract*. 2018, 2018：2927891

▶研究デザイン：症例対照研究　　　　　　　　PMID：30524476

概要　中国国内2施設でUC患者402名と年齢性別をマッチさせた消化器内科外来受診患者402名を対照として虫垂切除歴のある患者の割合を比較した．また，UC患者を虫垂切除歴の有無に分け，病型，UCの診断年齢，重症度，免疫抑制療法の施行率を比較検討した．UC患者と対照群の比較では虫垂切除率に差はなかった（2.74% vs. 3.98%）．多変量解析でUC発症に関連する因子を検討したが，虫垂切除術はUC発症と関連を認めなかった．虫垂切除歴のあるUC患者は虫垂切除歴のない患者と比較して病型は全大腸炎型が少なく（18.18% vs. 48.59%），UCと診断された年齢が有意に高かった（48.67歳 vs. 41.72歳）が，重症度，免疫抑制療法の施行率には差はなかった．

解説　以前より虫垂切除はUCの発症や発症後の経過に保護的に作用する可能性が指摘されており，多くの報告がある．本論文では，虫垂切除はUC発症には影響しないが，全大腸炎型が少なく，発症年齢が高くなるとの結果であった．これまでの報告でも，虫垂切除術がUCの発症・経過に保護的な因子とするもの，本論文のように一部に影響するとの報告から関連を認めないものまでその結果はさまざまである．本邦においても，本論文と同様の多施設共同症例対照研究が行われているが，UC患者は対照群に比べて有意に虫垂切除術施行率が低く，虫垂切除歴のあるUC発症患者は直腸炎型が多く，治療後の再燃率も低いとの結果であった（関連論文）．その他の論文では，20歳以降の虫垂切除ではUCの発症・経過に影響がないとの報告や，虫垂切除ではなく虫垂炎がUCの発症・経過の保護的な因子であるとの報告，UC発症後の虫垂切除例では逆にその後の大腸全摘術のリスクが高まるなどの報告もあり，今後もさらなる検討が必要である．

（山本　修司）

関連論文：Naganuma M, Iizuka B, Torii A, *et al. Am J Gastroenterol*. 2001, 96（4）：1123-1126

A. 虫垂切除はUCの発症・経過に保護的に作用する可能性が高いが，さらなる検討が必要である．

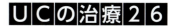

Q144. 治療抵抗性UCにおける虫垂切除術の治療効果は？

Appendectomy for Therapy-Refractory Ulcerative Colitis Results in Pathological Improvement of Colonic Inflammation：Short-Term Results of the PASSION Study.

Sahami S, Wildenberg ME, Koens L, et al.　　J Crohns Colitis. 2019, 13（2）：165-171

▶研究デザイン：前向き研究　　　　　　　　　　　PMID：30285094

概要　治療抵抗性UCにおける虫垂切除術の治療効果及び病理学的奏功性の予測因子となる病理学的特徴について検討した論文．生物学的製剤を含め薬剤治療抵抗性UC 30名を対象とし，中毒性巨大結腸症などの緊急手術の適応のない症例に腹腔鏡下虫垂切除手術を施行し，その経過を12カ月間解析した．結果として12カ月の時点で9症例（30％）が治療反応性を有し，その中でも5例（17％）が内視鏡的寛解へと至った．経過中に内視鏡における病理評価の可能であった28例中13例（46％）で病理学的奏功を認め，虫垂に炎症のある群は炎症のない群に比較して有意に高い病理学的奏功率を有していた．このことから，虫垂の炎症の存在は高い病理学的奏功率の予後因子である可能性が示唆された（85％ vs. 20％，p＝0.001）．

解説　若年者UCにおける虫垂切除の有効性や発症との負の相関は以前より報告されている．UC発症リスクは炎症性の病態（虫垂炎や腸管膜リンパ節炎）が原因で虫垂切除術を受けた患者はUC発症リスクが低いと報告されている（関連論文1）が，同論文では非特異的な腹痛に対して施行した虫垂切除はUC発症リスクには関与しないことも報告している．また，近年UC診断前と診断後に虫垂切除を受けた患者背景の多変量解析にて虫垂切除はいずれの時期でも結腸切除の危険因子であったとの報告がある（関連論文2）．さらに同論文では特にUC診断後の虫垂切除は結腸切除の予後と関係が強いものであり，虫垂切除はUCの重症度軽減には否定的である．しかし，多くの検討は後ろ向き検討であり，本検討のような前向き検討はほとんどない．また，虫垂の炎症の有無によって有効性が異なるという結果は今後の虫垂切除による治療可能なUCの存在の可能性を示唆する重要な知見であり，今後の症例の蓄積が期待される．　　　　（本澤　有介）

関連論文1：Andersson RE, Olaison G, Tysk C, et al. N Engl J Med. 2001, 344（11）：808-814
関連論文2：Parian A, Limketkai B, Koh J, et al. Gut. 2017, 66（8）：1390-1397

A. 一部の症例は虫垂切除が有効な可能性がある．ただし，背景因子の検討も含め今後の症例の蓄積が重要である．

UCの治療27

Q145. 小児UCの術後長期予後は？

Long-term outcomes following restorative proctocolectomy ileal pouch-anal anastomosis in pediatric ulcerative colitis patients: Multicenter national study in Japan.

Ikeuchi H, Uchino M, Sugita A, et al.　Ann Gastroenterol Surg. 2018, 2 (6): 428-433

▶ 研究デザイン：横断研究　　　　　　　　　　　　PMID：30460346

概要　日本国内のIBD手術のhigh volume center 12施設で，1979年5月から2015年3月までに施行された，17歳未満の小児UC患者の手術成績を，後ろ向きに質問票を用いて検討した論文．113名の男児，99名の女児，計212名に手術が施行され，78名は緊急手術であった．予定手術の理由は内科治療抵抗性が最も多かった．112名は手縫い回腸嚢肛門吻合，93名は機械吻合が施行され，7名は詳細不明であった．術後の早期合併症は小腸通過障害及び創部感染が最も多い一方，後期合併症は回腸嚢炎が最も多く38名（17.9％）に認めた．11名（5.2％）に回腸嚢機能不全を認め，10年間の累積回腸嚢機能率は91.7％であった．

解説　小児UCの術後の長期予後に関する報告は少ないが，本論文は，本邦のhigh volume center 12施設の36年間の成績を報告しており貴重である．一般的に，小児UCでは成人例に比し，診断時の病変範囲が広く，重症度が高いとされており，手術率も成人例に比して高いと報告されている．術後合併症として回腸嚢機能不全が重要であり，本検討では11名に認めたが，吻合法による差は認めなかった．他の報告でも小児手術例の10年間の累積回腸嚢機能不全率は9.5％と，2.1％の成人手術例に比し有意に高いとされている．回腸嚢機能不全をきたす患者では，最終診断がCDに変更になる場合もあるが，本検討では認めなかった．後期合併症では回腸嚢炎が最も多く，回腸嚢機能不全に至った11名中3名にも認めたことより，難治性回腸嚢炎の治療法を確立し，回腸嚢機能不全を回避することが重要であると結論している．

（北村　和哉）

> **A.** 回腸嚢炎や痔瘻を回避することが小児UC術後の長期予後に重要である．

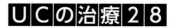

Q146. 重症UCに対する入院前の免疫抑制療法は手術のリスクになるか？

The effect of pre-admission immunosuppression on colectomy rates in acute severe ulcerative colitis.

Patrick D, Doecke J, Irwin J, et al. *Therap Adv Gastroenterol.* 2018, 11: 1756284818809789

▶研究デザイン：横断研究　　　　　　　　　　PMID：30455743

概要　入院を要した重症UC患者200名を大腸切除の有無で2群に分け，入院30日以内及び入院30日以降1年以内の手術の危険因子を後ろ向きに比較した論文．62名が30日以内に手術に至った．ステロイド治療不応例のうち110名は救済治療を受け（シクロスポリン46名，インフリキシマブ64例），72名は手術を回避できた．30日以内の手術率と入院前の免疫抑制療法に有意な相関は認めなかった．30日以内の手術が回避できた138名中24名は30日以降に手術を要した．入院前より免疫調節薬を投与されていた患者で，30日以降の手術率が約3倍高値であった．30日以内の手術の危険因子は巨大結腸症あり，初発例，入院3日目のCRP及び排便回数高値であった．

解説　UCのうち約20％が重症であり，その中で75％が入院を要し，これらの19〜40％が手術に至るといわれている．入院時に，約半数の患者は免疫抑制療法を受けているが，入院前の免疫抑制療法は手術の危険因子であるとの報告もある．本論文では，重症UC患者の入院時に，すでにステロイドや免疫調節薬などの免疫抑制療法が開始されていた患者と，入院後に治療を開始した患者の手術率を比較し，入院前より免疫調節薬を投与されていた患者のほうが，30日以降1年以内の手術率が有意に高いと結論している．しかし，この結論は，単変量解析の結果のみから導き出され，多変量解析を行っていない点，小規模な横断研究であり，入院前のステロイド総投与量など，詳細な治療情報がない点など問題もある．著者らも入院前に免疫調節薬が必要であった患者群は，より難治例が含まれていた可能性があり，前向き研究が必要と考察している．

（北村　和哉）

A. 入院前の免疫調節薬投与が中期の手術率を上昇させる可能性があるが，結論を得るためには前向き研究が必要である．

UCの治療29

Q147. 重症UCに対する高用量インフリキシマブ治療は手術率を低下させるか？

High-Dose Infliximab Rescue Therapy for Hospitalized Acute Severe Ulcerative Colitis Does Not Improve Colectomy-Free Survival.

Chao CY, Al Khoury A, Aruljothy A, et al. *Dig Dis Sci*. 2019, 64 (2) : 518-523

▶研究デザイン：横断研究　　　　　　　　　　　PMID : 30446928

概要　重症UC患者に対する高用量インフリキシマブ治療が，通常用量に比し手術率を低下させるかを検討した論文．三つの三次教育病院に入院したステロイド抵抗性重症UC患者72名のうち，37名が通常用量（5 mg/kg），35名が高用量（10 mg/kg）のインフリキシマブ投与を受けた．この2群間で患者背景に差は認めなかった．治療開始後3カ月以内の全手術率は9.7％であったが，通常用量（5.4％）と高用量（14.3％）の間に有意差は認めなかった．単変量解析では，CRP高値，ヘモグロビン低値，アルブミン低値が，3カ月以内の手術と有意に相関していたが，多変量解析では有意な因子は挙がらなかった．

解説　インフリキシマブは，ステロイド抵抗性重症UCの標準的な救済治療となっている．重症UCでは，炎症を反映して血中TNF濃度が高値となり，インフリキシマブのクリアランスが速くなるとされている．そのため，より高用量のインフリキシマブが必要になることが予想される．しかし，本研究では高用量インフリキシマブが短期の手術率を低下させなかった．その理由として，横断研究であること，高CRPの患者に高用量が用いられた傾向があり，治療選択にバイアスがあった可能性があること，インフリキシマブの血中濃度や抗薬物抗体濃度を測定しておらず，インフリキシマブが至適濃度に達していたか確認していないことなどが挙げられている．また，短期の手術の危険因子としても，多変量解析では有意なものは認めず，前向き研究の必要性が示唆された．

（北村　和哉）

A. 重症UCに対する高用量インフリキシマブ治療は短期の手術率を低下させなかったが，さらなる検討が必要である．

UCの治療 30

Q148. CMV感染を合併したUC患者では腸管組織のCMVウイルス量で予後を予測できるか？

Prognostic Value of the Burden of Cytomegalovirus Colonic Reactivation Evaluated by Immunohistochemical Staining in Patients with Active Ulcerative Colitis.

Clos-Parals A, Rodríguez-Martínez P, Cañete F, et al. *J Crohns Colitis*. 2019, 13 (3)：385-388

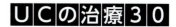

▶ 研究デザイン：横断研究　　　　　　PMID：30346606

概要　スペインにある三つの大学病院の病理部データベースを用いて，CMV免疫組織染色にて腸管粘膜でCMV再活性化を認めた成人のUC患者46例を抽出し，腸管組織におけるCMVウイルス量と大腸全摘術の関連性を検討した論文．最終的に46例中14例（30％）が大腸全摘術を施行され，特にCMV感染後早期（CMV陽性の診断から3カ月以内）に大腸全摘術に至る例が多かった（12/14例）．1生検あたりのCMV免疫染色陽性細胞数の中央値は2個（1-28個）で，中央値をカットオフとして高ウイルス群（>2個/生検）と低ウイルス群（≦2個/生検）に分けると，高ウイルス群で大腸全摘率が有意に高かった（50％ vs. 20％，p＝0.048）．また多変量解析の結果，高ウイルス量（>2個/生検）と若年が大腸全摘術に関連する高リスク因子であった．

解説　UC患者の大腸粘膜ではしばしばCMV感染（再活性化）を認めることが知られている．しかし，合併するCMV感染の病態への関与や臨床転帰（予後）との相関，また抗ウイルス療法を行うべきか否かについては一定の見解がない．近年，腸管組織でのCMVウイルス量が治療反応性や大腸切除術率と相関することが報告され（関連論文1，2），実際，ECCOのガイドラインでもステロイド抵抗例では腸管組織を用いたPCR法あるいは免疫組織染色にてCMV感染を除外することが推奨されている．しかしながら，現在，CMV感染合併UC患者における予後予測や抗ウイルス療法の適応についての明確な基準がなく，これらの問題解決の糸口につながる論文である．　　　　（松浦　稔）

関連論文1：Roblin X, Pillet S, Oussalah A, et al. *Am J Gastroenterol*. 2011, 106（11）：2001-2008
関連論文2：Jones A, McCurdy JD, Loftus EV Jr, et al. *Clin Gastroenterol Hepatol*. 2015, 13（5）：949-955

> **A.** CMV免疫組織染色によるウイルス量の定量はCMV感染合併UC患者における大腸全摘術のリスク予測に有用である．

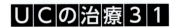

Q149. UCに対するTLR-9アゴニストの臨床効果は？

Clinical efficacy of the Toll-like receptor 9 agonist cobitolimod using patient-reported-outcomes defined clinical endpoints in patients with ulcerative colitis.

Atreya R, Reinisch W, Peyrin-Biroulet L, et al. Dig Liver Dis. 2018, 50（10）：1019-1029

▶研究デザイン：多施設共同ランダム化比較試験事後解析　PMID：30120066

概要　Toll-like receptor 9（TLR-9）アゴニストであるCobitolimodの多施設共同ランダム化比較試験であるCOLLECT studyを後方視的に追加解析した論文である．Cobitolimodは30 mgを50 mLの蒸留水に溶解したものを，0週，4週に内視鏡で近位大腸に散布された．先行研究ではプライマリエンドポイントである12週での寛解率では有意差が認められなかったが，セカンダリエンドポイントにおいて，4週，8週での症状寛解（Symptomatic remission：SR），4週での粘膜治癒及び病理組織学的改善で有意差を認めた．新たに患者日誌によりエンドポイントをSRにおいて事後解析を行い，治療4週で実薬群17.1%対プラセボ群5.9%（p＝0.13），8週で実薬群35.7%対プラセボ群17.6%（p＝0.07），12週で実薬群38.6%対プラセボ群17.6%（p＝0.043）をそれぞれ達成した．また，重症例では効果が低く，CRPが低い症例，抗TNF-α抗体ナイーブの症例のほうが効果が高かった．

解説　TLR-9は腸管免疫において，非メチル化シトシングアニンジヌクレオチド（CpG）モチーフのリガンドとして機能することで，特に細菌DNAを認識していると考えられている．いくつかの実験腸炎モデルにおいて，TLR-9活性化は粘膜炎症の発症を予防し創傷治癒を促進することが示されており，臨床応用を模索した検討の一つである．COLLECT studyでプライマリは達成されなかったが，事後解析である本研究の結果としては，効果はそれほど強くはないものの，ある程度の有効性・安全性が確認されており，今後用法用量の検討を加えることで新たな治療オプションとして期待できる．

（桂田　武彦）

関連論文：Atreya R, Bloom S, Scaldaferri F, et al. J Crohns Colitis. 2016, 10（11）：1294-1302

A. UCに対するTLR-9アゴニストは有効であり，用量設定など次相試験による検討が期待される．

これだけは読んでおきたい！
消化器医のための重要論文240篇

炎症性腸疾患編

CDの治療

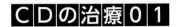

Q150. CD治療におけるインフリキシマブとアザチオプリンの併用治療はインフリキシマブ単独治療より有効か？

Infliximab, azathioprine, or combination therapy for Crohn's disease.

Colombel JF, Sandborn WJ, Reinisch W, et al. *N Engl J Med.* 2010, 362 (15) : 1383-1395

▶ 研究デザイン：多施設共同ランダム化比較試験　　PMID：20393175

概要　中等度から重症のCD患者で，免疫調節薬や生物学的製剤の治療歴がない508症例を対象にした多施設共同ランダム化比較試験である．対象者はインフリキシマブ（IFX）点滴＋プラセボ内服，プラセボ点滴＋2.5 mg/kgのアザチオプリン（AZA）内服，及びIFX点滴＋AZA内服の3群に均等に割り付けられ，投与26週でのステロイドフリー寛解率をPrimary endpointとして比較検討した．投与26週におけるステロイドフリー寛解率はIFX＋AZA併用群で56.8％であり，IFX単独群（44.4％），AZA単独群（30.0％）に比し有意に高率であった．投与50週でも同様の結果であった．また，投与26週での粘膜治癒率はIFX＋AZA併用群で43.9％であり，IFX単独群（30.1％）及びAZA単独群（16.5％）に比し高値であった．以上より，IFX＋AZA併用やIFX単独治療は，AZA単独よりも高いステロイドフリー寛解を示すことが示された．

解説　本研究はいわゆるSONIC studyと呼ばれ，AZA単独，IFX単独治療よりもIFX＋AZAの併用療法の方が有意に高いステロイドフリー寛解率を示すことをプラセボ対照の多施設共同ランダム化比較試験で示した研究である．多数の症例での解析で，3群の背景因子もよく調整されており，エビデンスレベルが高い．投与26週における粘膜治癒においてIFX＋AZA併用群のIFX単独群に対する優位性がp＝0.06と傾向にとどまるが，IFX＋AZA併用群におけるIFXトラフ濃度がIFX単独群よりも有意に高いことも示されており，また3群で重篤な感染症に差がないことも示されていて，IFX治療におけるAZA併用の有用性を明確に示している．本論文がCDにおける生物学的製剤治療に与えた影響は計り知れない．

（新崎　信一郎）

> **A.** CD治療におけるIFX＋AZAの併用治療はIFX単独治療より有効である．

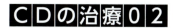

Q151. CDにおけるインフリキシマブ治療にアザチオプリンを併用することで，インフリキシマブの薬物動態に影響を及ぼすか？

Combination Therapy With Infliximab and Azathioprine Improves Infliximab Pharmacokinetic Features and Efficacy：A Post Hoc Analysis.

Colombel JF, Adedokun OJ, Gasink C, *et al.*　*Clin Gastroenterol Hepatol.* 2019, 17 (8) 1525-1532

研究デザイン：多施設共同ランダム化比較試験　　PMID：30267864

概要　本研究はSONIC study（**Q150**）のpost hoc解析である．投与30週において血清サンプルを解析可能な206症例〔インフリキシマブ（IFX）単独療法97例，IFX＋アザチオプリン（AZA）併用療法109例〕を対象とし，IFXのトラフ血中濃度によって4グループに群別し，各グループの投与26週におけるステロイドフリー寛解（CSFR）達成や粘膜治癒を得た症例の分布を比較検討した．その結果，IFXのトラフ濃度が高いグループほど，IFX単独療法に比してIFX＋AZA併用療法群の割合が増加していた．また，IFXトラフ濃度で群別した4グループ内で，IFX＋AZA併用群とIFX単独群で投与26週でのCSFR達成率や粘膜治癒達成率に差を認めなかった．以上より，IFXのトラフ濃度が同じであれば，IFX＋AZA併用療法とIFX単独療法で治療効果に差がないことが示されるとともに，併用療法において，AZAはIFXの血中濃度を上げることで治療効果に寄与していることが示唆された．

解説　SONIC studyではIFX＋AZA併用療法がIFX単独療法よりも有効であることが示されたが，その原因を究明する目的で，SONIC studyを追加解析した報告である．IFXのトラフ濃度が上がるほど，IFX＋AZA併用療法群の症例が増えていて，AZA併用がIFXのトラフ濃度上昇に寄与している可能性を示している．一方で，トラフ濃度が一番低いグループにおいて，IFX単独療法で35.9％，IFX＋AZA併用療法で8.3％の抗薬物抗体を認めていた（他のグループでは0％）．以上より，今回検討された投与34週までの期間においては，AZAそのものの免疫抑制剤としての薬理作用よりも，AZA投与によって抗薬物抗体の産生抑制などを介してIFXの血中濃度が上昇し，その結果として治療効果の向上に寄与していることを示唆する結果となっている．　　　　（新崎　信一郎）

A. IFX治療にAZAを併用することにより，IFXの血中濃度が上がることで治療効果に寄与していることが示唆される．

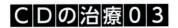

Q152. 発症早期のCD患者に対して生物学的製剤を加えた多剤免疫抑制療法は従来のステロイド治療よりも有効か？

Early combined immunosuppression or conventional management in patients with newly diagnosed Crohn's disease : an open randomised trial.

D'Haens G, Baert F, van Assche G, et al.　*Lancet.* 2008, 371 (9613) : 660-667

▶研究デザイン：多施設共同ランダム化比較試験　　　PMID：18295023

概要　4年以内にCDと診断され，ステロイドや免疫調節薬，生物学的製剤の使用歴の無いCD患者133例を対象とし，インフリキシマブ（IFX）＋アザチオプリン（AZA）併用療法群（n＝67）とステロイド漸減による従来治療群（n＝66）にランダムに割り付けられた．IFX＋AZA群では寛解導入が得られない場合ステロイドを投与され，また従来治療群で寛解導入が得られない場合はステロイド増量，それも無効であればAZAが開始された．投与後26，52週におけるステロイドフリー寛解及び手術回避を主要評価項目として検討を行った．IFX＋AZA群では26週でのステロイドフリー寛解率が60.0％であり，従来治療群（35.9％）に比し有意に高率であった．両群間で重度の有害事象発生に差はなかった．以上より，ステロイドより生物学的製剤＋免疫調節薬治療のほうが有意に寛解導入効果が高いことが示された．

解説　2010年に発表され，生物学的製剤＋免疫調節薬の単独治療を上回る治療効果を示したSONIC study（**Q150**）の前に，それまでの既存治療であるステロイドに比べて生物学的製剤＋免疫調節薬の高い寛解導入効果を示した意義のある報告である．薬剤についてはかなり厳密に漸減・再開などのルールが定められていて，オープンラベルとはいえそのインパクトは大きい．論文上は2年までのフォローアップデータが示されており，2年での非再燃率においてもIFX＋AZAが従来治療群よりも高いことから，IFX＋AZAの寛解導入効果のみならず，維持効果についてもステロイドを主体とした従来治療を上回ることを示している．従来治療群で最初からAZAが入っていないため，IFXとステロイドの治療効果を直接比較して解釈できないことが重要なlimitationである．

（新崎　信一郎）

A. 生物学的製剤＋免疫調節薬の併用療法は従来のステロイド治療よりも有意に寛解導入効果が高い．

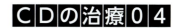

Q153. インフリキシマブ＋免疫調節薬併用中の CD 患者に対しインフリキシマブを中止すると再燃するか？

Maintenance of remission among patients with Crohn's disease on antimetabolite therapy after infliximab therapy is stopped.

Louis E, Mary JY, Vernier-Massouille G, *et al*.　*Gastroenterology*. 2012, 142（1）：63-70

研究デザイン：多施設共同コホート研究　　　PMID：21945953

概要　1年以上インフリキシマブ（IFX）と免疫調節薬を併用し，少なくとも6カ月以上ステロイドフリー寛解を維持しているCD患者115例を対象に，IFXを中止し1年以上経過観察を行った．中央値28カ月のフォローアップで52症例が再燃し，1年での再燃率は43.9±5.0％であった．多変量解析で再燃の危険因子として抽出されたのは，男性，外科切除歴なし，白血球数＞6,000/μL，ヘモグロビン数≦14.5 g/dL，CRP≧0.5 mg/dL，便カルプロテクチン≧300μg/gであり，これらのうち該当する因子が2因子以下であれば，1年での再燃率は15％にとどまっていた．再燃例でのIFX再導入は88％で有効であった．以上より，IFX中止での再燃は1年で半数ほど認めるが，臨床的・生物学的マーカーを用いれば，再燃低リスク例を拾い上げられる可能性が示された．

解説　いわゆるSTORI試験と呼ばれ，臨床的寛解を維持しているCD患者に対して生物学的製剤が中止可能かを初めて検証した試験である．免疫調節薬（アザチオプリン，メルカプトプリン，メトトレキサート）は継続のままでIFXを中止しても，1年程度で約半数が再燃することを前向き介入試験として示した意義は大きい．また，IFXトラフ濃度や内視鏡所見を除いた臨床的・生物学的マーカーを用いて再燃低リスク群を探索している試みを行っており，実臨床に有用な知見である．増悪例に対するIFX再導入については，ヒドロコルチゾン200 mgの前投与を必ず行うプロトコールになっているが，再導入時の投与時反応は0例で，中止前と再導入後3投前のIFXトラフ値に差がないことも示されており，増悪時にIFX再投与を行う場合の高い有効性に加え安全性にも言及している．IFX中止を考慮する際に参考になる論文である．　　　　　　（新崎　信一郎）

> **A. IFX＋免疫調節薬併用中のCD患者に対しIFXを中止すると1年で約半数が再燃する．IFXの再投与は有効である．**

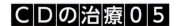

Q154. CDに対するインフリキシマブ治療の長期寛解維持を予測するマーカーは何か？

Postinduction serum infliximab trough level and decrease of C-reactive protein level are associated with durable sustained response to infliximab: a retrospective analysis of the ACCENT I trial.

Cornillie F, Hanauer SB, Diamond RH, *et al.*　*Gut.* 2014, 63 (11) : 1721-1727

研究デザイン：多施設共同ランダム化比較試験　　PMID：24474383

概要　CDに対するインフリキシマブ（IFX）投与のプラセボに対する有効性を示したACCENT I 試験（関連論文）のpost hoc解析である．本解析ではIFX投与後14週におけるIFXトラフ濃度やCRP値が長期寛解維持を予測するマーカーになるかが検証された．5 mg/kgでのIFX導入治療後，5 mg/kgで維持された25％（37/147）及び10 mg/kgで維持された33％（47/144）が14週で臨床的寛解を認め，同量で54週まで維持された．5 mg/kg維持群で投与前CRP＞0.8 mg/dL以上の症例において，14週におけるIFXトラフ濃度3.5 μg/mL以上，及び60％以上のCRP低下が54週における寛解維持の予測因子として有用であった．10 mg/kg投与群ではIFXトラフ濃度3.5 μg/mLは54週における寛解維持の予測因子にはならなかった．

解説　ACCENT I試験はIFX維持投与の有効性を示した2002年の報告であるが，IFXの長期寛解維持を予測するマーカーとして，このpost hoc解析では14週後のIFXトラフ値及びCRPの低下率が予後予測マーカーとして示された．しかしながら，予後予測マーカーで予後不良と判定された場合の治療戦略については触れられておらず，14週での予後不良群に絞ってIFX増量の有効性をみるような解析はなされていない．また，14週にIFXトラフ濃度が3.5 μg/mL以上になるように，それまでの用量を調節するべきかという質問には答えていない．加えて，臨床的寛解の定義がCDAI＜150のみであり，ステロイドフリー寛解よりもやや甘い定義となっていることも留意が必要である．

（新崎　信一郎）

関連論文：Hanauer SB, Feagan BG, Lichtenstein GR, *et al. Lancet.* 2002, 359 (9317) : 1541-1549

> **A.** IFX投与前CRP＞0.8 mg/dL以上のCD患者において，投与14週におけるIFXトラフ濃度3.5 μg/mL以上及び投与前に比し60％以上CRPが低下することが，5 mg/kg維持投与下での54週における寛解維持予測因子となり得る．

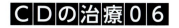

Q155. IFX 二次無効の CD 症例の治療強化の有効性を予測する因子は？

Anti-inflximab antibody concentrations can guide treatment intensification in patients with Crohn's disease who lose clinical response.

Dreesen E, Van Stappen T, Ballet V, *et al.* *Aliment Pharmacol Ther.* 2018, 47（3）: 346-355

▶ 研究デザイン：コホート研究　　　　　　　PMID：29226370

概要　IFX 二次無効（loss of response：LOR）の CD 患者 103 症例を対象とした．IFX 倍量投与群（45 名），期間短縮群（45 名）及び倍量期間短縮併用群（13 名）の治療経過を薬物動態を含めて後ろ向きに比較検討し，治療効果予測因子を解析した．治療強化後の IFX トラフ濃度の回復を予測する因子として，治療前の ATI 濃度が重要であった．治療強化前の ATI 濃度が 282 ng/mL 未満である場合，治療後の IFX 濃度の回復が得られた．一方，治療強化前の ATI 濃度が 282 ng/mL より高い場合は，いずれの治療強化でも IFX 濃度の回復が得られなかった．このことから，治療強化前の ATI 濃度が 282 ng/mL 未満が IFX 治療効果予測因子として挙げられた（特異度：63％，感度：75％，AUROC：0.76，p＝0.003）．

解説　CD 治療において，IFX は有効な寛解導入及び維持効果を有することは知られている．しかしながら，IFX の治療反応性が低下する症例も認められる．これらの LOR 症例のうちどのような症例に対して治療強化が有効であるか不明である．本試験は，後ろ向きコホート研究であるが，対象症例数が 103 例であり，臨床的有効性のみならず治療強化前後の IFX 濃度及び ATI 濃度測定による薬物動態の解析を行うことで，上述の問題に対する一定の見解を示している．現在本邦では，ATI 濃度を手軽に測定することは難しい状況であるが，本試験の結果では，治療強化前の ATI 濃度が 282 ng/mL 未満の症例の場合，治療強化後の IFX トラフ濃度の回復が認められることから，ATI 濃度測定によって治療強化後の有効性が予測できる可能性を示している．　　　　　（西田　淳史）

A. CD の IFX 二次無効症例では，抗薬物抗体濃度が 282 ng/mL 未満であることが治療強化有効性の予測因子と考えられた．

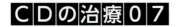

Q156. アダリムマブはCD寛解維持に有効か？

Adalimumab for maintenance of clinical response and remission in patients with Crohn's disease : The CHARM Trial.
Colombel JF, Sandborn WJ, Rutgeerts P, *et al.*　*Gastroenterology*. 2007, 132（1）: 52-65

▶研究デザイン：多施設共同ランダム化比較試験　　　PMID：17241859

概要　中等症から重症のCD患者854例を対象として，アダリムマブ（ADA）を初回80 mg投与2週間後に40 mg投与にて寛解導入し（寛解率25.3％：212/854），寛解を含むCDAI 70点以上低下した有効例（58.4％：499/854）を無作為にADA 40 mg隔週群，40 mg毎週群，プラセボ群に割り付け，56週まで継続した．対象患者には，他の抗TNF製剤使用歴を有する症例が含まれている（47.7％：238/499）．プラセボ群，40 mg隔週投与群，40 mg毎週投与群での26週後の寛解維持率はそれぞれ（17％：29/170），（40％：68/172），（47％：73/157）で，56週後の寛解維持率はそれぞれ（12％：20/170），（36％：62/172），（41％：65/157）であり，プラセボ群と比較して，ADA投与の2群は有意に寛解維持効果が認められた．また，ADA投与の両群に寛解維持率の差は認められなかった．ADAは，CDの寛解維持効果を有すると結論された．また，隔週投与群，毎週投与群ともにプラセボ群と比較して有害事象発生率が同等で，安全性に問題も認められなかった．

解説　CDに対するADAの臨床的有効性については，CLASSIC-Ⅰで寛解導入効果が示されていた．本試験，CHARM試験により，完全ヒト型抗TNF-αモノクローナル抗体製剤であるADAのCDに対する寛解維持効果とその安全性が示された．インフリキシマブ治療歴にかかわらずADAの有効性が認められるが，インフリキシマブ治療歴のない抗TNF-α抗体製剤未使用症例では，より高い寛解率が得られる．また，副次解析によると，ADAによる維持投与は，入院リスク及び手術リスクも減少させることが認められ，CD患者のQOL向上にも寄与していることが示された．さらに，本研究は，ADAと免疫調節薬併用の有効性についての検討を行ったDIAMOND試験（**Q157**）に繋がったという点でも重要である．

（西田　淳史）

A. アダリムマブは，CDの寛解維持に有用である．

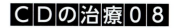

Q157. 生物学的製剤未治療の活動性CDに対するアダリムマブによる治療にアザチオプリン併用は有用か？

Adalimumab Monotherapy and a Combination with Azathioprine for Crohn's Disease : A prospective, Randomized Trial.

Matsumoto T, Motoya S, Watanabe K, et al. *J Crohns Colitis.* 2016, 10(11) : 1259-1266

▶ 研究デザイン：多施設共同ランダム化比較試験　　PMID : 27566367

概要　活動性CDに対するアダリムマブ（ADA）とチオプリン系免疫調節薬（IM）の併用効果について前向きに検討を加えている．生物学的製剤及びIM未治療CD患者（176例）を，単独治療群（85例）と併用治療群（91例）に無作為に割り付け，26週目の臨床的寛解をprimary endpointとして，52週間治療を行った．また，治療前と治療後26週，52週の内視鏡による粘膜評価を加えている．26週目の臨床的寛解は単独治療群と併用治療群で有意差は認めず（71.8% vs. 68.1%；OR 0.84，p＝0.63），脱落例を除外した解析でも同様の結果であった（72.6% vs. 79.5%）．副次評価項目として26週目の内視鏡的所見の改善率を検討したところ，併用治療群（84.2%）のほうがADA単独治療群（63.8%）よりも有意に高い結果であった（p＝0.019）．薬剤の副作用による脱落は単独治療群が1例（1.2%）に対し，併用治療群では15例（16.5%）で有意に多かった．ADAトラフ濃度及び抗薬物抗体（AAA）においては，単独治療群と比較して，IM併用群においてADAトラフ濃度が高い傾向にあり，AAAの陽性率が低い傾向がみられた．

解説　インフリキシマブ（IFX）やADAなどの抗TNF-α抗体製剤によるCDの長期寛解維持が可能となっている．CDに対するIMの併用はIFXの治療効果を高めることが示されているが，その一方で，ADA治療の寛解維持効果におけるIM併用の有用性は明確なエビデンスがなかった．この問題に対して本研究は，世界で初めて多施設での前向き試験を行い，明らかにしたことで非常に意義深い．本研究では，臨床的寛解においては，ADA単独治療に対するADAとIM併用の併用効果は認められなかった．これに対して，IM併用によって，ADAのトラフ濃度及びAAAの陽性率に影響を及ぼし，粘膜病変改善効果向上の可能性が示唆された．

（西田　淳史）

A. アダリムマブにIM併用は，臨床的寛解には有用性は認められなかったが，粘膜病変改善効果向上が認められた．

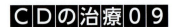

Q158. 抗TNF-α抗体と免疫調節薬の併用の有効性と安全性は？

Systematic review：monotherapy with antitumour necrosis factor α agents versus combination therapy with an immunosuppressive for IBD.

Dulai PS, Siegel CA, Colombel JF, *et al.* Gut. 2014, 63 (12)：1843-1853

▶研究デザイン：系統的レビュー　　　　　　PMID：24970900

概要　本研究は，IBDに対する抗TNF-α抗体製剤単独治療と免疫調節薬（IM）併用治療の有効性を比較したRCT及び観察研究を対象として，IBDに対するIM併用の有効性及び安全性について検討を行うことを目的としている．SONIC試験及びUC-SUCCESS試験では，IFXに対するアザチオプリン（AZA）併用効果，COMMIT試験では，IFXとメトトレキサート（MTX）の併用効果を検討している．IFX単独療法よりAZA併用の方がその有効性が高い．MTXとの併用効果は証明されていなが，IFXの薬物動態を考慮するとMTX併用も同様に有効と考えられる．その他の抗TNF-α抗体製剤（アダリムマブ，セルトリズマブ，ゴリムマブ）に関してもIM併用が有効である可能性が高いが，明確なエビデンスは現在のところ得られなかった．併用療法による感染症のリスクは，単独療法と比較して有意な増加は認めず，リンパ腫発症のリスクは相対的には高めるが，発症の絶対数は極めて少ない．併用するIMとしてAZAとMTXでは，効果及び副作用の点では明らかな相違はないと考えられる．

解説　本研究の結論としては，IBD治療において抗TNF-α抗体とIMの併用は，抗TNF-αのトラフ濃度の上昇及び抗薬物抗体産生抑制を介して有効であるとしている．IMの併用時の注意点として，高齢者（65歳以上）に対しては，感染症及びリンパ腫のリスク，若年男性（25歳以下）に対しては肝脾T細胞リンパ腫の発症である．本研究では，これらのハイリスク症例に対しては，抗TNF-α抗体単独投与を行い，効果が得られない場合は併用することを勧めている．また，併用するIMとしては，AZAが第一としており，若年男性の場合はMTXも考慮するとしている．それらに加えて本邦では，*NUDT15*遺伝子多型によって，白血球減少のハイリスクの除外が必要と考えられる．抗TNF-α抗体とIMの併用は有効であるが，併用に際しての副作用については患者個別に考慮する必要がある．

（西田　淳史）

A. IBD治療において抗TNF-α抗体とIMの併用は有効であるが，副作用については患者個別に考慮する必要がある．

CDの治療10

Q159. CD患者の治療において，バイオマーカーに基づいた治療方針の決定が患者の予後を改善するか？

Effect of tight control management on Crohn's disease（CALM）：a multicentre, randomised, controlled phase 3 trial.

Colombel JF, Panaccione R, Bossuyt P, *et al.* *Lancet.* 2018, 390（10114）：2779-2789

研究デザイン：多施設共同ランダム化比較試験　　PMID：29096949

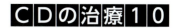

概要　IBDのバイオマーカーとして用いられている便中カルプロテクチン及びCRPを加えた基準に則り治療介入を行うことが患者の予後改善に寄与するかを多施設で前向きに検討をしている．免疫調節薬（IM）や生物学的製剤の治療歴のない中等症から重症のCD患者を対象とした．ステロイド導入8週目または疾患活動性が高い場合は，より早期に，体重及び罹患期間で層別化し，便中カルプロテクチン，CRP，CDAI及び前週のステロイド投与に応じて治療効果を行ったtight control群と，CDAIと前週のステロイド投与に応じて治療強化を行った標準コントロール群の2群に割り付けた．治療強化の手順は，アダリムマブ（ADA）導入，ADA隔週，ADA毎週，ADA毎週＋IM連日投与の順に行った．各群に122例が対象患者となり，48週目に潰瘍を伴わない粘膜治癒（CDEIS＜4）に達した患者の割合は，tight control群において標準コントロール群よりも有意に高かった〔56例（46%）vs. 37例（30%）〕．この結果より，CD患者において，臨床症状とバイオマーカーによる活動性評価に基づいて抗TNF-α抗体の治療強化を行うことは，臨床症状のみによる活動性評価に基づいて治療強化を行うよりも良好な臨床経過と内視鏡的改善が得られることが示唆された．

解説　抗TNF-α抗体の登場後，CDの長期寛解が維持できるようになった．便中カルプロテクチンやCRPに代表されるバイオマーカーが，CDの活動性と相関し，粘膜治癒はCDの長期予後の改善に寄与することが知られているが，臨床症状に加えてこれらのバイオマーカーに基づいた治療強化が，CD患者の臨床的寛解及び粘膜治癒を達成するのに有用であるか不明であった．本研究では，臨床症状とバイオマーカーを適切に組み合わせて抗TNF-α抗体治療の強化を行うことによって，CD患者の予後改善に寄与することを示した重要な論文である．

（西田　淳史）

A. 早期CD治療において，臨床症状に加えて，CRPや便中カルプロテクチンなどのバイオマーカーを指標とした治療強化は，CD患者の予後を改善させる．

CDの治療 11

Q160. 抗TNF-α抗体製剤での治療継続が困難となった場合，他の抗TNF-α抗体製剤へのスイッチは治療戦略として妥当か？

Clinical Benefit of Long-Term Adalimumab Treatment in Patients With Chrohn's Disease Following Loss of Response or Intolerance to Infliximab：96-Week Efficacy Data From GAIN/ADHERE Trials.

Panaccione R, Sandborn WJ, D'Haens G, et al. *J Crohns Colitis*. 2018, 12（8）：930-938

▶研究デザイン：多施設共同コホート研究　　　PMID：29697818

概要　本研究は，先行研究GAIN〔中等症から重症のCD患者で，インフリキシマブに二次無効，または忍容性のない症例を対象に，アダリムマブ（ADA）の寛解導入有効性を投与後4週で検討した試験〕の非盲検長期継続投与試験でADHEREと呼ばれる．GAINで寛解導入が成功した310名に対し，非盲検の条件でADA 40 mgの各週投与を行った（毎週投与への期間短縮は可）．評価項目は，ベースラインからのCDAI 70，100以上の臨床的改善率（CR-70，CR-100），CDAI 150未満の臨床的寛解率，ステロイド中止等が設定された．96週でのCR-70，CR-100，臨床的寛解率はそれぞれ39.0%，35.5%，26.5%であった．GAIN 4週でCR-70または臨床的寛解を達成した症例では，それぞれ45.5%と44.4%と良好な結果であった．ステロイド中止，ステロイドフリー寛解症例は12週から96週にかけて上昇し，副作用も過去の安全性プロファイルと同等であった．

解説　複数の抗TNF-α抗体製剤がCDの適応承認を受けているが，3割程度の症例で一次無効があり，さらに3割程度の症例で二次無効をきたすため，他の治療戦略を検討することは日常的によく遭遇する．抗TNF-α抗体製剤で効果減弱の経験がある患者に対し，同じ作用機序の薬剤へスイッチすることには違和感を覚える医師もいるかもしれない．しかし，二次無効が抗薬物抗体に起因するなどから考えても，抗TNF-α抗体製剤のスイッチは理論上も十分検討すべき内容であり，本研究の良好な結果は，抗TNF-α抗体製剤から他の抗TNF-α抗体製剤へのスイッチは治療選択として妥当であることを支持している．作用機序の違うクラススイッチへの変更は当然治療選択肢ではあるが，限られた各治療法を丁寧かつ長期に使用する努力は重要である．　　　（星　奈美子）

A. 薬剤スイッチにより，寛解導入だけでなく長期的寛解維持も期待できる可能性がある．作用機序の違う薬剤へのクラススイッチが必要とは限らない．

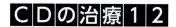

Q161. 寛解期においてレミケードからインフリキシマブバイオシミラー CT-P13への変更は患者への不利益をもたらすか？

Serum concentrations after switching from originator infliximab to the biosimilar CT-P13 in patients with quiescent inflammatory bowel disease (SECURE): an open-label, multicentre, phase 4 non-inferiority trial.

Strik AS, van de Vrie W, Bloemsaat-Minekus JPJ, et al. *Lancet Gastroenterol Hepatol*. 2018, 3 (6): 404-412

研究デザイン：多施設共同コホート研究　　　　PMID：29606564

概要 血清インフリキシマブ濃度について，バイオシミラーCT-P13の非劣性を示したベルギーとオランダの共同研究．対象は，臨床的寛解の18歳以上のUCまたはCDで，レミケードを30週以上継続的に使用した患者．主要評価項目は，レミケードからCT-P13への変更後，16週での血清インフリキシマブ濃度とし，脱落者を除いたUC 46名，CD 42名に対し非劣性マージン15%の設定で解析を行った．副次評価項目は8, 16週での抗インフリキシマブ抗体値，CRP，便中カルプロテクチン値，臨床的活動性，QOL評価などが設定され，安全性も検討された．結果，ベースライン値からのインフリキシマブ濃度の平均比はUC 110.1% (90%CI 96.1-126.3)，CD 107.6% (90%CI 97.4-118.8) で，非劣性が示された．副次評価項目においても有意な差は認めず，特記すべき安全性問題も検出されなかった．

解説 レミケードとCT-P13はアミノ酸配列は同じだが，糖鎖などに若干の違いが出ることが知られており，薬物動態や免疫原性などに差がある可能性は否定できない．バイオシミラーへの変更は医療費削減につながるが，患者の利益を担保するには，十分な治療効果や安全性の評価が不可欠である．過去にも，CT-P13への切り替えの妥当性を評価する試験報告はあるが，IBDにおける評価としては検出力に問題を残すなど不十分な状況であったため（関連論文），十分な検出力を確保して行われた本試験でのCT-P13の非劣性を支持する結果は，これまでの知見を補うものとして重要である．しかし，本研究は16週と短期での評価で，臨床的寛解患者が対象であり，活動性のある患者についてはさらなる検討が必要であることに留意すべきである．

（星　奈美子）

関連論文：Jørgensen KK, Lundin KE, Olsen IC, et al. *Lancet*. 2017, 389 (10086): 2304-2316

A. 明らかな不利益を示唆する血清学的データや安全性評価は検出されず，標準製剤からの変更検討は医療費の観点からも妥当である．

CDの治療13

Q162. 寛解維持療法での成分栄養剤併用の問題点は？

Effect of a concomitant elemental diet with maintenance anti-tumor necrosis factor-α antibody therapy in patients with Crohn's disease：A multicenter, prospective cohort study.

Hirai F, Ishida T, Takeshima F, et al. *J Gastroenterol Hepatol.* 2019, 34 (1)：132-139

▶研究デザイン：多施設共同コホート研究　　PMID：29935082

概要　抗TNF-α抗体製剤による寛解導入後，成分栄養剤（エレンタール®：ED）の併用が寛解維持に有用か検討した本邦の研究である．インフリキシマブまたはアダリムマブによる寛解導入療法をうけた中等症CD患者で，寛解導入療法後10～14週において，CDAIが70以上低下，かつ，CDAI 200未満を満たす改善を達成した患者が比較試験の対象に組み込まれた．ED 900 kcal/日以上を併用するED群，併用しない非ED群に割り付けられ，ED群37名，非ED群35名の合計72名が対象となった．主要評価項目は2年後の累積寛解率とし，結果，ED群と非ED群で各々60.9％と56.7％で有意差は検出されなかった．しかし，プロトコールで定められた900 kcal/日を継続できた患者は37名中11名と少なく，データの解釈には一定の注意が必要である．

解説　抗TNF-α抗体製剤は，一次無効や不耐に加え，効果が減弱する二次無効（Loss of response：LOR）の問題があり，長期使用の妨げとなっている．LORは25～61％と比較的多く，ED併用が抗TNF-α抗体製剤の有効性維持に寄与できればその有用性は大きい．本研究ではED群と非ED群での累積寛解率差は認められなかったが，研究デザインにあったED 900 kcal/日が30％の患者でしか守られておらず，アドヒアランスが大きくかかわる研究デザインの難しさがみえる．さらに，栄養療法と抗TNF-α抗体製剤の併用が抗TNF-α製剤単独よりも臨床的寛解の維持に有用との報告（関連論文1）や，LORの症例でED併用が寛解維持率に有用である傾向を示した結果（関連論文2）もあり，本論文の結論を出すには，EDのアドヒアランス問題を克服した条件での検討が必要である． 　　　　　　　　　　　　　　　　　　　　　（星　奈美子）

関連論文1：Nguyen DL, Palmer LB, Nguyen ET, *et al. Therap Adv Gastroenterol.* 2015, 8(4)：168-175

関連論文2：Hisamatsu T, Kunisaki R, Nakamura S, *et al. Intest Res.* 2018, 16 (3)：494-498

A. 寛解維持では長期間かつ十分量のED服用が必要となる．ED併用を選択する際は患者の忍容性やアドヒアランスに十分な配慮が必要．

CDの治療14

Q163. 小腸の狭窄症状を呈するCD患者にアダリムマブを使用してもよいか？

Efficacy of adalimumab in patients with Crohn's disease and symptomatic small bowel stricture：a multicentre, prospective, observational cohort（CREOLE）study.

Bouhnik Y, Carbonnel F, Laharie D, et al.　Gut. 2018, 67（1）：53-60

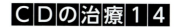

▶研究デザイン：多施設共同コホート研究　　　PMID：28119352

概要　フランス，ベルギー，イタリアの多施設共同研究で，小腸狭窄症状を有するCD患者97名が解析対象となった．全例，ベースラインでMR enterography（MRE）を行い，アダリムマブ（ADA）投与を開始している．ADAにて寛解導入後の24週において，ステロイドや他の抗TNF-α製剤使用，拡張術，手術介入なくADA継続をしえた場合を治療成功とし，これを主要評価項目としている．結果，64％の患者が成功と判断され，そのうち29％の患者で中央値4年のfollow-up期間で成功状態が維持され，さらにその半数以上で手術が回避されていた．ベースラインにおける症状やMREの所見を解析し，単変量解析で治療成功に関して有意差のある因子7項目を各1点としてスコア化したところ，4点以上の症例は89％以上で治療成功を達成する結果が得られた．以上から，狭窄症状を呈するCD患者においてもADAは有用であり，ADA導入の妥当性については，症状とMREによる画像所見を使用した事前のスコアリング評価により，比較的良好な予後予測が可能であるとしている．

解説　抗TNF-α抗体製剤はCD治療では欠かせない中心的な薬剤である．しかし，狭窄症状を呈する患者への使用は，狭窄を増悪させ腸閉塞をきたす懸念があり，その使用については議論が続いている．薬物療法か手術療法の選択は医療サイドも患者の侵襲度からも的確な判断が必要であり，本研究では，MREの画像評価と臨床症状のスコア化から，治療予後予測をする一助となるシステムを提言した．この結果をvalidateするためには，独立した他のコホートでの確認が必要ではあるが，経験に依存しない客観的評価による治療選択方法を提示した有用な報告といえる．

（星　奈美子）

A. 症状や画像所見からの予後予測を行い，狭窄症状の改善が期待できる症例に対しての使用は推奨される．

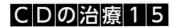

Q164. ウステキヌマブは CD の治療に有効か？

Ustekinumab as Induction and Maintenance Therapy for Crohn's Disease.

Feagan BG, Sandborn WJ, Gasink C, *et al.* *N Engl J Med.* 2016, 375（20）：1946-1960

研究デザイン：多施設共同ランダム化比較試験　　PMID：27959607

概要　中等症から重症の CD を対象に，ウステキヌマブ（UST）の 1 回経静脈投与（130 mg or 6 mg/kg）またはプラセボを TNF 阻害薬の不応・不耐症例に（UNITI-1 試験，n＝741），またステロイドまたはチオプリン製剤の不応・不耐症例に（UNITI-2 試験，n＝628）投与し，寛解導入効果を検討した．また UNITI-1，UNITI-2 試験で UST に臨床的反応を示した患者を対象に UST（90 mg 皮下注射 8 or 12 週ごと）またはプラセボを投与し（IM-UNITI, n＝397），その寛解維持効果を評価した．6 週後の臨床反応率は UST（130 mg）vs. UST（6 mg/kg）vs. プラセボは，UNITI-1 で 34.3％ vs. 33.7％ vs. 21.5％，UNITI-2 で 51.7％ vs. 55.5％ vs. 28.7％で，その 44 週後の寛解維持率は UST（8 週ごと）vs. UST（12 週ごと）vs. プラセボは 53.1 vs. 48.8％ vs. 35.9％で，いずれも UST 投与群が有意に高値であった．

解説　UST はインターロイキン（IL）-12，IL-23 の共通の subunit である p40 タンパクに対する抗体で，その CD での有効性が示された．UST の早期の治療反応率はインフリキシマブに比べてやや低い印象である．一方で，UST の寛解導入及び維持における副作用はプラセボと比べて差を認めず，生物学的製剤の効果減弱にかかわる抗薬剤抗体は 2.3％と低率であり（IM-UNITI 試験），安全性と効果持続性において優れている．TNF-α に加えて IL-12/23 が CD の治療標的であることが示され，今後 CD 治療の個別化，最適化に向けた取り組みが期待される．　　　　　　　　　　　　　　　　　（櫻井　俊治）

A. ウステキヌマブは CD の寛解導入及び維持に有効である．

CDの治療16

Q165. ウステキヌマブは長期間効果を維持できるか？

Long-term efficacy and safety of ustekinumab for Crohn's disease through the second year of therapy.

Sandborn WJ, Rutgeerts P, Gasink C, *et al.*　*Aliment Pharmacol Ther*. 2018, 48 (1): 65-77

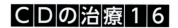

▶研究デザイン：多施設共同コホート研究　　　　　PMID：29797519

概要　中等症から重症のCDに対して，ウステキヌマブ（UST）の寛解導入（UNITI-1試験，UNITI-2試験）及び44週間の寛解維持（IM-UNITI試験）における有効性が既に報告されているが，今回は96週間の維持効果と安全性を検証した（long term extension）．32週までに反応が消失した症例は用量調整群（UST 8週ごと皮下注）に入る．44週まで脱落しなかった患者は，UST投与群（8週ごと，12週ごと）はそのままそれまでの投与を継続し，プラセボ投与群は試験を終了した．44週と96週の時点での寛解維持率は，それぞれUST 8週ごと投与群で84.1%，74.4%，UST 12週ごと投与群で77.4%，72.6%，用量調整群（反応消失によりUST 8週ごと投与に変更した群）で63.4%，53.5%であった．用量調整群で低値であるのは，用量調整群には12週ごと投与で治療効果の低い難治症例が含まれているためと思われる．安全性はプラセボとUST投与群と有意差を認めなかった．

解説　TNF-αとインターロイキン（IL）-12/23はCDの病態において重要な分子である．インターロイキン（IL）-12/23を阻害するUSTは寛解導入及び約1年間の寛解維持に優れた効果を発揮することが既に報告されている．本試験により，USTは2年間以上にわたって，安全に寛解維持を達成することが示された．完全ヒト型の抗体製剤であるUSTの免疫原性（immunogenicity）は低く，96週を通して抗UST抗体産生率は4.2%であり，8週ごと投与群では2.4%とさらに低値であった．再投与時の重篤な副作用も報告されていない．

（櫻井　俊治）

A. ウステキヌマブは安全に長期間寛解を維持する効果がある．

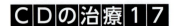

Q166. ウステキヌマブはCDの内視鏡的改善をもたらすか？

Efficacy of Ustekinumab for Inducing Endoscopic Healing in Patients With Crohn's Disease.

Rutgeerts P, Gasink C, Chan D, *et al.* *Gastroenterology*. 2018, 155（4）: 1045-1058

▶研究デザイン：多施設共同ランダム化比較試験　　PMID：29909019

|概要| 中等症から重症のCDに対して，ウステキヌマブ（UST）の寛解導入（UNITI-1試験，UNITI-2試験）及び44週間の寛解維持（IM-UNITI試験）における臨床症状に基づく有効性は既に報告されているが，今回はUSTの寛解導入期（8週）と維持期での内視鏡的な改善率を検討した（n＝334）．内視鏡的な活動性の評価にはSimplified Endoscopic Activity Score for Crohn's Disease（SES-CD）を使用した．UST投与群では，8週の時点でプラセボ群に比べて有意に内視鏡的活動性の低下を認め（SES-CD減少2.8 vs. 0.7点，p＝0.012），内視鏡的寛解率は7.7％（vs. プラセボ4.1％，p＝0.252）であった．44週の時点ではUST群とプラセボ群との間で内視鏡的改善の程度に有意差を認めなかった（SES-CD減少2.5 vs. 1.9点）．

|解説| USTの初回経静脈投与は8週の時点で，プラセボ投与と比べて有意に内視鏡的改善をもたらした．臨床的寛解と内視鏡的寛解が関連することは予想されることであるが，本研究によりUSTはCDにおいて臨床的及び内視鏡的改善をもたらすことが明らかとなった．Primary endpointである8週時点での内視鏡的改善率は有意差を認めたが，44週時点での改善率ではUST群とプラセボ群で有意差を認めなかった．内視鏡検査は必須ではなく，寛解導入期に比べて維持期での内視鏡施行患者の数が少なかったことが，統計学的な差がでなかった原因の一つと考えられる．

（櫻井　俊治）

A. ウステキヌマブは内視鏡的活動性を低下させる．

CDの治療 18

Q167. ウステキヌマブの血中濃度と治療効果とに関連はあるか？

Pharmacokinetics and Exposure Response Relationships of Ustekinumab in Patients With Crohn's Disease.

Adedokun OJ, Xu Z, Gasink C, *et al.* *Gastroenterology.* 2018, 154（6）: 1660-1671

研究デザイン：多施設共同コホート研究　　PMID：29409871

概要 中等症から重症のCDを対象に，ウステキヌマブ（UST）の1回経静脈投与（130 mg or 6 mg/kg）後，8週の時点でのUST血中濃度と治療効果を検討した．またUNITI-1, UNITI-2試験でUSTに臨床的反応を示した患者にUST（90 mg皮下注射8 or 12週ごと）投与を継続し，44週後の時点でのUST血中濃度と治療効果を検討した．USTは2回目の維持投与の後に安定した血中濃度に達する．12週間隔投与に比べて，8週間隔投与の患者のほうが約3倍の血中濃度を維持していた．血中濃度は臨床的寛解及び内視鏡的有効性と相関し，CRP値とは逆相関を示した．免疫調節薬の使用と血中濃度とは相関がなかった．トラフ値 0.8 µg/mL 以上で臨床的寛解を維持する可能性が高い．

解説 UST血中濃度は治療前のCRP値と逆相関の関係にあり，炎症の活動性の高い症例で血中濃度が上がりにくいことを示している．UST血中濃度と副作用に明らかな関係性を認めなかった．抗UST抗体陽性の患者は2.3%（27例）と低く，このうち63%（17例）は効果減弱をきたす中和抗体であった．多くの場合，抗体出現は一過性であり，後に陰性化している．抗UST抗体陽性患者で投与部位反応，血清病様反応，アナフィラキシー反応は見られなかった．このようにUSTの低い免疫原性が明らかとなった．さらにチオプリンなどの免疫調節薬はUSTの血中濃度や抗UST抗体産生に対して有意な影響を認めなかった．インフリキシマブと比べると免疫原性が低いと考えられる．また病勢の強い症例ではUST8週ごと投与が推奨される． （櫻井　俊治）

> **A. ウステキヌマブの血中濃度と治療効果との間に正の相関関係がある．**

CDの治療19

Q168. インフリキシマブは入院や外科手術を減らすか？

Infliximab Reduces Hospitalizations and Surgery Interventions in Patients With Inflammatory Bowel Disease：A Systematic Review and Meta-analysis.

Costa J, Magro F, Caldeira D, *et al*.　*Inflamm Bowel Dis.* 2013, 19（10）：2098-2110

▶研究デザイン：系統的レビュー　　　　　　　　　　PMID：23860567

概要　2012年5月までの文献を検索し，IBD患者におけるインフリキシマブの入院及び手術率への影響について系統的にレビューした．27の研究（9のランダム化比較研究と18の観察研究）を解析した．ランダム化比較研究及び観察研究において，インフリキシマブは，UC及びCD患者の入院リスクを減少させた．ランダム化比較研究の検討では，CD（OR 0.31，95%CI 0.15-0.64）及びUC（OR 0.57，95%CI 0.37-0.88）においてインフリキシマブは手術リスク減弱効果を示した．一方で，観察研究の検討では，CD（OR 0.32，95%CI 0.21-0.49）においてインフリキシマブは手術リスクを軽減するが，UCではリスク軽減を示さなかった．

解説　入院と手術は病勢のマーカーであり，またIBD関連医療費と直接関係することを考えると，本論文の結果は臨床的にも医療経済学的にも妥当なものであるといえる．インフリキシマブの登場以前には，CD患者の約4分の3が入院し，多くが手術を経験していたが，インフリキシマブはこれらのリスクを低下させ，患者のQOLの向上と医療費の削減に貢献している可能性がある．本試験の手術リスクの検討は一つのランダム化比較研究を除いて最長で1年間という短い観察期間であり，今後，感染症や悪性腫瘍などインフリキシマブの副作用も含めた長期間の前向き研究が必要と思われる．

（櫻井　俊治）

A. インフリキシマブはIBDに伴う入院や外科手術のリスクを減らす．

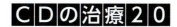

Q169. 経済面からみた抗TNF-α抗体製剤導入の最適な時期は？

Early initiation of tumor necrosis factor antagonist-based therapy for patients with Crohn's disease reduces costs compared with late initiation.

Beilman CL, Kirwin E, Ma C, et al. *Clin Gastroenterol Hepatol.* 2019, 17（8）：1515-1524

研究デザイン：症例対照研究（ケース・コントロール）　PMID：30056180

概要　カナダにおける中等症から重症のCD患者の理論的コホートをもとにした，マルコフモデル（Markov model）を用いたケースコントロール研究である．インフリキシマブもしくはアダリムマブを用いて寛解導入治療を受けるCD患者をシミュレートするモデルであり，これまでに報告されている治療反応性の低下率を参考に，発症2年以内に抗TNF-α抗体製剤を用いて治療を開始する早期導入群と，発症2年以上経過後に治療を開始する後期導入群の間で生涯コストを比較している．その結果，質調整生存年（quality-adjusted life-years：QALYs）はインフリキシマブでは後期導入群と比較して早期導入群で0.72年長く，コストは50,418ドル節約された．アダリムマブでも同様に，後期導入群と比較して早期導入群で0.54年長く，コストは43,969ドル節約された．50,000ドルを支払意思額のしきい値とした場合，これらの抗TNF-α抗体製剤の早期導入群は後期導入群と比較して74％の可能性で費用対効果が高いという結果であった．

解説　CDは若年発症の患者が多く，患者の経済活動に及ぼす影響は大きい．特に抗TNF-α抗体製剤は患者一人あたり年間18,000～33,000ドルの費用がかかる．これまで，発症2年以内の早期CDに対して抗TNF-α抗体製剤を用いることで手術移行率や抗TNF-α抗体製剤の増量を抑制できると報告されている（関連論文1）が，本研究のように理論的コホートを用いて実際のコストを計算した報告はない．現在，CDは増加の一途であり，狭窄や穿孔などの合併症に対する内視鏡的拡張術や外科手術に要する費用は決して無視できない．実際に一度手術を経験したCD患者はその後も手術を繰り返す傾向にあるとの報告（関連論文2）もあり，CDは長期的にみた医療費の計算が不可欠である．発症早期に抗TNF-α抗体製剤を用いると，初期の医療費は増えるが，患者生涯にわたっては計算の上では効率的だとしている論文．

（内山　和彦）

関連論文1：Ma C, Beilman CL, Huang VW, et al. *Inflamm Bowl Dis.* 2016, 22（4）：870-879
関連論文2：Connelly TM, Messaris E. *World J Gastroenterol.* 2014, 20（39）：14393-14406

> **A. 計算上では発症2年以内に抗TNF-α抗体製剤で治療すると患者生涯にわたっての治療費は節約される．**

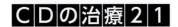

Q170. 痔瘻を合併しているCDの治療法は？

Efficacy of medical therapies for fistulizing Crohn's disease ; systematic review and meta-analysis.

Lee MJ, Parker CE, Taylor SR, *et al.*　*Clin Gastroenterol Hepatol.* 2018, 16 (12)：1879-1892

▶研究デザイン：系統的レビュー　　　　　　　　　　　　PMID：29374617

概要　本研究はCDに対してプラセボと比較した他の治療法による効果を比較した27の論文のメタ解析である．このうち，21の研究で痔瘻を合併したCDを対象としており，瘻孔に対する治療反応性と治療維持効果を主要評価項目としている．それぞれの治療の効果はrisk ratios（RRs）と95％CIを用いて評価しており，合計14種類の治療法を評価している．その結果，抗TNF-α抗体製剤，特にインフリキシマブ（RR 2.01, 95％CI 1.36-2.97），ウステキヌマブ（RR 1.77, 95％CI 0.93-3.37），間葉系幹細胞治療（RR 1.31, 95％CI 0.98-1.73）が痔瘻に対する治癒効果が認められた．ベドリズマブでは高い有効性は認められなかったが，現在痔瘻に対する効果はphase 4 clinical trialで検証中であり，今後のエビデンスの蓄積が期待される．検討した治療法の中ではインフリキシマブのみが痔瘻に対する寛解導入・維持の両方に高い効果が認められる結果であり，現状においては痔瘻に対する治療として最も有効であると考えられるが，ウステキヌマブ，ベドリズマブ，間葉系幹細胞治療なども今後のエビデンスの蓄積による有用性が期待される．

解説　CDにおいて瘻孔，特に痔瘻に対する治療は患者のQOLを左右する重要な位置を占めている．従来から痔瘻に対する抗TNF-α抗体製剤の有用性は知られているが（関連論文1），メタ解析による他の治療との比較は報告がないという点で，本論文には価値がある．本論文では抗TNF-α抗体製剤のみが，痔瘻の寛解導入・維持に有用であったとしており，実臨床の手応えに即した結果といってよい．ただ本検討では，瘻孔の中でも痔瘻に関する検討が中心であること，ウステキヌマブ，ベドリズマブ，あるいは間葉系幹細胞治療など，新規の薬剤・治療法に関してはまだ検討中であり（関連論文2），今後の研究の蓄積によるエビデンスの創出が期待される．　　　　　　　　（内山　和彦）

関連論文1：Savoye-Collet C, Savoye G, Koning E, *et al. Inflamm Bowel Dis.* 2011, 17 (8)：1751-1758

関連論文2：Ma C, Panaccione R, Fedorak RN, *et al. BMJ Open.* 2017, 7 (6)：e016146

A. 現時点では抗TNF-α抗体製剤が痔瘻に対して最も優れた効果を発揮する．

CDの治療22

Q171. IBD患者に対する治療の方向性は？

Selecting therapeutic targets in inflammatory bowel disease (STRIDE): determining therapeutic goals for treat-to-target.
Peyrin-Biroulet L, Sandborn W, Sands BE, et al. *Am J Gastroenterol.* 2015, 110 (9): 1324-1338

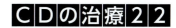

研究デザイン：系統的レビュー　　　　PMID：26303131

概要　本研究は「国際炎症性腸疾患患者研究機構（IOIBD）」の監修のもと，28名のIBD診療専門家によって，IBD治療目標のコンセンサスの確立を目的としている．臨床症状，内視鏡所見，病理組織所見，画像所見，バイオマーカー，患者からの報告，のそれぞれにつき治療目標となり得るかを検証している．（1）臨床症状は，症状のみに基づくスコアはUCもCDも粘膜の炎症を反映しない，（2）内視鏡所見はMayo endoscopic subscore 0を治療のターゲットとするべき，（3）組織学的炎症の改善はUCとCDともにエビデンスが不十分だが，特にUCは炎症の評価において重要である，（4）CTなどの断層イメージングは内視鏡ほどに炎症の評価としては確立していない，（5）バイオマーカーのみでは治療目標になり得ず，患者のモニタリングに用いるべき，（6）患者報告（Patient-reported outcomes：PRO）は広範囲かつ多様で，ばらつきがあるため，個々の症状に合わせて対応する必要がある，となった．IBDの治療目標は単一なものではなく，設定した治療目標の達成が患者のQOLを変える可能性があるかどうか前向きに検証する必要がある，と結論付けている．

解説　自覚症状のコントロールに基づくIBDの治療戦略は患者の予後を変えないとの報告がある（関連論文1）．近年，IBDの治療戦略として内視鏡的寛解を治療目標とすることで患者の予後が改善するとされている（関連論文2）が，内視鏡所見の改善を治療目標とすることは身体への負担などから現実的ではない．したがって，内視鏡所見に代わる治療目標の設定はIBD患者の長期的な病勢コントロールに不可欠である．本論文ではtreat-to-targetとして，患者の症状以外の治療目標を設定することが重要であり，その中でも特にPRO及び内視鏡的寛解が重要であると論じている．IBDの治療目標を明確にすることが，患者のQOLを改善する可能性を示す重要な論文である．

（内山　和彦）

関連論文1：Bernstein CN, Loftus EV Jr, Ng SC, et al. *Gut.* 2012, 61 (4): 622-629
関連論文2：Sandborn WJ, Hanauer S, Van Assche G, et al. *J Crohns Colitis.* 2014, 8 (9): 927-935

A. 現状では内視鏡・PROの寛解が重要であるが，今後さらに治療目標とするべき項目を検討すべき．

CDの治療 23

Q172. CD 患者に対する早期免疫調節薬併用は有用か？

Early combined immunosuppression for the management of Crohn's disease (REACT): a cluster randomised controlled trial.
Khanna R, Bressler B, Levesque BG, *et al.*　*Lancet.* 2015, 386 (10006): 1825-1834

▶研究デザイン：ランダム化比較試験　　　　　　　　　　PMID：26342731

概要　本試験はCDの薬物療法における，早期の抗TNF-α抗体製剤及び免疫調節薬併用療法（early combined immunosuppression：ECI）が寛解維持・合併症の抑制に有用かどうかを検討している．比較対象は症状や重症度に合わせて経時的に治療をステップアップする従来の治療法であり，12カ月時点でのステロイド未治療寛解率を評価している．対象はベルギーとカナダにある60の診療所でそれぞれ活動期のCD 60症例を上限とし，診療所ごとにECI群と従来治療群にランダムで振り分け，最終的に12カ月の経過観察を終えた患者数はECI群921/1,084例（85％），従来治療群は806/898例（90％）であった．12カ月時点での寛解率はECI群66.0％，従来治療群61.9％であり両群に差を認めなかった．しかし，24カ月後の外科手術，入院，重篤な疾患関連合併症の発生率はECI群で27.7％，従来治療群で35.1％であり，HR 0.73，95％CI 0.62-0.86，p＝0.0003と有意にECI群で低い結果であった．なお，重篤な薬物関連有害事象の発生は両群間で差はみられなかった．

解説　これまで，CDの治療に対して，SONIC studyなどで，ECIの有用性が報告されてきた（Q150）．しかし，感染症のリスク，コストや地域医療への普及が困難であるなどの懸念から，なお従来治療が標準治療とされているのが現実である．実際，いつから抗TNF-α抗体療法と免疫調節薬の併用療法治療を開始するか，あるいは併用療法の有効性に関しては明らかなコンセンサスは得られていない（関連論文）．併用療法による副作用の増加が懸念されていたが，本研究では24カ月時点において併用療法群で副作用が増加することはなく，またCDの重篤な合併症が少ないことより，ECIがCDの長期的な合併症を抑制する治療として適切であることが示唆された．　　　（内山　和彦）

関連論文：Rogler G. *Dig Dis.* 2013, 31 (1): 83-90

A. 短期的には従来の治療法と比較して効果に差はないが，長期的には重篤な合併症を減らす効果がある．

CDの治療 24

Q173. 治療抵抗性のCD患者の特徴は？

Phenotypic features of Crohn's disease associated with failure of medical treatment.

Moran GW, Dubeau MF, Kaplan GG, et al. *Clin Gastroenterol Hepatol.* 2014, 12 (3): 434-442

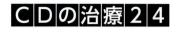

▶ 研究デザイン：コホート研究　　　　　　　　　PMID：23978351

概要　本試験はチオプリン製剤もしくは抗TNF-α抗体製剤，あるいは両剤を用いて治療をしているCD患者を対象とし，その後の経過を検討することで，内科治療に対して反応が悪い症例の因子を抽出することを目的としている．対象患者は1975年7月から2012年9月までの観察期間内で，チオプリン製剤を初回投与された群（コホートA：261症例）と，抗TNF-α抗体製剤を初回投与された群（コホートB：322症例）それぞれで検討している．コホートAはチオプリン製剤投与時に狭窄病変〔小腸（HR 6.20），小腸・大腸（HR 3.71）〕を有している患者で有意に手術移行率が高かったが，チオプリン製剤投与後に抗TNF-α抗体製剤を追加した症例は外科手術移行のリスクが軽減した．コホートBでは，狭窄を有する患者と瘻孔を有する患者で手術移行が有意に増加していた〔狭窄（HR 6.17），瘻孔（HR 3.39）〕．チオプリン製剤もしくは抗TNF-α抗体製剤を手術後に投与された患者では，両薬剤とも追加手術のリスクは減少した．

解説　近年，CDの内科治療は従来のステロイドや免疫調節薬に加え，複数の生物学的製剤が使用可能となり良好な病勢のコントロールが可能となっているが，依然として内科治療に抵抗性で手術に移行する症例は存在する．手術を必要とするCDの合併症は抗TNF-α抗体製剤の使用により減少すると報告されている（関連論文1）．一方，免疫調節薬の使用ではCDの外科手術を減少させない，との報告もある（関連論文2）．しかし，CDの長期経過において，治療開始時点の病態の違いによる内科治療の有効性に関する検討はなされていなかった．CDは15％の症例で初診時に合併症を有しているとされており，内科治療開始時点において合併症の有無による手術移行率の違いを把握することは患者の長期経過を把握する上で重要である．また，本論文では手術後の治療においてチオプリン製剤もしくは抗TNF-α抗体製剤の使用が追加手術を減少させるとしており，長期展望に立脚したCD診療において有用であるといえる．　　　　（内山　和彦）

関連論文1：Hanauer SB, Feagan BG, Lichtenstein GR, et al. *Lancet.* 2002, 359 (9317): 1541-1549
関連論文2：Cosenes J, Nion-Larmurier I, Beaugerie L. *Gut.* 2005, 54 (2): 237-241

A. 治療開始時点で狭窄，瘻孔を有するCDは外科手術に移行するリスクとなる．

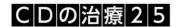

Q174. CDにおけるインフリキシマブ治療の長期成績が良い症例とは？

Factors Associated With Short-and Long-Term Outcomes of Therapy for Crohn's Disease.

Reinisch W, Colombel JF, Sandborn WJ, *et al.*　*Clin Gastroenterol Hepatol.* 2015, 13（3）：539-547

▶研究デザイン：多施設共同ランダム化比較試験（事後解析）　PMID：25245629

|概要|　SONIC study の事後解析であり，CD に対するインフリキシマブ（IFX）投与 50 週目のステロイドフリー寛解（corticosteroid-free remission at week 50：CSFR50）に関連する因子を検討した論文である．IFX 単独投与 96 例と，IFX とチオプリン製剤併用 107 例を比較検討した．CSFR50 を達成したのは，IFX 単独群で 55.2%，併用群で 65.4% であった．26 週での CRP 陰性化と 30 週での血清 IFX 濃度 3.0 μg/mL 以上が，26 週での粘膜治癒と強く関連していた．また 26 週での粘膜治癒とステロイドフリー寛解が，CSFR50 の独立した予測因子であった．

|解説|　SONIC study では生物学的製剤ナイーブの CD に対する治療効果を IFX 単独，チオプリン製剤単独，IFX とチオプリン製剤併用の 3 群で比較し，併用群にて CSFR26 が最も高い（56.8%）ことが示された（Q150）．本論文の事後解析では，26 週での粘膜治癒の達成と CSFR26 が長期成績（CSFR50）と関連していた．一方，26 週での粘膜治癒と CSFR26 に相関性はなく，これは Crohn's disease activity index（CDAI）などの臨床的指標が，粘膜治癒を反映するような疾患活動性マーカーとしては不適当であることを示唆している．SONIC study の他の事後解析においても，粘膜治癒や CRP 陰性化の方が，CDAI よりも正確に疾患活動性を表すことが報告されている（関連論文）．さらに今回，26 週での粘膜治癒に CRP 陰性化，血清 IFX 濃度が関連しており，これらが良い長期成績を得るための短期的指標となり得ることが示唆された．　　　（柿本　一城）

関連論文：Peyrin-Biroulet L, Reinisch W, Colombel JF, *et al. Gut.* 2014, 63（1）：88-95

A. IFX 投与 26 週での「粘膜治癒」または「ステロイドフリー寛解」を達成した症例では，長期成績が良い．

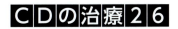

Q175. インフリキシマブ治療が一次無効になりやすい症例とは？

Early drug and anti-infliximab antibody levels for prediction of primary nonresponse to infliximab therapy.
Bar-Yoseph H, Levhar N, Selinger L, et al. *Aliment Pharmacol Ther*. 2018, 47（2）：212-218

▶研究デザイン：症例対照研究（ケース・コントロール）PMID：29124774

概要　血清インフリキシマブ（IFX）濃度及び抗IFX抗体（antibodies to infliximab：ATI）と，IFX一次無効の関連性を検討した論文．IFX一次無効のIBD 35例（UC 11例，CD 24例）と，有効105例（UC 21例，CD 84例）を比較した．IFX投与2，6週目の血清IFX濃度は一次無効例で有意に低かった（一次無効7.2，2.2 vs. 有効13.5，9.5 µg/mL）．またATIは一次無効例にて，より高頻度で出現しており（68% vs. 28%），ATI値も一次無効例にて有意に高値であった（7.3，10.8 vs. 3.8，4.4 µg/mL当量）．一次無効の予測因子として，2週目の血清IFX濃度：6.8 µg/mL以下，及びATI値：4.3 µg/mL当量以上が挙げられた．その他，IFX単独治療，アダリムマブ治療歴あり，高い臨床学的スコア（UC），手術歴あり（CD）が一次無効の危険因子であった．

解説　IBDに対してIFXは高い有効性を示すが，投与初期より効果がみられない一次無効も10〜30%存在する．どのような症例に対してIFXの効果が低いのか，早期に予測できれば臨床的な意義は高い．本研究ではIFX投与2週目に血清IFX濃度が低く，ATI値が高い症例では，一次無効となることが予測された．またIFX単独治療がIFX一次無効の危険因子であり，寛解導入においても免疫調節薬との併用が有用であることが示唆された．一方で，血清IFX濃度が高く，ATI値が低いにもかかわらず一次無効であった症例では，炎症の病態にTNF-αが主として関与していない可能性や，薬物クリアランスの上昇により腸管局所での組織中のIFX濃度が低い可能性が推察される．

（柿本　一城）

A. IFX投与2週目に血清IFX濃度が低く，ATI値が高い症例では，IFX一次無効となりやすい．

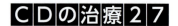

Q176. 抗TNF-α抗体の一次無効を治療薬物モニタリングで予測できるか？

Role for Therapeutic Drug Monitoring During Induction Therapy with TNF Antagonists in IBD：Evolution in the Definition and Management of Primary Nonresponse.

Papamichael K, Gils A, Rutgeerts P, et al. *Inflamm Bowel Dis.* 2015, 21 (1)：182-197

研究デザイン：総説　　　　　　　　　　　　　PMID：25222660

概要　IBDにおける抗TNF-α抗体の一次無効に対する治療薬物モニタリング（therapeutic drug monitoring：TDM）の役割を評価した総説である．一次無効に影響する因子として，①薬物動態（低い薬物濃度，免疫原性），②患者背景（遺伝子的素因），③疾患背景（高い疾患活動性，TNF-αが関与しない病態），④治療法（薬剤投与量，併用薬の有無）などが考えられる．寛解導入の早期よりTDMを用いることで，一次無効の予測や，原因の同定につながり，より適切な治療法の選択に寄与する可能性はあるが，現時点では一次無効に対するTDMの有用性は明らかとなっていない．また，そもそも一次無効の定義が明確に定まっておらず，筆者らは「寛解導入期に薬物濃度が適正であり，抗薬物抗体が存在しないにもかかわらず，炎症の改善を認めない」ことを新たな定義として提案している．

解説　抗TNF-α抗体の二次無効とは対照的に，一次無効に対する治療アルゴリズムやガイドラインは存在しない．例えば疾患活動性が高い場合には，薬物クリアランスの上昇により薬物濃度が下がるため一次無効になりやすいと考えられ，十分な薬物濃度を得ることが重要となる．一方，適正な薬物濃度であり，抗薬物抗体が存在しないにもかかわらず治療の有効性を認めない場合には，作用機序が異なる薬剤への変更が必要かもしれない．一次無効をいかに予測し，予防や治療介入を行うかが課題であるが，薬物濃度と抗薬物抗体を測定するTDMはその重要な鍵となり得る．今後は前向き研究にて，最適な薬剤投与量を予測するための早期TDMを用いたアルゴリズムを作成することが望まれる．

（柿本　一城）

A. 現時点では，一時無効におけるTDMの有用性は明らかではなく，難しい．将来的にはTDMを用いた治療アルゴリズムの作成が望まれる．

CDの治療 28

Q177. 腸管組織における抗TNF抗体の薬物濃度が高ければ, 有効性は高い？

The association of tissue anti-TNF drug levels with serological and endoscopic disease activity in inflammatory bowel disease : the ATLAS study.

Yarur AJ, Jain A, Sussman DA, et al. *Gut.* 2016, 65 (2) : 249-255

▶研究デザイン：横断研究　　　　　　　　　　　　　PMID：25670812

概要　腸管組織と血清における抗TNF抗体の薬物濃度の相関性, また疾患活動性, TNFレベルとの関連性を検討した論文である. インフリキシマブまたはアダリムマブを投与しているIBD 30名を対象として検討したところ, 非炎症組織における薬物濃度は血清濃度と正の相関を認めたが（$r=0.50$, $p<0.001$）, 炎症組織では相関を認めなかった. また, 非炎症組織と比較して, 炎症組織では薬物濃度は有意に高かったものの, 炎症組織ではTNFレベルも上昇していたため, 内視鏡的重症度が高くなるにつれて薬物濃度/TNFレベルの比率は低下した. さらに, 内視鏡的に活動性のある症例では, 血清の薬物濃度が保たれているにもかかわらず, 組織中の濃度が低い, いわゆる"ミスマッチ"な症例も多かった.

解説　腸管組織における抗TNF抗体の薬物濃度に着目し, 血清濃度や疾患活動性との相関を検討した初めての論文である. 炎症組織では, 非炎症組織と比較すると薬物濃度が上昇傾向にあるものの, 薬物濃度/TNFレベルの比率は低くなっており, TNFを中和するのに十分な薬物濃度に至っていないと考えられる. また内視鏡的に重症の炎症組織においては, 中等症と比較して薬物濃度が低くなっており, 炎症が非常に強い組織では薬物クリアランスが上昇していることが推察される. 炎症組織における薬物濃度と血清濃度に相関性がないことが明らかとなり, 血清濃度のみでの治療薬物モニタリングには限界があることが示唆された.

（柿本　一城）

A. 炎症組織での薬物濃度は, 血清濃度と相関しない. また, 炎症組織では薬物濃度/TNFレベルの比率が低下しており, 十分な薬物濃度に至っていない.

CDの治療 29

Q178. CDにおける抗TNF-α抗体と，膜結合型TNF陽性細胞との関連は？

In vivo imaging using fluorescent antibodies to tumor necrosis factor predicts therapeutic response in Crohn's disease.
Atreya R, Neumann H, Neufert C, *et al.* Nat Med. 2014, 20 (3) : 313-318

▶研究デザイン：横断研究　　　　　　　　　　　　　PMID：24562382

概要 共焦点内視鏡を用いてCDの腸管炎症組織における膜結合型TNF陽性細胞を検出し，アダリムマブ治療の有効性との関連を検討した論文である．活動期のCD 25例に対してアダリムマブ治療前に大腸内視鏡検査を施行し，最も炎症が強い部位に蛍光標識したアダリムマブを撒布した．共焦点内視鏡にてアダリムマブと結合して蛍光を発する膜結合型TNF陽性細胞を検出したところ，粘膜固有層のCD14$^+$マクロファージやCD4$^+$Tリンパ球が確認された．また共焦点画像あたりの膜結合型TNF陽性細胞数が多い症例では，陽性細胞数が少ない症例と比較してアダリマブ治療12週目の有効率が有意に高く（92% vs. 15%，$p=0.0002$），1年後の寛解維持率も高かった．

解説 アダリムマブなどの抗TNF-α抗体は，可溶性TNF-αを中和するのみならず，TNF-α産生細胞の細胞膜に存在する膜結合型TNF-αに結合することによって，TNF-α産生細胞にアポトーシスや細胞周期の停止を誘導する．また共焦点内視鏡とは，粘膜表面だけでなく，その直下の組織を生体内にて高倍率で観察できる内視鏡システムである．本論文では蛍光標識したアダリムマブを炎症部位に撒布することで，粘膜固有層に存在する膜結合型TNF陽性細胞を検出した．さらにアダリムマブの標的となるべき膜結合型TNF陽性細胞が少ない症例では，治療効果が低いことを示した．今後はランダム化比較試験などで検討する必要があるが，蛍光抗体を用いた生体内分子イメージングは抗TNF療法の治療効果を予測するバイオマーカーとして役立つ可能性がある．

（柿本　一城）

A. 抗TNF-α抗体の標的となるべき膜結合型TNF陽性細胞が少ない症例では，抗TNF-α抗体の有効性が低い．

これだけは読んでおきたい！
消化器医のための重要論文240篇

炎症性腸疾患編

経過・予後

経過・予後 01

Q179. CDにおけるLémannスコアとは？

Development of the Crohn's disease digestive damage score, the Lémann score.

Pariente B, Cosnes J, Danese S, *et al.* *Inflamm Bowel Dis.* 2011, 17（6）：1415-1422

▶ 研究デザイン：横断研究　　　　　　　　　　　　　　PMID：21560202

概要　国際研究グループ（The International Program to develop New Indexes in Crohn's disease：IPNIC）がCDにおけるLémannスコアを作成するにあたっての研究デザイン，方法論について述べた論文である．本スコアではCDにおいて経時的に累積する消化管障害の評価を目的とした．15カ国，計24施設が参加する横断研究デザインとし，消化管障害の部位，進展度，重症度について内視鏡，CT，MRI等の画像検査による検討を行うこととした．特に重症度については狭窄病変，瘻孔形成，内視鏡的拡張術や外科的切除の有無・程度を評価することとした．

解説　CDは再燃・寛解を繰り返す慢性炎症を消化管に生じ，消化管障害が進行性に蓄積していく．さまざまな臨床的・内視鏡的CD活動性を評価するスコアが用いられているが，これらは観察する一時点での活動性を示すものである．一方，Lémannスコアは，上記の自然経過を考慮し，CDによる消化管障害の進行度（蓄積度）の評価を目的とする．現在では，臨床症状，炎症所見の改善のみならず，長期的予後の改善を治療目標とすることが可能となった．Lémannスコアは，CDの進行状況及び長期的な病勢コントロールの評価に役立つと考えられる．本論文で提示された研究方法の解析結果は妥当性検証も含めて2015年に報告された（関連論文）．さらなるvalidationや再現性の向上などの課題はあるものの，CD消化管障害度評価のためのLémannスコアの意義は大きい．

（三好　潤）

関連論文：Pariente B, Mary JY, Danese S, *et al. Gastroenterology*. 2015, 148（1）：52-63

> **A.** LémannスコアはCDにおける経時的な消化管障害の進行度の評価を目的とするスコアリングシステムである．

経過・予後 02

Q180. UC成人発症例はどのような経過をたどるのか？

Natural History of Adult Ulcerative Colitis in Population-based Cohorts：A Systematic Review.

Fumery M, Singh S, Dulai PS, *et al.* *Clin Gastroenterol Hepatol.* 2018, 16（3）：343-356

研究デザイン：システマティック・レビュー　　PMID：28625817

概要　UC成人発症例の17集団コホート，60研究（15,316症例）についてシステマティック・レビューを行い，UC経過を解析した論文である．病型では左側型が最多で，10～30％の症例で病変部進展がみられた．大半の症例では中等度以下の経過をたどり，診断時に最も活動性が高く，10～15％の症例は病勢増悪の経過を示した．10年累積再発リスクは70～80％であり約半数が入院を要していた．大腸切除の5年・10年累積リスクは10～15％であった．粘膜治癒は大腸切除リスクの低下と関連していた．ステロイド投与例は減少傾向にあり，免疫調節剤や抗TNF-α抗体製剤の使用例が増加していた．UCは死亡率増加には関連していないが他の罹病率や就労不能と関連していた．

解説　UCに対する治療方針の決定，治療経過の評価を行うにあたり，その自然経過を理解しておく必要がある．本論文ではMEDLINEにおける1935年から2016年3月31日までの文献検索，システマティック・レビューを行い，上記に概要を示したような知見が得られた．一方で，UC患者を取り巻く環境は大きく変化している．UC患者は全世界的に増加傾向であり，医療従事者の認知の高まり，診断機器の発達により，早期に診断される症例が増えていると考えられる．さらに，近年さまざまな分子標的薬が使用されるようになり，治療選択肢が広がっている．そして，治療目標は，臨床症状の改善，臨床的寛解から内視鏡的，組織学的寛解となっている．このようにUCマネジメントは大きく変わりつつあり，今後限定された集団コホートを対象とする解析では新たな知見が得られる可能性がある．

（三好　潤）

A. 左側型大腸炎で中等度以下の経過を示す症例が多いが，病変部進展や増悪傾向も10％以上の症例でみられる．診断・治療の進歩により，今後の知見は変化し得る．

経過・予後 03

Q181. 原発性硬化性胆管炎を合併するUCの経過は非合併例と異なるか？

The Natural History of Newly Diagnosed Ulcerative Colitis in Patients with Concomitant Primary Sclerosing Cholangitis.

Khan N, Trivedi C, Shah Y, *et al.* *Inflamm Bowel Dis.* 2018, doi：10.1093/ibd/izy106.
[Epub ahead of print]

研究デザイン：後ろ向きコホート研究　　　PMID：29697792

概要　本論文は，新規に診断されたUCの原発性硬化性胆管炎（PSC）を合併する74症例（UC-PSC）とPSC合併がない836症例についてUCに関連する臨床アウトカムを解析した後ろ向きコホート研究である．アウトカムとして，(1) UCに対する大腸切除，(2) UC診断後2コース以上のステロイド治療，(3) 免疫調節薬による治療，及び(4) 抗TNF-α抗体製剤投与を検討した．UC-PSC群はUC発症年齢が若く，UC病変部が進展している傾向があったが，重症例の頻度は低い傾向にあった．性別，UC診断時年齢，人種，UC重症度及び病変部進展度を調整した解析では，PSCの有無は上記アウトカムのいずれとも関連しないという結果であった．ただし，UC-PSC症例では複数回のステロイド加療を要する可能性が若干ながら高まることが示唆された．

解説　本論文はアメリカ退役軍人病院における全米規模での後ろ向きコホート研究である．この大規模研究ではPSC合併UC症例において，非合併症例と比較して，UC自体の経過に大きな差異がないことが示された．一方，PSC合併UCでは，一般的なUCと比べ，右側優位，直腸病変が明らかではないなどの非典型的所見を示すことが多く，PSC合併IBD症例では結腸直腸癌の合併率が高いとの報告もある（関連論文1）．また本邦における全国調査からはPSCにおけるIBDの合併頻度は欧米よりも低いと推測され（関連論文2），シンガポールの研究でも合併頻度は低いとされている．欧米とアジアからの報告に差異がある点は興味深い．さらなる疫学研究，病態生理の解析が期待される．

（三好　潤）

関連論文1：Palmela C, Peerani F, Castaneda D, *et al. Gut Liver*. 2018, 12（1）：17-29
関連論文2：田中　篤．胆道．2018, 32（2）：241-250

A. 原発性硬化性胆管炎合併の有無はUC自体の経過には概ね関連しないと考えられる．

経過・予後 04

Q182. 直腸炎型潰瘍性大腸炎で病変部進展を注意すべき症例とは？

Clinical Predictors and Natural History of Disease Extension in Patients with Ulcerative Proctitis.

Walsh E, Chah YW, Chin SM, et al. *Inflamm Bowel Dis*. 2017, 23（11）：2035-2041

研究デザイン：後ろ向きコホート研究　　PMID：28922252

概要　直腸炎型潰瘍性大腸炎（UP）症例において，病変部進展の危険因子を解析し，さらに病変部進展の有無により治療の差異があるかを検討した論文である．本研究において，BMI≧25（特に≧30），盲腸切除術の既往，中等症から重症の内視鏡所見が，病変部進展の危険因子であった．また，病変部進展を伴う症例では，免疫調節薬や生物製剤による治療を要する割合が有意に高かった．なお，統計学的に有意ではなかったが，診断時に喫煙していた症例では病変部進展のリスクが減少する傾向が見られた．

解説　UC診断時に直腸炎型であっても経過中に病変部が進展する症例があることが知られている．UP症例はUCの中でも予後良好な群と考えられているが，病変部進展した場合には，UCの他の病型と同様の治療や合併症への注意が必要となる．そのため，UP症例の経過及び病変進展の予後予測因子を知ることは重要である．本研究は，過去の報告に比べ，多数の症例について長期間かつ詳細なデータを解析した点で意義深い．肥満がUPの病変進展と関連する病態生理は明らかではないが，本論文では，肥満者では腸内細菌叢ディスバイオシスが生じていることや免疫学的に炎症状態に傾くことが関与しているのではないかと推察されている．また本研究ではUP病変部進展と盲腸切除既往の関連が指摘されたが，盲腸切除によりUPが改善するという報告（関連論文）もあり，どのような機序によるものなのか今後の検討が必要である． (三好　潤)

関連論文：Bolin TD, Wong S, Crouch R, et al. *Am J Gastroenterol*. 2009, 104（10）：2476-2482

A. 肥満，盲腸切除の既往，中等症から重症の内視鏡所見を有する症例は病変部進展のリスクが高い．

経過・予後 05

Q183. UCの疫学，臨床像はどのように変遷してきたか？

Changes in medical management and colectomy rates: a population-based cohort study on the epidemiology and natural history of ulcerative colitis in Örebro, Sweden, 1963-2010.

Eriksson C, Cao Y, Rundquist S, et al. Aliment Pharmacol Ther. 2017, 46（8）：748-757

▶研究デザイン：後ろ向きコホート研究　　　PMID：28833287

概要　スウェーデンのエレブルー（Örebro）大学の管轄地域の全住民を対象に1963年から2010年までのUC症例の疫学，臨床像を検討した論文である．特に，治療法や大腸切除リスクの変遷にも注目している．本研究における観察期間内において年齢調整されたUC年間罹患率は10万名あたり3.5名から18.5名に増加していた．男性の罹患率は女性より高かった．有病率は1965年から2010年で10万名あたり44名から474名に増加していた．診断時に全大腸炎型である割合は男性で高かった．直腸炎型または左側大腸炎型の病変部進展のリスクは10年間で，それぞれ34.5％，18.5％であった．5-アミノサリチル酸製剤，チオプリン製剤の使用は増加傾向であり，大腸切除リスクは特に近年は減少傾向であった．

解説　本研究の対象地域では全ての大腸内視鏡検査，放射線科検査，病理学検査がエレブルー大学で施行されている．この特徴と長期間にわたる観察期間により，本研究は，地域住民をベースとする後ろ向きコホート研究としてUCの疫学，臨床像の約50年間での変遷について意義深い知見を示している．UCの罹患率，有病率の増加は近年では全世界的な傾向であり，本邦を含む多くの国・地域で食生活を含むライフスタイルの欧米化が一因と考えられている．スウェーデン中央部に位置する本研究の対象地域においてライフスタイルがどのように変化したのかは興味深い点である．さらに本研究結果は内科的治療の進歩と大腸切除例の減少を示している．今後，さらなる内科的治療選択肢の広がりにより外科的治療を要する症例が限られていく可能性が示唆される．

（三好　潤）

A. UCの罹患率，有病率は増加傾向である．内科的治療の進歩に伴い大腸切除リスクは減少していると考えられる．

経過・予後 06

Q184. アジア・太平洋地域の IBD の臨床像とは？

Early Course of Inflammatory Bowel Disease in a Population-Based Inception Cohort Study From 8 Countries in Asia and Australia.
Ng SC, Zeng Z, Niewiadomski O, et al. *Gastroenterology.* 2016, 150 (1) : 86-95

▸ 研究デザイン：前向きコホート研究　　　PMID：26385074

概要　アジア 8 カ国・地域とオーストラリアの IBD 症例の臨床経過を 2011 年から 2013 年にかけて解析した論文である．観察期間の中央値は 18 カ月であった．CD において狭窄，穿孔を生じる累積確率は 19.6％であった．1 年間の経過において，CD 症例の 1.8％，UC 症例の 18.2％が重症の活動性を示した．免疫抑制薬，抗 TNF-α 抗体製剤の累積使用率は，CD でそれぞれ 58.9％，12.0％であり，UC では 12.7％，0.9％であった．肛門病変がある CD では 1 年以内に抗 TNF-α 抗体製剤を使用するリスクが高かった．診断後 1 年での累積手術率は CD で 9.1％，UC で 0.9％であった．穿孔病変のある CD 症例では手術のリスクが高かった．

解説　アジア・太平洋地域の IBD の臨床像を解析する大規模前向きコホート研究として本研究の意義は大きい．本研究ではアジア地域の IBD の診断後早期の臨床経過は欧米からの報告と類似することが示唆された．本研究では研究対象者の人種背景について詳細は言及されていないが，地域差や遺伝的背景によらず IBD 臨床像に大きな違いがないのであれば，IBD に対する治療指針が広く世界的に共有できる可能性がある．本研究は多くの国・地域が参加した大規模研究という特長がある一方，各施設での治療選択肢を含む医療環境や医療アクセスの差異が臨床経過に与えた影響を否定できない．また観察期間が限られているため，より長期的な病勢，病型の推移，治療介入の影響については明らかではない．本コホートが継続して解析されることで，さらに重要な知見が得られると期待される．

（三好　潤）

A. 診断後比較的早期の段階ではアジア・太平洋地域の IBD の臨床像は欧米と大きな違いはないと考えられる．

経過・予後 07

Q185. UC患者の死亡率や死亡原因は，一般人とは異なるのか？

Mortality and causes of death in ulcerative colitis: results from 20 years of follow-up in the IBSEN study.

Hovde Ø, Småstuen MC, Høivik ML, et al. *Inflamm Bowel Dis.* 2016, 22（1）：141-145

▶研究デザイン：前向き観察研究　　　　　　　　　PMID：26355464

概要　有名なノルウェーのIBSENコホートを用いて，UC患者の死亡率，死亡原因を調べた論文である．1990年から1993年の4年間にノルウェーの南東部のある地域で発症したIBD患者を全員登録し，20年間フォローしてさまざまな解析をする，というのがIBSEN studyである．このコホートにおける519名のUC患者（ただし10名がロストフォロー）の死亡率，死亡原因は同じ地域の性，年齢，出生地をマッチさせたコントロールと比較して，差がなかった，というのが結論である．死亡原因は，消化管癌，それ以外の癌，心血管疾患，それら以外，という4群に分けてそれぞれ解析しているが，いずれの群でも差がなかった．

解説　これまでもUC患者の死亡率はしばしば報告され，その多くが死亡率は一般人と変わりない，という結論である．本論文はノルウェーのある地域で4年間のうちに発症したIBD患者全員を登録するIBSENコホートのUC患者を20年間前向きに観察したものである．さらに，比較対象として1名の患者につき25名の性，年齢，出生地をマッチさせたコントロールとともにフォローアップして比較検討するというデザインを採用している．これらの点から，非常にバイアスの少ない解析が可能となっており，その結果は信頼できるものである．一方で，UCの患者背景や治療薬，治療法は年々変化しており，これからもこういったmortalityの解析を行い，その傾向がどうなってきているのかを評価することも大事であろう．例えば，本邦では近年，高齢発症のUCが増加してきている．これらの患者のmortalityや死亡原因を調査することも今後必要と考えられる．

〈加藤　順〉

A. UC患者の死亡率，死亡原因は一般人と変わらない．

経過・予後 08

Q186. チオプリンの使用はUCの自然史を変えるか？

Impact of thiopurines on the natural history and surgical outcome of ulcerative colitis: a cohort study.
Eriksson C, Rundquist S, Cao Y, *et al.* *Gut.* 2019, 68 (4): 623-632

研究デザイン：後ろ向きコホート研究　　PMID：29618498

概要　スウェーデンのIBDコホートを用いて，チオプリン製剤のUCの長期予後に与える影響を調べた論文である．1963年から2010年にスウェーデンのある地域で診断されたすべてのUC患者のうち，チオプリン製剤の投与を開始された253名を，チオプリンを継続服用できた177名と，不耐のため中止した76名の2群に分け，チオプリン開始後最大10年間までの両群の手術率，入院率などを比較した．結果は，チオプリン継続服用患者は，不耐中止患者に比べ，手術率，入院率，及び抗TNF-α抗体製剤の使用率はすべて有意に低かった．経過中の罹患範囲の拡大も継続服用患者で有意差はないものの低い傾向にあった．

解説　この研究では，チオプリンのUCの長期経過に与える影響を，チオプリンを開始したが不耐であった患者と継続服用が可能であった患者を比較する，という研究デザインを採用している．チオプリン不耐患者の割合が30％にも及ぶため［ちなみにこの割合はこのコホートで特異的に高いわけではなく，本邦で投与開始してもこの程度である（関連論文）］，この研究デザインが可能となっている．免疫調節薬などの効果の強い薬の治療予後などへの影響を調べる際には，どうしても「強い薬を使う人はそもそも重症で予後の悪い人」というバイアスがかかるため，コホート研究などではその影響を正確に比較するのが難しかった．一方，この研究デザインであれば「チオプリンを開始するくらいだった人」という同程度の重症例，治療困難例の集団で比較することができるため，極力バイアスが少なくなっていることが想定される．たしかにうまい目の付け所であるが，逆にこれまでだれもそれを試みなかったことが不思議ではある．　　（加藤　順）

関連論文：Kuriyama M, Kato J, Suzuki H, *et al. Dig Endosc.* 2010, 22 (4): 289-296

> **A.** チオプリンの使用はUC患者の手術率や入院率を減少させるなど予後を改善する．

経過・予後 09

Q187. CDの自然史は，時代とともにどう変わったのか？

Has there been a change in the natural history of Crohn's disease? Surgical rates and medical management in a population-based inception cohort from western Hungary between 1977-2009.

Lakatos PL, Golovics PA, David G, et al. *Am J Gastroenterol.* 2012, 107 (4) : 579-588

▶研究デザイン：コホート研究　　　　　　　　　　　PMID：22233693

概要　ハンガリーのある地域で発症したすべてのCD患者の臨床背景，病態，治療法，手術の有無などを前向き（一部古いデータは後ろ向き）に収集し，解析した論文である．1997年から2008年までに発症したCD患者を発症年代別に3群に分け（コホートA：1977年から1989年，コホートB：1990年から1998年，コホートC：1999年から2008年），主にアザチオプリンの使用と腸管手術率の関係を評価している．年代とともに，アザチオプリンの早期使用が増えた一方，腸管切除率は減少した．早期（発症後3年以内及び1.5年以内）のアザチオプリン使用は腸管切除を減少させる有意な因子であり，このことはプロペンシティスコアマッチングの手法で患者背景をそろえて比較した解析でも同様であった．

解説　英国で同時期に行われた同様のコホート研究（**Q188**）と，研究目的や研究デザインなどは極めて類似している．その論文との主な違いは，早期のアザチオプリン使用の手術施行への影響を正確に評価するため，プロペンシティスコアマッチングの手法を用いての比較も行ったこと，発症後1年以内に手術となった症例を除いた解析も行ったことである．一部，Nの不足により有意な結果が出なかったものもあるが，そのような解析でもおおむね，早期のアザチオプリン使用と腸管切除手術減少との関連の有意性が示されている．また，英国の論文では診断時期が腸管切除手術リスクの有意な因子であったのに対し，当論文では有意にはならなかった．このことから，時代が変わることによる，アザチオプリン使用以外のCD治療環境の変化の影響は少なく，よりアザチオプリン使用と切除手術減少との関連性が強調されている．

（加藤　順）

A. CDでは，時代とともに免疫調節薬の使用が増加した一方，腸管切除手術は減少した．

経過・予後 10

Q188. 免疫調節薬の使用は，CD の自然史を変えたのか？

Natural history of Crohn's disease in a population-based cohort from Cardiff (1986-2003) : a study of changes in medical treatment and surgical resection rates.

Ramadas AV, Gunesh S, Thomas GA, et al. *Gut.* 2010, 59 (9) : 1200-1206

研究デザイン：後ろ向きコホート研究　　　PMID：20650924

概要　英国のカーディフ市において 1996 年から 2003 年に CD と診断され，診断後最低 5 年間の経過が分かる計 341 名の患者について，診断時期で 3 群に分け（グループ A：1986 年から 1991 年，グループ B：1992 年から 1997 年，グループ C：1998 年から 2003 年），各群で治療薬の選択や手術の有無の違いを比較した論文．結果は，グループ A，B，C の順で，免疫調節薬の使用頻度が増加した一方，長期のステロイド使用及び腸管手術を受けた患者は減少した．また，その順で免疫調節薬の使用開始までの期間は短くなり，初めて腸管手術を受けるまでの期間は長くなった．多変量解析では，診断年代が早いこと及び診断から 3 カ月以内のステロイド使用は腸管手術リスクを上昇させる因子，診断後 1 年以内のチオプリン製剤使用はリスクを低下させる因子であった．

解説　英国ではこの解析された年代において，CD 患者に対する免疫調節薬（特にチオプリン製剤）の使用頻度が増加した．当論文では，その治療法の変化に伴い，長期のステロイド使用と腸管切除手術の頻度が減少したことを示している．しかしながら，あくまで当研究はコホートに対する観察研究であり，免疫調節薬の使用と長期ステロイド使用及び腸管切除手術の減少との因果関係を証明したわけではない．たまたまそれらの事象が時期的に重なった，ということも解釈としてはあり得る．ただ，チオプリン製剤の CD に対する効果を評価した論文は多数あり，当論文で観察された事象はそれを裏付けるものとして評価できる．なお，この研究対象となった年代では，グループ C の後半である 2000 年以降からようやくインフリキシマブのみが使われ出したという時期であり，いわゆる生物製剤の CD 予後に与える影響は当論文では評価できない．（加藤　順）

A. 免疫調節薬の使用が増加するにつれ，CD におけるステロイド長期使用や手術は減少した．

経過・予後11

Q189. CDの長期予後は治療の進歩とともに改善されたのか？

Improvements in the long-term outcome of Crohn's disease over the past two decades and the relation to changes in medical management: results from the population-based IBDSL cohort.

Jeuring SF, van den Heuvel TR, Liu LY, et al. Am J Gastroenterol. 2017, 112(2): 325-336

▶研究デザイン：コホート研究　　　　　　　PMID：27922024

概要　オランダの地域コホートを用いたCDの長期予後の時代的変化を評価した論文である．オランダ南東部にあるSouth Limburg地区で1991年から2011年までに発症したCD患者1,162名を診断年代で1991年から1998年（316名），1999年から2005（387名），2006年から2011年（459名）の3群に分け，それらの群で免疫調節薬，生物製剤の使用，入院率，手術率の違いなどを比較検討した．時代とともに免疫調節薬，生物製剤の使用は増加し，入院率，手術率は低下した．しかし，プロペンシティスコアマッチングを用いて両薬剤の使用と入院率，手術率の相関をみたところ，両者には有意な関係はみられなかった．

解説　本論文では，抗TNF-α抗体が使われるようになって以降（オランダでは1999年以降）の時代も含めた，CD患者の予後の変遷について解析している．予想されたとおり，免疫調節薬，抗TNF-α抗体の使用は時代とともに増え，それとともに，入院率，手術率の改善がみられている．著者らはプロペンシティスコアマッチングを用いた解析で，薬剤の使用の有無と入院率，手術率とに有意な相関がみられなかったことから，これらの薬剤の使用と予後の改善が無関係であると結論付けている．しかしながらその議論は的外れであり，そのような薬剤が多く使われた後半の年代においても，重症例には薬剤を使用し，軽症例にはあまり使われなかったであろう．重症例はそもそも予後が悪いのが当然であるから，薬剤の使用の有無によって予後に有意差がなかったとしてもまったくおかしくはない．それよりも年代を経てこれらの薬剤が多く使われるようになったことと，予後が改善してきたことを関連付けて考えるほうがまっとうであろう．

（加藤　順）

A. 入院率，手術率で評価したCDの長期予後は改善してきている．

経過・予後 12

Q190. 成人のCDの自然史と臨床的特徴は？

The Natural History of Adult Crohn's Disease in Population-Based Cohorts.
Peyrin-Biroulet L, Loftus EV Jr, Colombel JF, *et al*. *Am J Gastroenterol*. 2010, 105 (2) : 289-297

研究デザイン：population based cohort 研究　　PMID：19861953

概要　成人のCDにおいて診断時の病型は回腸炎（L1），結腸炎（L2），回腸結腸炎（L3）が3分の1ずつ占め，時間経過で病型の進展はあまり認められなかった．発症が40歳以上であった割合は，1961年から1980年よりも1981年から2000年で多く，結腸炎を有する傾向があった．患者の3分の1が診断時においてすでに狭窄または瘻孔を有し，全患者の半数が診断後20年以内に腸管合併症を生じていた．痔瘻の推定有病率は10～14％であり，累積リスクは10年後と20年後にそれぞれ21％と26％であった．患者の10％は長期の臨床的寛解を示したが，ステロイド依存症は患者の3分の1で発生し，患者の半数は診断後10年以内に手術を必要とした．術後再発のリスクは10年で44～55％であった．臨床的危険因子として発症年齢40歳未満，肛門病変，及び診断時のステロイド治療の必要性が挙げられ，診断時の病型がL1及びL3の患者は，腸管合併症である瘻孔，膿瘍または狭窄のリスクが5～7倍高かった．

　手術リスクとしては，発症年齢40歳未満，回腸末端の病変，狭窄または瘻孔が関連していた．一方で再燃リスクが低い因子として発症年齢が40歳以上であること（HR 0.38, 95％CI 0.70-0.97），低手術危険因子として病型がL2であることが関連していた（HR 3.23, 95％CI 1.32-7.89）．しかし診断6カ月以内の粘膜治癒達成は再燃や合併症，手術リスクと関連がなかった．

解説　CD患者の自然史データから，多くの患者の病型は変わらないものの経過に伴い狭窄，瘻孔，及び膿瘍といった腸管合併症の発症を生じていた．

　外科的切除術後の患者の半数に術後再発が起こり，CDの予後不良因子は40歳未満，肛門病変，ステロイド治療の必要性であった．CDの炎症は腸管全層に及ぶため，内視鏡的粘膜治癒だけではその臨床経過を変えるには不十分である可能性があり Cross sectional imaging の重要性が指摘されている．また生物学的製剤の自然史への影響は今後明らかになっていくと考えられる．

（大森　鉄平）

A. 予後不良因子を有するCD患者は疾患予後に影響する．

経過・予後 13

Q191. 高齢の免疫関連疾患患者に生物学的製剤は安全か？

Safety of Biologic Therapy in Older Patients With Immune-Mediated Diseases：A Systematic Review and Meta-Analysis.

Borren NZ, Ananthakrishnan AN. *Clin Gastroenterol Hepatol.* 2019, 17（9）：1736-1743

研究デザイン：システマティックレビュー　　PMID：30616024

概要 免疫関連疾患（IBD，関節リウマチ，乾癬）を有する高齢患者における生物学的療法の安全性を計14研究から生物学的製剤を用いた高齢患者と若年患者，さらに生物学的製剤を用いなかった高齢患者を対象として検討した．

　生物学的製剤療法を受けている高齢者は若年者と比較し治療開始1年内において2倍の感染リスク（OR 2.28, 95％CI 1.57-3.31）を有していた．また悪性腫瘍発症リスク（OR 3.07, 95％CI 1.98-4.62）と死亡リスク（OR 6.35, 95％CI 2.29-17.64）を有していた．高齢患者間における生物学的製剤使用の有無による比較では，生物学的製剤使用における感染リスクの増加が認められた（OR 3.60, 95％CI 1.62-8.01）が，悪性腫瘍発症リスク（OR 0.54, 95％CI 0.28-1.05）と死亡リスク（OR 1.52, 95％CI 0.44-5.28）の増加は認められなかった．

　IBDに限定すると，生物学的製剤療法を受けている高齢患者は若年患者と比較して3倍の感染リスク（OR 3.48, 95％CI 1.98-6.14）を有していた．さらに悪性腫瘍発症リスク（OR 3.47, 95％CI 1.71-7.03）を有していた．高齢者における感染リスクは，RAよりもIBDの方が高い傾向があった（p＝0.09）．高齢者IBD間における生物学的製剤使用の有無による比較では感染症リスクは有意に高かった（OR 11.22, 95％CI 3.60-34.99）．

解説 高齢自体が感染症や悪性腫瘍のリスクを有しているが，このシステマティックレビューは高齢者に対する生物学的製剤による安全性を評価している．生物学的製剤を用いた若年患者，生物学的製剤を用いていない高齢患者の両群と比較して，生物学的療法を受けている免疫関連疾患の高齢患者群の感染リスクは増加していた．さらにIBD患者においては，他の免疫関連疾患よりも生物学的製剤の投与量がより多く，感染症のリスクの上昇に寄与し得ると考えられた．

（大森　鉄平）

A. 生物学的療法を受けている免疫関連疾患の高齢患者の感染リスクは増加していた．

経過・予後 14

Q192. 高齢発症の IBD の特徴は？

Phenotype and natural history of elderly onset inflammatory bowel disease：a multicentre, case-control study.

Mañosa M, Calafat M, de Francisco R, et al. *Aliment Pharmacol Ther.* 2018, 47(5)：605-614

▶研究デザイン：多施設ケースコントロール研究　　PMID：29369387

概要 高齢発症（60歳以上）IBD と非高齢発症（18～40歳）IBD の病型の特徴，治療方針及び臨床転帰を比較した．UC では高齢発症において全大腸炎型の割合が少なく，左側大腸炎型が多かった（33% vs. 39%，47% vs. 32%；p＜0.0001）．ステロイド投与の割合は高齢発症と非高齢発症で同等だったが，ステロイド依存性の割合は高齢発症で有意に少なかった（p＜0.0001）．また免疫調節薬と生物学的薬剤投与は高齢発症において有意に少なかった（p＜0.0001）．一方で高齢発症 UC は有意に高い結腸切除率を認めた（p＜0.009）．CD では高齢発症において L2 の割合が有意に多く（p＜0.0001），狭窄型が多く（p＜0.0001），一方で肛門病変が少ない傾向があった．しかし高齢発症の CD では血栓症の有病率が5倍高かった．高齢発症は非高齢発症よりもステロイド，免疫調節薬，抗 TNF-α 薬の使用が有意に少なかったが，手術率は同等であった．高齢発症 IBD と非高齢発症 IBD を比較すると，抗 TNF 阻害剤による AE の発生率に差はなかったが（23% vs. 21%），高齢発症 IBD では抗 TNF-α 製剤療法に関連した感染が多く，入院または死亡のリスクがあった．高齢発症 IBD であることは免疫調節薬（OR 0.311, 95%CI 0.23-0.42）と抗 TNF-α 製剤（OR 0.54, 95%CI 0.39-0.75）の使用の減少と関連していた．さらに高齢発症 IBD は血栓イベントの有病率が5倍高く，IBD 関連死亡率は高齢発症 IBD で有意に高かった（10% vs. 0%, p＜0.0001）．

解説 高齢発症 IBD において UC では全大腸炎型の割合が低く，CD では L2 の割合が高く，瘻孔型の割合が低かった．免疫調節薬及び抗 TNF 剤の使用が少ないことは有害事象（主に重篤な感染症及び非ホジキンリンパ腫）の発症リスクを考慮しているだけではなく，比較的病勢が弱い表現型のためステップアップアルゴリズムが適していることを示唆した．しかし高齢発症 CD では手術率は同等であったが，高齢発症 UC では有意に高い手術率を認めた．年齢は術後合併症の関連危険因子であるが，このレビューにおいて術後合併症の発生率に有意差はなく，高齢発症 UC では外科手術が強力な免疫抑制療法の代替法として考慮される可能性を示唆した． （大森　鉄平）

A. 高齢発症 IBD では，UC において全大腸炎型の割合が低く，CD において L2 の割合が多く，瘻孔型の割合が低かった．高齢発症 IBD における入院リスク，IBD 関連死亡率は有意に高かった．

経過・予後15

Q193. 高齢発症UCの自然史は？

Natural History of Elderly-onset Ulcerative Colitis: Results from a Territory-wide Inflammatory Bowel Disease Registry.

Shi HY, Chan FK, Leung WK, et al.　J Crohns Colitis. 2016, 10 (2): 176-185

研究デザイン：人口ベースコホート研究　　PMID：26512132

概要　高齢発症（60歳以上）のUC患者の臨床的特徴と疾患転帰を調査することを目的とし，非高齢発症UC（60歳未満）と比較した．

追跡期間の中央値は11年［IQR 6-16］であり157/1,225名（12.8％）に高齢発症が認められた．高齢発症UCの年齢別発症率は，1991年以前0.1/100,000名から2010年以降：1.3/100,000名に増加した．高齢発症UCでは非喫煙者の割合よりも元喫煙者の割合（12.2％ vs. 32.2％，$p<0.001$）が有意に高かった．併存疾患の割合は，高齢発症UCで有意に高かった（$p<0.001$）．診断時のUCの病勢は両群で類似しており，直腸炎，左側大腸炎，及び全大腸炎型に均等に分布していた．しかし高齢発症UCは直腸炎から全大腸炎へと有意に進行し（$p=0.003$），診断後の数年以内に高齢発症UCの24.7％が重症再燃を経験していた．ステロイドや免疫抑制薬の使用，及び結腸切除率に有意差はなかった．サイトメガロウイルス感染は，高齢発症（OR 2.9，95％CI 1.6-5.2），広範囲大腸炎（OR 9.5，95％CI 2.3-39.4）が危険因子であった．結腸直腸癌のリスクは高齢発症UCで高かった（3.2％ vs. 0.9％，$p=0.033$）が，結腸直腸癌の標準化罹患率は0.4（95％CI 0.0-2.4）と0.9（95％CI 0.2-2.6）であり一般的な同年齢層との有意差はなかった．しかし全死因死亡率（7.0％ vs. 1.0％，$p<0.001$），及びUC関連死亡率（1.9％ vs. 0.2％，$p=0.017$）は高齢発症UCで有意に高かった．

解説　アジア人種における高齢発症UCの特徴，疾患の経過，及び治療への影響に関するデータが報告されたコホート研究である．高齢発症UC患者は明らかに増加している．高齢発症UCは炎症範囲が非高齢発症UCより進展しやすいが，重症度，治療，及び手術の割合は，高齢発症UCと非高齢発症UCの間で類似していた．しかし非高齢発症UCよりも日和見感染や入院のリスクが高くUCに関連する死亡リスクが高かった．

（大森　鉄平）

A. 高齢発症UCは炎症範囲が進展しやすく，日和見感染や入院リスク・UC関連死亡リスクが高い．

経過・予後 16

Q194. 小児発症UCの自然史は？

Review article：the natural history of paediatric-onset ulcerative colitis in population-based studies.

Fumery M, Duricova D, Gower-Rousseau C, et al. *Aliment Pharmacol Ther*. 2016, 43 (3)：346-355

研究デザイン：人口ベースコホート研究　　PMID：26582737

概要　IBD患者の約10〜20％が18歳以前に症状が認められている．計26の人口ベースコホート研究から得られた自然史のデータから，小児発症（診断時17歳未満）UCの長期転帰を評価した．発症時の病変範囲は25〜28％が直腸炎型（E1），35〜40％が左側大腸炎型（E2），35〜37％が全大腸炎型（E3）であった．約60％が追跡調査のエンドポイントで全大腸炎型へ進展していた．関節症状や眼症状，皮膚症状などの腸管外症状（EIM）は10〜20％の患者に認められ，原発性硬化性胆管炎は5〜12％の患者で観察された．発症後2年内において，小児発症UCは成人発症UCと比較し重症化しやすい可能性があり（OR 6.1，95％CI 2.2-17.7），ほとんどの入院は診断後の最初の数年間に発生していた．小児発症UCの子どものQOLのスコアは，有意に低下していた．しかし全般的に小児発症UC患者の有意な成長遅滞や思春期の遅れは認められなかった．小児発症UCの約3分の2がステロイド療法を必要とし，そのうち25％がステロイド依存性となった．生物学的製剤が登場する以前に実施された研究では，約半数の患者が免疫調節薬による治療を受けていた．さらに10年の経過中に全体の約20％が結腸切除術を必要とし，累積結腸切除術の確率は成人と同程度であった．IBDの家族歴（OR 11.8，95％CI 1.3-111.3）及び6カ月以上の診断上の遅れ（OR 4.9，95％CI 1.2-21.5）は炎症範囲の進展と有意に関連し，診断時のEIM（HR 3.5，95％CI 1.2-10.5）及びE1またはE2からE2またはE3への炎症範囲の拡大（HR 13.3，95％CI 1.7-101.7）は結腸切除術と有意に関連していた．

解説　小児発症UCは炎症範囲が広がりやすく，広範囲の大腸炎を有している特徴があり，特に診断後2年内における経過は結腸切除にも関連する．しかし抗TNF療法など，現在の治療法が小児発症UCの長期経過に与える影響，さらに粘膜治癒を治療目標においたtreat to targetに基づいたマネジメントが予後を変え得るかについては，未だ不明である．小児発症UCの自然史に関する新しいコホート研究が必要である．

（大森　鉄平）

A. 小児発症UCは炎症範囲が広がりやすく，重症化しやすい．

経過・予後 17

Q195. 小児期発症のIBDは死亡率が増加するのか？

Increased Mortality of Patients With Childhood-Onset Inflammatory Bowel Diseases, Compared With the General Population.

Olén O, Askling J, Sachs MC, *et al.* *Gastroenterology*. 2019, 156（3）：614-622

研究デザイン：コホート研究　　　　　　　PMID：30342031

概要　小児期発症のIBDは成人発症例よりも重症と考えられているが，小児期発症IBDの死亡率に関する情報はほとんどない．スウェーデンの疾病登録制度を用いて1964年から2014年までに18歳未満でIBDと診断された9,442例〔UC 4,671例，CD 3,780例，分類不能IBD（IBD-U）991例〕について性別，年齢，暦年，居住地を一致させた非IBD 93,180例を抽出し，死亡のハザード比（HR）を算出した．30歳まで追跡し，138,690人年中IBDの死亡は294例（2.1/1000人年），対照群では940例（0.7/1000人年）認められHR 3.2であった．疾患ごとのHRはUC 4.0，CD 2.3，IBD-U 2.0と全IBDで増加していた．小児期発症例の中でも6歳未満の発症例のHRは高く，相対危険度（RR）は原発性硬化性胆管炎（primary sclerosing cholangitis：PSC）合併例で12.2と最も高く，腸管手術歴の既往例 4.6，一親等にUCがいる症例 8.3と高値であった．死亡294例の死因は癌によるものが133例で最多（HR 6.6）であり，UC（9.7）がCD（3.1）よりも高値であった．HRが高値のものとして消化器疾患（IBD重症例，短腸症候群，肝不全等）36.8，感染症や呼吸器疾患などであった．

解説　小児期にIBDと診断された患者と家族は疾患や治療法が余命に影響するのかを知りたがっているが，これまでデータに乏しかった．本研究は小児期発症IBDにおける死亡率の調査として過去最大であり，疾患別にリスクや死亡原因についても検討している．2005年以降の診断例については治療内容についても検討したが，死亡例がほとんどなく治療の影響を評価出来なかったとしているが，患者のみならずわれわれ医療者が知りたい点でもあり今後の解析結果を待ちたい．

（横山　薫）

A. 小児期発症IBDの症例は非IBD症例よりも3倍の死亡リスクがあった．中でもPSC合併UCと一親等にUCがいる症例ではRRが高値である．

経過・予後 18

Q196. UCにおける大腸癌の発現頻度は？

Ulcerative colitis and colorectal cancer. A population-based study.
Ekbom A, Helmick C, Zack M, et al. *N Engl J Med.* 1990, 323 (18) : 1228-1233

▶研究デザイン：コホート研究　　　　　　　　　　PMID：2215606

概要　UCにおける大腸癌（Colorectal Cancer：CRC）の正確なリスク値を求めるためにスウェーデンで1922年から1983年までにUCと診断された3,117名についてのコホート研究である．CRCは91名，92例に発現したが，予測よりも高値（標準化罹患比5.7）であった．CRCの相対危険度（RR）に性差はなく，診断時の病変範囲によりRRは直腸炎型1.7，左側大腸炎型2.8，全大腸炎型14.8と異なり，また，診断時の年齢が上がるにつれ低下した．UC診断年代別では1965年以前の診断例のほうが1965から1983年までの診断例よりもRRは高値であった（8.1 vs. 4.0）が，1965年以前19年以内に限定するとその差は低下した（6.8 vs. 4.0）．全大腸炎型におけるUC診断35年後のCRCの累積発生率は全体では30％に対し，UC診断年齢別（0～14歳，15～39歳，40歳以上）では，40歳未満診断例において診断後25年は13％，14歳以下の診断例における診断後35年では40％と高率であった．一方40歳以上の診断例では診断後20年以内の累積発生率は39歳以下の診断例よりも高値であった（16％ vs. 5％）．

解説　UCにおけるCRCの発現頻度は対象とする経過観察期間や背景因子，施設の特徴などにより報告によりばらつきが見られるが，本研究は診断年齢や診断時の病変範囲など詳細に分けて検討を行っている．その結果，全大腸炎型の若年診断例はCRCのリスクが高く綿密なサーベイランスが推奨されている．予防的大腸切除術についての記載は実臨床に合わない点も多いが，1990年発表の報告の所以であろう．　　　（横山　薫）

A. 全大腸炎型の若年UC診断例におけるUC診断35年後のCRCの発現頻度は40％と高率である．

経過・予後 19

Q197. UC における適切なサーベイランスの方法は？

Colorectal Cancer Complicating Ulcerative Colitis：A Review.
Eaden JA, Mayberry JF. *Am J Gastroenterol.* 2000, 95（10）：2710-2719

▶研究デザイン：総説　　　　　　　　　　　　　　　　　PMID：11051339

概要　前半ではUCにおける大腸癌（Colorectal Cancer：CRC）の危険因子について，後半ではサーベイランスについてまとめ，九つのrecommendationを挙げている．1）全UC患者は8～10年の時点で大腸内視鏡検査（colonoscopy：CS）で病変範囲を確認する．2）定期的なサーベイランスはUC診断からではなく，発症から全大腸炎型では8～10年後，左側大腸炎型では15～20年後から開始する．3）罹病期間が長期になるに伴い，サーベイランスの間隔は短くなる．全大腸炎型では20年までは3年ごと，30年までは2年ごと，40年では毎年行う．4）発症時に左側大腸炎型でもCRCは相当数発見されている．病変範囲の進展例はS状結腸鏡では見逃される場合があり，5年毎のCSでのサーベイランスが望まれる．5）原発性硬化性胆管炎（primary sclerosing cholangitis：PSC）合併例ではCRCのリスクが高く，毎年CSを行う．6）サーベイランスは寛解期に行う．7）CSでは粘膜面を十分に観察し，10 cmごとに2～4個のランダム生検と，疑わしい部位や直腸S状結腸からはさらに追加することで診断率が向上する．8）dysplasia associated lesions or masses（DALM）や高度異型性が認められたならば大腸全摘術の適応である．9）低異型性が認められた場合はサーベイランスを継続するか大腸全摘術を行うか患者と相談する．手術をしてもCRCはないかもしれないが，異形成病変があってもCSで見つからないかもしれない．

解説　UC患者は無症状でも最低1年に1回は外来受診させ，CRCのリスクとサーベイランスの重要性を説くことで維持療法の継続につながる．サーベイランスによりCRCのリスクが下がるわけではないが，前がん病変や無症候性のがんの発見につながると述べている．本邦でもUC患者の増加と共に長期経過例も増加しCRCの合併例も増えている．サーベイランスの重要性を患者へ教育し，いかに効率よく行っていくかは直近の重要な課題である．

（横山　薫）

A. サーベイランスは寛解期に生検を含めて行うが，間隔は罹病期間や病変範囲，PSC合併の有無で異なる．

経過・予後 20

Q198. UCにおける大腸癌の発生率は？

The risk of colorectal cancer in ulcerative colitis：a meta-analysis.
Eaden JA, Abrams KR, Mayberry JF. *Gut.* 2001, 48（4）：526-535

研究デザイン：メタ解析　　　　　　　　　　PMID：11247898

概要　UCにおける大腸癌（Colorectal Cancer：CRC）についてMedlineで1925年以降の文献検索を行い，選択基準を満たした116編について解析している．UC 54,478名中CRC 1,698名が検出され，全大腸炎型では9,846名中CRCは700名に認められた．UC全体におけるCRCの有病率は3.7%，全大腸炎型では5.4%であった．UCの罹病期間が明記された報告よりCRCの発生率は3/1,000人年，小児では6/1,000人年であった．罹病期間10年毎の発生率は最初の10年間で3/1,000人年，次の10年で7/1,000人年，30年まで12/1,000人年で，累積発生リスクは10年2%，20年8%，30年18%であった．小児発症例においては10年5.5%，20年10.8%，30年15.7%で，成人発症例よりも高値（各3%，5.9%，8.7%）であった．一般的なCRC発生率は米国5/1,000人年，英国4/1,000人年，北欧とその他の国が2/1,000人年と地域差が認められたが，今回の検討では地域差は認められなかった．

解説　重症，難治例が多い施設から報告されるCRCの発生率は高値で発生率が過大評価されていたが，その後の人口ベースのコホート研究で是正されてきた．今回の多数の報告例から得られたCRCの累積発生リスクは10年2%，20年8%，30年18%であり，危険因子は全大腸炎型と小児発症であった．時代的推移として1955年以降にCRCの症例数が増加しているが，統計的に有意差はなく，サーベイランスが行われるようになりCRCの発見率が上昇した可能性が述べられている．その後さらにサーベイランスプログラムが徹底されてきており，数値は変化してくるものと考える．なお，CRCに限らず発生率を見る際には数字をうのみにするのではなく対象がどのような集団なのかを確認することが重要である．

（横山　薫）

A. UCにおけるCRCの累積発生リスクは10年2%，20年8%，30年18%である．

経過・予後21

Q199. この30年間でIBDにおける大腸癌のリスクは減少したのか？

Decreasing Risk of Colorectal Cancer in Patients With Inflammatory Bowel Disease Over 30 Years.

Jess T, Simonsen J, Jørgensen KT, et al. *Gastroenterology*. 2012, 143 (2): 375-381

研究デザイン：コホート研究　　　　　　　　　　　PMID：22522090

概要　IBDに対する治療の選択肢は増えており，大腸癌（Colorectal Cancer：CRC）のリスクは治療の変化と共に変化していくと考えられる．デンマークのIBD患者47,374例について30年間にわたるコホート研究からCRCの相対危険度（RR）を検討している．1億7,800万人年中CRCはUC 268例，CD 70例に発症したが，UC全体におけるRRは1.07と一般集団と同等であった．しかしながら，0〜19歳に発症した症例（RR 43.8）や罹患年数が長期の症例，原発性硬化性胆管炎（primary sclerosing cholangitis；PSC）合併例（RR 9.13）でRRは上昇した．年代別の全UCにおけるRRは1979年から1988年の1.34から，1999年から2008年の0.57に減少した．一方，全CDにおけるRRは0.85と非IBD症例と差はなく，年代別の違いも認められなかった．UC，CDと言うだけでCRCのRR上昇はないが，UCでは背景因子によりRRが高い症例は存在する．1979年から2008年にかけてRRが低下しているのはUCにチオプリンや抗TNF-α抗体製剤が使用され治療が改善されていることを反映している．

解説　UCにおけるCRCの危険因子について 1) 若年発症, 2) 長期経過例, 3) PSC合併例であることを明示している．特にPSC合併UCとPSC非合併例ではRR 9.13と高値であり，よりCRCのサーベイランスに注意すべきとしている．なお，PSC合併例のCRCはすべて右側結腸癌であった．一方CDにおけるPSC合併例と非合併例のRRは2.90であるが，PSC合併CRCが1例のみであり有意差はない．UCのCRCサーベイランスは患者の持つリスクを考慮して行う必要がある．　　　　　　　　　　　　（横山　薫）

A. UC全体としてCRCのリスクは低下しているが，背景因子によりリスクが高い症例もあり注意が必要である．一方，CDにおけるリスクに変化はみられない．

経過・予後 22

Q200. UC診断後のClostridium difficile感染症重複が与える影響は？

Ulcerative Colitis Patients With Clostridium difficile are at Increased Risk of Death, Colectomy, and Postoperative Complications : A Population-Based Inception Cohort Study.

Negrón ME, Rezaie A, Barkema HW, et al.　Am J Gastroenterol. 2016, 111(5) : 691-704

研究デザイン：人口ベースコホート研究　　　PMID：27091322

概要　2003年4月から2010年3月までの期間，カナダのAHCIPという保険データを元にした人口ベースのコホート研究である．ICD-10コードを用いて18歳以上の新規UC患者1,754例を対象とし，平均観察期間3.8年でClostridium difficile感染症と診断されたのは81例（4.6％）であった．

　C. difficile感染症の検査は2002年から2009年の先行研究（validation cohort）にて37％に施行され，toxin AとBのenzyme immunosorbent assay法により感度82.1％，特異度99.4％，陽性的中率88.4％，陰性的中率99.1％であった．

　UC診断後5年では，C. difficile感染をきたす割合は3.4％であり，C. difficile感染により大腸全摘のリスクは2.36倍となり，手術後の合併症も非C. difficile群に比べて上昇し，死亡率も2.56倍に上昇した．

解説　従来はClostridium difficileと呼ばれていたが，2016年よりClostridioides difficileと呼称されている（略称はC. difficileのまま）．嫌気性菌で空気に触れると死滅するが，芽胞を形成すると広範囲に生存するため，医療関連感染として問題となっている．UCにおけるC. difficile感染は，大腸全摘のリスクを増大させ，その予後を悪化させる．また，UCの腸管切除は合併症や死亡に関与する可能性があるほか，本研究においてもC. difficile感染によりUC手術率，死亡率を2倍上昇させ，手術後の合併症をおおよそ5倍上昇させることがわかった．本邦においてはC. difficile罹患率は0.8～4.7/10,000患者-入院日数と米国の半分ほどではあるが（関連論文），入院重症例において，C. difficile感染症の重複に留意を要する．　　　　　　　（山田　哲弘）

関連論文：Riley TV, Kimura T. Infect Dis Ther. 2018, 7（1）：39-70

A. UCのC. difficile感染は，その予後を悪化させる．

経過・予後 23

Q201. IBD患者における *C. difficile* 感染症の特徴の経年的な変化は？

Temporal trends in disease outcomes related to *Clostridium difficile* infection in patients with inflammatory bowel disease.
Ananthakrishnan AN, McGinley EL, Saeian K, *et al.* *Inflamm Bowel Dis.* 2011, 17 (4)：976-983

▶研究デザイン：Nationwide 入院データベースからの横断研究，経年比較　PMID：20824818

概要　米国での入院患者のデータベース（Nationwide Inpatients Sample：NIS）から 1998年（n＝2,004），2004年（n＝4,801），2007年（n＝6,908）のIBD患者データを抽出した．研究目的は，①*Clostridium difficile* 合併のIBD入院患者の特徴の把握（各年代），②入院死亡率，大腸切除の比率の変化，③*C. difficile* の非合併IBD患者との比較であり，IBD入院のうち *C. difficile* 感染はそれぞれ1998年1.4%，2004年2.3%，2007年2.9%であり増加していた（CD；1998年0.8%，2007年1.5%，UC；1998年2.4%，2007年5.3%）．各年代のUC，CDの構成比率はおおよそ4：6で変化はなかったが，IBD入院患者の特徴としてUC患者絶対数が増えていた．*C. difficile* 合併の入院死亡率は1998年5.9%から2007年7.2%に増加しており，*C. difficile* 関連腸切除の割合も1998年3.8%から2007年4.5%に増加していた．Non-*C. difficile* 群との比較においても，1998年から2007年にかけて死亡リスクOR 2.38から3.38，腸管切除OR 1.39から2.51と有意に増加していた．その傾向は特にUCで顕著だった．

解説　本論文では *C. difficile* 感染症の経年的変化，IBD患者におけるアウトカムを報告している．入院患者の重症度には変化がなく，*C. difficile* 感染の有無によるアウトカムへの影響が示唆される結果となった．米国においては毒性の高いNAP1/027株（North American PFGE type 1，PCCR ribotype 027）の *C. difficile* の拡大も続いており，*C. difficile* 再発難治，IBD治療抵抗性，死亡率の増加が懸念されている（関連論文1）．IBDの *C. difficile* 感染リスク増加や死亡増加は同様に報告されており（関連論文2），*C. difficile* 感染合併はIBD患者の長期予後を悪化させることは間違いないようである．

（山田　哲弘）

関連論文1：Razik R, Rumman A, Bahreini Z, *et al. Am J Gastroenterol.* 2016, 111 (8)：1141-1146
関連論文2：Singh H, Nugent Z, Yu BN, *et al. Gastroenterology.* 2017, 153 (2)：430-438

A. UC，CD入院患者ともに *C. difficile* 感染症罹患率は増加し，合併症（死亡率，腸管切除率）は経年的に増加している．

経過・予後 24

Q202. インフリキシマブ, 免疫調節薬使用 IBD 患者の重症感染症リスクは増加するか？

Infliximab and other immunomodulating drugs in patients with inflammatory bowel disease and the risk of serious bacterial infections.

Schneeweiss S, Korzenik J, Solomon DH, et al. *Aliment Pharmacol Ther.* 2009, 30 (3)：253-264

▶研究デザイン：人口ベースコホート研究　　　PMID：19438424

概要 British Columbia 保険データベースを元にしたカナダにおける人口ベースのコホート研究である. IBD 診断 1 年以上の, 2001 年 1 月から 2006 年 4 月までに新規に免疫抑制治療が行われた 10,662 例（UC 4,309 例, CD 6,353 例）が対象で, インフリキシマブ（IFX）521 例, 免疫調節薬（MTX, AZA, 6MP）2,883 例, ステロイド 7,258 例であった. 重症感染症（髄膜炎・脳炎, 心膜炎, 肺炎, 腎盂腎炎, 化膿性関節炎, 骨髄炎, 敗血症）の入院と *Clostridium difficile* 感染症がアウトカム評価である. IFX 群では半数に免疫調節薬が併用され, 29％にステロイドが併用されていた. 新規 *C. difficile* 感染症 71 例のうち 57.1％が 180 日以内にステロイド導入されていた. ステロイド投与により 3.38 倍の *C. difficile* 感染リスクが確認された. IFX においては *C. difficile* 感染が確認されなかった. IFX は 1.41 倍, 免疫調節薬は 0.70 倍の重症感染症のリスクであったが, 有意ではなかった.

解説 人口ベースのコホートから, IFX がどのくらいの感染症リスクかみた研究で, IFX, 免疫調節薬は重症感染症のリスクを増大させなかった. ステロイドは *C. difficile* の発症のリスクで, IFX, 免疫調節薬は *C. difficile* リスクではなかった. 本論文では, ステロイドが感染症リスクを上昇させていないが, 背景調整のためと思われる. 免疫抑制療法の多剤併用では, イベント発症数の不足により十分解析されてはいない. 一般的には多剤併用で感染リスクは増加すると考えるべきである（関連論文 1）. また過去レビューやメタアナリシスから IFX の潜在的な感染症リスクについても否定できない（関連論文 2）.

（山田　哲弘）

関連論文 1：Kirchgesner J, Lemaitre M, Carrat F, et al. *Gastroenterol.* 2018, 155（2）：337-346
関連論文 2：Bonovas S, Fiorino G, Allocca M et al. *Clin Gastroenterol Hepatol.* 2016, 14（10）：1385-1397

A. IFX, 免疫調節薬は重症感染症のリスクを増加させない. ただし, ステロイド投与は *C. difficile* 感染を 3 倍増加させる.

経過・予後 25

Q203. インフリキシマブ，免疫調節薬使用は感染症，悪性腫瘍，死亡リスクにつながるか？

A pooled analysis of infections, malignancy, and mortality in infliximab- and immunomodulator-treated adult patients with inflammatory bowel disease.

Lichtenstein GR, Rutgeerts P, Sandborn WJ, et al. *Am J Gastroenterol*. 2012, 107 (7): 1051-1063

研究デザイン：臨床試験の pooled analysis　　PMID：22613901

概要　CD，UC の 10 の臨床試験をもとに，2,385 例（IFX 1,920 例，プラセボ 465 例）IBD 患者における全観察期間における悪性腫瘍発症，死亡を集計したほか，うち 3 試験 5RCT 2,119 例（IFX 1,713 例，プラセボ 406 例）の対象から，54 週の観察期間における感染症の発症率の比較を行った．悪性腫瘍は IFX 11 例（0.6％），プラセボ 2 例（0.4％），免疫調節薬あり 3 例（0.5％），なし 1 例（0.2％）に認められ，死亡は IFX 4 例（0.2％），プラセボ 1 例（0.2％）に認められた．感染症においては UC の IFX に多く認められ〔243 例（50.1％）vs. プラセボ 89 例（36.3％）〕．UC における免疫調節薬併用が感染症リスクにつながり，CD におけるプラセボ群免疫調節薬使用が悪性腫瘍発症のリスクであるとされた．IFX においては明らかな感染症，悪性腫瘍，死亡リスクにはつながらないとされた．

解説　CD の ACCENT I／ACCENT II，SONIC 試験，UC の ACT I／ACT II の 5RCT を含む，10 臨床試験データの感染症，悪性腫瘍，死亡を集計し評価した研究である．IFX の暴露，免疫調節薬暴露の有無によりリスク評価がなされている．前向きの RCT が大半で 1,000 例を超えるデータから構成され，イベント発症の抽出精度は高いと考えられるが，観察期間が概ね 1 年と短期間であるほか，試験患者のエントリー基準・制約を勘案すると，対象が限定的である．IBD においては CESAME Study という過去に大規模コホートが行われ，チオプリン使用歴がリンパ球増殖性疾患発症のリスクとして抽出された経緯がある（関連論文）．

（山田　哲弘）

関連論文：；Beaugerie L, Brousse N, Bouvier AM, *et al. Lancet*. 2009, 374 (9701): 1617-1625

A. IFX は感染症，悪性腫瘍，死亡リスクにはつながらない．免疫調節薬は CD において悪性腫瘍発症リスクにつながる可能性がある．

経過・予後 26

Q204. CD患者のいずれの薬剤が重症感染症，死亡リスクにつながるか？

Serious infection and mortality in patients with Crohn's disease: more than 5 years of follow-up in the TREAT™ registry.

Lichtenstein GR, Feagan BG, Cohen RD, et al. Am J Gastroenterol. 2012, 107 (9): 1409-1422

▶研究デザイン：前向き観察研究　　　　　　PMID：22890223

概要 北米でのCD治療TREAT™レジストリーからの5年間の経過での報告で，前向きの観察研究である．1999年から治療薬剤別に6,273例の18歳以上のCD患者が登録され（IFX 3,420例，他の治療2,853例），平均観察期間5.2年であった．IFXはより重症CDに用いられていたが，死亡率の増加はみられなかった．悪性腫瘍の発症を増加も認められなかった．死亡リスクとしてはステロイド使用（リスク比；HR 2.14）と麻薬製剤（HR 1.79）が，重症感染症リスクとしては重症CD（HR 2.24），ステロイド使用（HR 1.57），麻薬製剤（HR 2.10）が危険因子として関連があったが，今回のレジストリーでは新たにIFXが重症感染症と関連があることが報告された．（HR 1.43）

解説 TREAT™レジストリーは　北米でのCD患者を対象とした安全性転機を評価することを目的とした研究である．使用薬剤別に重症感染症，死亡，悪性腫瘍発症などのアウトカム，危険因子を抽出した．抗TNF-α抗体製剤は潜在的な重症感染症，悪性腫瘍，脱髄・ループス様反応のリスクであるが，今回IFXの感染症リスクが高かったのは，CD疾患活動性と関連しているものと考えられる．ただ，レジストリー自体がわれわれの日常臨床に即したものであり，IFX使用においては重症感染症リスクに十分留意する必要がある．その後，7.6年までの観察では，悪性腫瘍のリスクとして年齢，罹病期間，喫煙が描出され，統計学的な優位差はなかったものの免疫調節薬の併用がリスクになる可能性があった．IFXについては悪性腫瘍のリスクは確認されなかった（関連論文）．

（山田　哲弘）

関連論文：Lichtenstein GR, Feagan BG, Cohen RD, et al. Am J Gastroenterol. 2014, 109 (2): 212-223

A. CDにおいてはステロイド投与や麻薬製剤投与にて死亡リスクを上昇させる．IFXや免疫調節薬は死亡リスクを増加させない．IFXは重症感染症のリスクを増加させたが，CDの活動性やステロイド，麻薬製剤投与のほうがリスク比は高かった．

経過・予後 27

Q205. IBD患者における生物学的製剤治療の感染症と悪性腫瘍に対する危険性は？

Biologic therapies and risk of infection and malignancy in patients with inflammatory bowel disease: A systematic review and network meta-analysis.

Bonovas S, Fiorino G, Allocca M, et al. *Clin Gastroenterol Hepatol.* 2016, 14 (10): 1385-1397

▶研究デザイン：データ統合型研究（メタ解析・ネットワークメタ解析）PMID：27189910

概要 本論文は，成人IBD患者における生物学的製剤による治療の感染症や悪性腫瘍のリスクについて，14,590名の参加者を含む49件のランダム化プラセボ対照試験から2名の査読者が独立して研究データと転帰（重症感染症，日和見感染症，結核，感染症，悪性腫瘍）を抽出しメタアナリシスにより直接的エビデンスをまとめ，ネットワークメタアナリシスで比較調査したものである。その結果，成人IBD患者では生物学的製剤の治療により日和見感染のリスクは有意に上昇したが（OR 1.90，95％CI 1.21-3.01），重篤な感染症は増加せず（OR 0.89，95％CI 0.71-1.12），個々の薬剤または抗TNF-α抗体製剤と抗接着分子阻害剤間のいずれの間接的比較でも有意差はなかった。一方，悪性腫瘍の発症リスクは増加しなかったが（OR 0.90，95％CI 0.54-1.50），これは曝露及び追跡調査期間が不十分と考えられるため，今後の長期的観察が必要と結論している。

解説 IBDの治療では，ステロイド剤などの従来の治療に抵抗する難治例に対する生物学的製剤の効果は十分に認められており，抗TNF-α抗体製剤に加えて最近では抗インテグリン阻害剤も臨床現場で使用可能となっている。その一方で，これらの薬剤における安全性についての検討は十分になされているとは言えない。この論文では，抗TNF-α抗体，抗インテグリン製剤ともに重症感染症の増加はないが，日和見感染については増加させることを指摘しており注意に値する。最近問題になっている高齢IBD患者ではさらに注意が必要だが，本論文では解析がされていないこと，悪性腫瘍については観察期間が十分ではなく有意な増加が認められなかったことにも注意が必要である。

（竹内　健）

A. IBD患者の治療において生物学的製剤による治療は，重症感染症のリスクを増加させないが，日和見感染に注意を要する．

経過・予後 28

Q206. 免疫抑制療法は，小児IBD患者に悪性腫瘍または血球貪食性リンパ組織球増加症を増加させるか？

Infliximab is not associated with increased risk of malignancy or hemophagocytic lymphohistiocytosis in pediatric patients with inflammatory bowel disease.

Hyams JS, Dubinsky MC, Baldassano RN, et al. *Gastroenterology*. 2017, 152（8）：1901-1914

▶研究デザイン：観察研究（コホート研究）　　PMID：28193515

概要　小児IBD患者におけるインフリキシマブ（IFX）治療の悪性腫瘍及び血球貪食リンパ組織球増加症（HLH）の発生率を未治療患者と比較し，標準化発生率（SIR）を長期の前向き研究における5,766名のデータを分析した．IFX治療患者と未治療患者間の比較では，悪性腫瘍（0.46/1,000患者年）とHLH（0.0/1,000患者年）の発生率は増加していなかった（悪性腫瘍：1.12/1,000患者年；HLH：0.56/1,000患者年）．Surveillance, Epidemiology, and End Results Program（SEER）データベースに基づくstandardized incidence ratios（SIR）では，IFX治療患者（SIR 1.69，95％CI 0.46-4.32）と未治療患者（SIR 2.17，95％CI 0.59-5.56）間の比較でも悪性腫瘍のリスク増加を示さなかった．しかし，チオプリンの使用は小児IBD患者において悪性腫瘍またはHLHの発症リスクを生物学的製剤にかかわらず増加させていた．

解説　小児IBD患者において免疫抑制療法は悪性腫瘍及びHLHを含むリンパ増殖性疾患のリスクを高めることが懸念されているが，本研究においてIFX治療はこれらの発症リスク増加とは関連していなかった．生物学的製剤使用の有無にかかわらず，チオプリンによる治療は悪性腫瘍とHLHの発症リスクを有意に増加させることが指摘された．この年代での悪性腫瘍の発症は極めて稀であるが，治療方針を検討するにあたり考慮すべき重要な結果である．

（竹内　健）

> **A.** チオプリンの使用は，生物学的製剤との併用の有無にかかわらず小児IBD患者において悪性腫瘍やHLHの発症リスク増加に関連する．

経過・予後 29

Q207. UCの自然史に対する喫煙の影響は？

Systematic review with meta-analysis : the effect of tobacco smoking on the natural history of ulcerative colitis.

To N, Ford AC, Gracie DJ.　*Aliment Pharmacol Ther*. 2016, 44 (2) : 117-126

研究デザイン：データ統合型研究（メタ解析）　　PMID：27193202

概要 喫煙は，UCの発症リスクの低下と関連しており，多くのUC患者で喫煙により病状が安定することが知られているが，UCの自然史に対する喫煙の影響は不明である．本論文では，2015年12月までのMEDLINE，EMBASE及びEMBASE classicにより抽出された16の適格な研究に系統的レビューとメタアナリシスを行ったところ，結腸切除術（OR 0.89, 95%CI 0.62-1.26），疾患活動性の再燃（OR 1.26, 95%CI 0.65-2.44），病変範囲の口側伸展（OR 0.57, 95%CI 0.20-1.66）または大腸全摘後回腸嚢炎の発症（OR 0.57, 95%CI 0.21-1.53）が，非喫煙者と比較して喫煙者では有意に低くならなかったことから，喫煙はUCの自然史を改善する可能性はなく，禁煙をUCの管理ガイダンスに取り入れるべきであると結論付けている．

解説 喫煙の心血管や脳血管疾患，及び呼吸器疾患や発癌に関するリスクはすでに常識であり，禁煙はこれらの発症リスクを回避することに最も有効な手段であることは論を待たない．CDにおいて喫煙が発症と病状に悪影響を起こすことがエビデンスレベルで証明されている一方で，UCでは80年代より喫煙者は非喫煙者に比べて発症が低くなる傾向があるとされていたため，積極的な禁煙指導が躊躇されることがあった．この論文において，喫煙がUCの自然史を少なくとも改善しないことが明らかにされたことから，一般的な喫煙の危険を考慮すればUCでも積極的な禁煙指導を行うことが適当と考えられる．

（竹内　健）

A. UCの自然史において喫煙は有益性はなく，UC患者にも禁煙指導を積極的に行うべきである．

経過・予後 30

Q208. UCの入院患者における転帰に影響する臨床パラメータは？

Sarcopenia is a novel predictor of the need for rescue therapy in hospitalized ulcerative colitis patients.

Cushing KC, Kordbacheh H, Gee MS, *et al.*　*J Crohns Colitis.* 2018, 12（9）：1036-1041

▶研究デザイン：観察研究（症例対照研究）　　PMID：29762697

概要　サルコペニア及び内臓肥満が急性重症潰瘍性大腸炎（ASUC）の転帰に及ぼす影響について，入院したASUC患者において骨格筋量及び内臓脂肪症を腹部CTで定量化し検討した．ASUC患者89名のうち39名（43.8％）の患者が抗TNF-α抗体製剤やサイクロスポリンなどのレスキュー治療または手術を必要としたが，サルコペニア患者は正常筋肉量の患者と同様の疾患特性及び検査パラメータを有していた一方で，その大部分がレスキュー療法を必要とした（56％ vs. 28％，多変量OR 3.98，95％CI 1.12-14.1）．内臓（p=0.23）または皮下脂肪（p=0.53）ではレスキュー療法の必要性は予測されなかったことから，腹部CTで定義されるサルコペニアは，入院したASUC患者におけるレスキュー療法の予測因子だった．

解説　CD患者では，CTで診断されるサルコペニアや内臓脂肪の増加は，病態予測因子になることが知られている．一方，UCにおいては，その影響は分かっていなかった．入院するASUC患者の多くは，ステロイド剤の静注が行われるが，その有効性についての予測をサルコペニアの有無により入院後早い時期に行うことは，抗TNF-α抗体製剤やサイクロスポリンなどのさらなる内科治療や手術への療法への導入を検討するにあたり重要と考えられる．

（竹内　健）

A. 入院したASUC患者において腹部CTによるサルコペニア診断は，抗TNF-α抗体製剤やサイクロスポリン，手術療法に対する必要性の予測因子となる．

経過・予後 31

Q209. IBDの治療におけるビタミンDの必要性は？

Role of Vitamin D in the Natural History of Inflammatory Bowel Disease.

Nielsen OH, Rejnmark L, Moss AC.　*J Crohns Colitis.* 2018, 12 (6)：742-752

研究デザイン：レビュー（論説）　　PMID：29529167

概要　自然免疫及び後天性免疫の双方のシステムに対するビタミンDの免疫調節効果を支持するデータが蓄積されてきている．活性型ビタミンDである1,25［OH］2Dは受容体を介して抗菌ペプチドの分泌を誘導し，樹状細胞の活性を低下させ，Th2及び制御性T細胞の発達及び活性を促進する．加えて，ビタミンDは炎症促進性サイトカインに対する抗炎症性サイトカインの比率の増加を促進する．IBDにおける研究は，ビタミンDはIBDの転帰を改善することを指摘している．一般的にIBDでは循環血漿中の25-ヒドロキシビタミンDのレベルは適正値を下回っており，これは，再燃リスク，IBD関連の入院及び手術率の増加，不十分な腫瘍壊死因子［TNF］阻害剤に対する治療反応性，QOLの低下や骨密度の低下に関連しているようである．IBDでは，ビタミンDの治療効果に関する無作為化二重盲検プラセボ対照研究はほとんどなく，ビタミンDの実際の治療効果の可能性を検討し寛解状態の達成と維持する最適な血清レベル範囲を決めるには，さらなる研究が必要である．この総説では，IBDにおけるビタミンDの骨以外の効果に関して最新の知識をまとめ，IBD患者におけるビタミンD欠乏の潜在的な有害事象の概説している．

解説　現在，ビタミンDについては骨代謝における一般的な適性値の勧告が行われている．一方で，ビタミンDはIBDなどの慢性疾患においては，骨代謝以外に免疫制御にも関与することが知られている．IBDの治療における臨床的に有効な抗炎症効果が認められるビタミンDの適性レベルに関しては，十分なエビデンスレベルを示す研究は行われていない．これは，比較対照群をビタミンD欠乏の状態のままにすることが困難なためである．従って，現時点ではIBD患者の治療においては十分に活性型ビタミンDが維持されている状態，すなわち75 nmol/Lを下回らないようにすべきである．

（竹内　健）

A. IBD患者の治療においては，十分な活性型ビタミンDの濃度が維持されるべきである．

これだけは読んでおきたい！
消化器医のための重要論文240篇

炎症性腸疾患編

外 科

外科 01

Q210. 大腸全摘，直腸粘膜切除，回腸肛門吻合術に適した再建方法は？

Total Colectomy, Mucosal Proctectomy, and Ileoanal Anastomosis.
Utsunomiya J, Iwama T, Imajo M, et al. *Dis Colon Rectum*. 1980, 23（7）: 459-466

研究デザイン：本邦の観察研究　　　　　　　　　　　　PMID：6777128

概要 家族性大腸腺腫症（Familial Adenomatous Polyposis coli：FAP），UCに対する大腸全摘，J型回腸囊肛門吻合術の原法となる手術方法が解説された．1978年1月から1979年5月にFAP 11例，UC 2例に結腸全摘，直腸粘膜切除，回腸肛門吻合，回腸人工肛門造設を行い，（A-1：回結腸動脈は切離して引き延ばしストレートに回腸肛門吻合を行う），（A-2：吻合は同様にストレートに行い，口側筋筒（rectal cuff）外にリザーバーを作成する），（B：J型回腸囊肛門吻合），の三つの再建方法で術後機能を比較した．A-1で回腸間膜からの術後出血が1例認められた．人工肛門閉鎖を行った6例で肛門機能が検討され，Bが最も早く術後6週で排便回数5回以下となり，便意切迫も消失した．

解説 J型回腸囊のpioneerであるUtsunomiyaらにより，1987年のParksらによるS型回腸囊肛門吻術とほぼ同時期に報告された．1930年代よりFAPに対する大腸全摘，回腸肛門吻合の手術報告はあったが十分な肛門機能維持ができていなかった．本論文での手術操作の特徴は再発防止のために全直腸粘膜切除を目的としたこと，岬角以下の粘膜下層でストリッピングして粘膜切除し，筋層を含むrectal cuffを温存したこと，片脚20 cmのJ型回腸囊を利用したことである．肛門機能が最もよく，牽引による回腸間膜損傷が避けられるため，J型回腸囊が推奨されることとなった．術後問題点は約15 cmの長いcuffにabscessを形成することであったが，ドレーン使用，3期分割手術などの対処法がとられた．のちにcuffの至適長さは2〜3 cmと短くても機能的な差はなく，合併症も少ないこと，J型回腸囊は片脚15 cm程度が至適サイズであることが明らかにされ，術式の改良とともに現在に至っている（関連論文1，2）． （内野　基）

関連論文1：Utsunomiya J, Yamamura T, Kusunoki M, et al. *Z Gastroenterol Verh*. 1989, 24：249-251

関連論文2：Kusunoki M, Yanagi H, Shoji Y, et al. *Br J Surg*. 1997, 84（9）：1277-1280

A. FAP，UCに対する大腸全摘，直腸粘膜切除後の再建術式では，J型回腸囊肛門吻合で合併症が少なく，排便機能が良好である．

外科 02

Q211. UC 1,000例に対する大腸全摘，直腸粘膜切除，回腸嚢肛門吻合術の治療成績は？

Surgery for ulcerative colitis in 1,000 patients.
Ikeuchi H, Uchino M, Matsuoka H, et al. *Int J Colorectal Dis.* 2010；25(8)：959-965

▶研究デザイン：本邦の単施設後ろ向き観察研究　　　PMID：20217422

【概要】1983年9月から2007年12月までの24年間に行われたUC 1,000手術例での大腸全摘，回腸嚢肛門吻合術の長期肛門機能率，回腸嚢不全の危険因子について検討している．待機手術79％，緊急手術21％で，61％が難治性で手術となっていた．回腸嚢不全は28例で，多くが瘻孔を含む骨盤内合併症が原因であった．CDへの診断変更例は12例（1.3％）で，UCでの累積肛門機能率は97％/10年，92％/20年であったのに対し，CDでは82％/10年，20％/20年と著しくCDで低下していた．周術期死亡症例は20例（2％）で12例が肺炎，敗血症が主な死亡原因であった．

【解説】Q210の宇都宮先生が兵庫医科大学の主任教授就任以降に行われたUC手術症例の単施設観察研究である．術者の熟練，手術器具，周術期管理の進歩もあるため各年代によって異なるが，黎明期から安定期の手術成績である．全例がJ型回腸嚢再建であり，粘膜切除を伴う肛門吻合は97.8％に行われていた．1997年より直腸粘膜切除を電気メスで焼灼しつつ行っていた方法から，超音波電動メスによる切除に変更し，肛門括約筋，吻合へのダメージをより少なくすることが可能となり，症例を限定しつつも1期的手術が可能となった（関連論文1）．1期的手術258例（27％），2期分割手術439例（47％），3期分割手術247例（26％）であった．肛門機能温存，維持率は90％を超え良好であったが，吻合部瘻孔など骨盤内感染症合併例では長期維持が困難で，CDでは特に肛門維持率は低い結果であった．したがって診断変更早期に生物学的製剤使用を行っている症例も多くなっている．本研究ではcancer/dysplasiaが手術適応となった症例は7.6％に過ぎなかったが，現在，30％弱に急増していることも近年の大きな変化である（関連論文2）．

（内野　基）

関連論文1：Kusunoki M, Shoji Y, Yanagi H, et al. *Surg Today.* 1999, 29 (4)：392-324
関連論文2：Uchino M, Ikeuchi H, Bando T, et al. *Int J Colorectal Dis.* 2019, 34 (4)：699-710

A. UCに対する大腸全摘，回腸嚢肛門吻合術は，診断変更がない限り良好に肛門機能維持が可能な術式である．

Q212. 本邦でのUC手術における長期的な肛門温存率は良好か？

Pouch functional outcomes after restorative proctocolectomy with ileal-pouch reconstruction in patients with ulcerative colitis: Japanese multi-center nationwide cohort study.

Uchino M, Ikeuchi H, Sugita A, et al. *J Gastroenterol.* 2018, 53(5): 642-651

研究デザイン：本邦の多施設後ろ向き観察研究　　PMID：28884201

概要 本邦13施設におけるUCに対する肛門温存手術のうち回腸嚢再建を行った症例を対象に，短期，長期の肛門温存率，及び回腸嚢不全のリスクについて検討した．回腸嚢再建を行ったのは2,376例であり，肛門から排便が可能となった早期肛門機能率は98.9％であった．その後，回腸嚢不全（何らかの理由で人工肛門となったもの）は61例に認められ，累積10年の回腸嚢不全率は4.2％であった．回腸嚢不全の危険因子はCDまたは分類不能型腸炎への診断変更（HR 13.2）であった．

解説 UCでは肛門温存手術である大腸全摘，回腸嚢肛門（管）吻合術が標準術式であるが，回腸嚢炎，骨盤内感染症，CDへの診断変更などにより回腸嚢不全を起こし得る．その頻度は3.6〜12.8％と報告によりさまざまである．本邦での回腸嚢不全率とその危険因子が検討された．早期に肛門が機能しなかった（人工肛門閉鎖が不可能であった）症例は27例で縫合不全（10例）がその危険因子となっていた（OR 9.1）．その他の要因は患者希望10例，他病死を含む死亡例7例であった．

次いで，初回手術から8.4±3.4年の平均観察期間で，回腸嚢不全が検討された．肛門機能から回腸嚢不全までは平均3.0±2.8年であった．回腸嚢不全の理由は回腸嚢炎8例，肛門機能低下6例，狭窄4例，瘻孔/膿瘍34例であり，肛門管粘膜のcancer/dysplasiaが4例，再燃が2例であった．**Q211**での単施設報告と同様に多施設での検討でもCDへの診断変更が回腸嚢不全の危険因子であった．診断変更の場合，肛門機能維持に生物学的製剤が有効であるかは今後の検討課題である．

（内野　基）

A. UC手術での長期肛門温存率は良好であるが，術後縫合不全やCDへの診断変更時には肛門温存率は低下する．

Q213. CDの腸管吻合法によって術後成績に違いはあるのか？【その1】
(手縫い端端吻合 vs. 器械側側吻合（機能的端端吻合）)

Stapled side-to-side anastomosis might be better than handsewn end-to-end anastomosis in ileocolic resection for Crohn's disease：a meta-analysis.

He X, Chen Z, Huang J, et al. *Dig Dis Sci*. 2014, 59（7）：1544-1551

▶研究デザイン：メタアナリシス　　　　　　PMID：24500450

概要　CDの回盲部切除における手縫い端端吻合と器械側側吻合での手術成績を比較したメタアナリシスである．1990年から2013年の期間に発表された八つの論文（後ろ向き研究4編，ランダム化比較試験3編，非ランダム化前向き観察研究1編）で検討され，手縫い端端吻合425例，器械側側吻合396例を対象とした．器械側側吻合は，手縫い端端吻合と比べて，術後合併症（OR 0.54, 95%CI 0.32-0.93），縫合不全（OR 0.45, 95%CI 0.20-1.00），再発（OR 0.20, 95%CI 0.07-0.55），再発による再手術（OR 0.18, 95%CI 0.07-0.45）が少なく優れていた．入院期間，死亡，縫合不全以外の術後合併症については同等であった．

解説　CDの腸切除術後の再発は吻合部近傍に起きることが多い．合併症・再発を減少させる吻合法について多くの検討がされているが，諸文献での結論はさまざまであり，至適な吻合法についての結論は出ていない．メタアナリシスである本論文では器械側側吻合が手縫い端端吻合と比べて有利との結論であった．他のメタアナリシス（関連論文1，2）でも，器械または手縫いの側側吻合は，術後合併症や再発の点で有利との結論であった．しかしながら，これらのメタアナリシスで検討対象となった論文は，時代的な背景もあり，器械側側吻合の術後観察期間が他の吻合法と比べて有意に短い場合が多く，バイアスが存在する可能性を考慮する必要がある．至適な吻合法を検討するには，今後，大規模なランダム化比較試験が必要である．　　　　　　　　（渡辺　和宏）

関連論文1：Simillis C, Purkayastha S, Yamamoto T, et al. *Dis Colon Rectum*. 2007, 50（10）：1674-1687
関連論文2：Guo Z, Li Y, Zhu W, et al. *World J Surg*. 2013, 37（4）：893-901

A. 器械側側吻合は手縫い端端吻合と比べて，術後合併症や再手術率を低減させる可能性はあるが，最終的な結論は出ていない．

外科 05

Q214. CDの腸管吻合法によって術後成績に違いはあるのか？【その2】（手縫い端端吻合 vs. 器械側側吻合（機能的端端吻合））

Ileocecal Anastomosis Type Significantly Influences Long-Term Functional Status, Quality of Life, and Healthcare Utilization in Postoperative Crohn's Disease Patients Independent of Inflammation Recurrence.

Gajendran M, Bauer AJ, Buchholz BM, *et al.*　*Am J Gastroenterol*. 2018, 113（4）: 576-583

▶研究デザイン：アメリカの単施設前向き観察研究　　PMID：29610509

概要　ピッツバーグ医療センターのデータベースをもとに，2008年から2012年の期間に，初回または2回目の手術として回盲部切除を行ったCD 128症例を対象とした．術後2年間を観察期間として前向きにデータ収集した．腸管吻合法に関して，手縫い端端吻合（68例）と器械側側吻合（60例）に分けて，生活の質（QOL），通院/入院，再発，使用薬剤，再手術について比較した．器械側側吻合は手縫い端端吻合と比べて，救急外来受診（33.3% vs. 14.7%）・臨時入院（30% vs. 11.8%）・CT施行（50% vs. 13.2%）の症例の割合が有意に多く，術後2年間の医療費が有意に高かった（11,075ドル vs. 5,019ドル）．器械側側吻合でQOL（short IBDQ平均スコア 47.9 vs. 53.4）は有意に低かった．術後早期合併症・術後2年目の再燃状況・内科治療内容・再手術については両者で差はなかった．

解説　CDの術後成績を手縫い端端吻合と器械側側吻合で比較検討した論文である．本論文では手縫い端端吻合が器械側側吻合よりも優れている結果であり，**Q213**のメタアナリシス論文とは逆の結論になっている．この点について，本論文の著者らは，前項の論文では，手術適応・切除腸管部位・手術手技などにバイアスがあることを指摘している．器械側側吻合の術後成績が劣った理由としては，器械側側吻合では腸管輪状筋を切開し逆蠕動に吻合するため，腸内容の停滞と腸管拡張を起こしやすいとしている．本論文のlimitationとしては，観察期間が2年と短いこと，吻合法がランダム化されていないことが挙げられるが，医療費・QOLまで詳細に検討した重要な論文といえる．

（渡辺　和宏）

A. 手縫い端端吻合は器械側側吻合と比べて，救急外来受診・医療費・QOLなどの点で有利な可能性はあるが，最終的な結論は出ていない．

Q215. CDの腸管吻合法によって術後成績に違いはあるのか？【その3】
（Kono-S 吻合法 vs. 従来吻合法）

A new antimesenteric functional end-to-end handsewn anastomosis：surgical prevention of anastomotic recurrence in Crohn's disease.

Kono T, Ashida T, Ebisawa Y, *et al．* Dis Colon Rectum. 2011, 54（5）：586-592

▶研究デザイン：本邦の後ろ向きコホート研究　　　PMID：21471760

概要　2003年から2009年の期間に，旭川医科大学及び藤田医科大学で，CDの診断で，Kono-S 吻合法を行なった69症例の手術成績を，1993年から2003年の期間に従来の吻合法（手縫い吻合または機能的端々吻合）で行った73症例と比較した．術後観察期間は両群で有意差はなし（Kono-S 吻合群；中央値43カ月，従来吻合群；中央値52カ月）．Kono-S 吻合群は，従来吻合群と比べて，術後の内視鏡的再発率は同等であった（術後1年；83% vs. 79%）が，内視鏡的活動度（Rutgeerts スコア）は有意に低かった（中央値2.6 vs. 3.4）．Kono-S 吻合群は，吻合部再発を原因とする再手術率が有意に低かった（0% vs. 15%）．Kono-S 吻合群は術後のインフリキシマブ使用率が有意に高かった（42% vs. 16%）が，インフリキシマブ使用の有無で層別化して検討した場合でも再手術率は有意に Kono-S 吻合群で低率であった．

解説　Kono-S 式吻合法は CD に対する新しい吻合法である．(1) 腸間膜対側を切開して吻合部とすることで，潰瘍の好発部位である腸間膜付着側での腸管吻合を避け，(2) 線状縫合器で切離した腸管断端のステープルを支柱として利用し，再発時の腸管の変形を防ぐ，などのアイデアを取り入れている．本論文は historical な比較ではあるが，中期成績において Kono-S 式吻合法は従来吻合法と比べて有用である可能性が示された．本吻合法については，米国の施設との国際多施設共同研究も行われており（関連論文），多数例での長期データが示されることが期待されている．　　　（渡辺　和宏）

関連論文：Kono T, Fichera A, Maeda K, *et al．J Gastrointest Surg.* 2016, 20（4）：783-790

A. Kono-S 吻合法の中期成績は従来吻合法と比べて良好であり，吻合部再発に伴う再手術率を低減させる可能性がある．

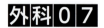

Q216. CDの狭窄形成術の一つであるSSISの手術成績は？

Side-to-side isoperistaltic strictureplasty in extensive Crohn's disease：a prospective longitudinal study.

Michelassi F, Hurst RD, Melis M, et al.　*Ann Surg.* 2000, 232（3）：401-408

▶ 研究デザイン：アメリカの単施設前向き観察研究　　PMID：10973390

概要　1992年から1999年の期間にCDの小腸病変に対してSide-to-side isoperistaltic strictureplasty（SSIS）の術式を行った21症例（4.5％）を対象として，前向きに周術期データを集積し検討を行った．SSISを行った部位は空腸14例，回腸4例，回腸-結腸3例．狭窄形成を行った腸管長は平均22.5 cm（10～75 cm）で，本手技によって小腸全長のうち平均17％の小腸長を切除せずに温存できた．術後早期合併症として吻合部出血を1例に認め輸血を要した．手術によって全例で狭窄症状は改善した．平均48ヵ月（12～92ヵ月）の観察期間で5症例がSSIS部とは離れた腸管病変部位を原因とする臨床的再燃を起こし，うち3例は再手術を要した．SSIS部を消化管造影検査（12例），内視鏡検査（3例），生検検査（3例）で観察した症例では，残存している腸管病変の炎症は軽減していた．

解説　CDは複数回の手術を要することが多く短腸症候群のリスクがあるため，なるべく腸管を温存する術式を選択する必要がある．狭窄形成術は，病変は残存するものの腸管を切除せずに腸管内腔を広げる術式であり，短い狭窄に対するHeineke-Mikulicz法などがよく知られている．SSISはMichelassiが報告したCDの狭窄形成の手術手技（関連論文1）であり，Heineke-Mikulicz法では対応困難な長い狭窄病変，隣接する多発狭窄病変に対して適応となり得る．2019年にSSISの術後長期成績が報告された（関連論文2）．中央値11年の観察期間で86％の症例はSSIS部に対する再手術を要せずに経過しており，良好な成績であった．

（渡辺　和宏）

関連論文1：Michelassi F. *Dis Colon Rectum*. 1996, 39（3）：345-349
関連論文2：Michelassi F, Mege D, Rubin M, *et al. Ann Surg*. 2019（Epub ahead of print）

> **A.** SSISは，長い狭窄病変や隣接する多発狭窄病変に対して適応となり得る有用な狭窄形成の術式である．

Q217. 大腸型CDの初回手術として，どの術式が最良か？

The role of primary surgical procedure in maintaining intestinal continuity for patients with Crohn's colitis.

Kiran RP, Nisar PJ, Church JM, *et al.* Ann Surg. 2011, 253 (6): 1130-1135

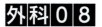

▶研究デザイン：アメリカの単施設後ろ向き研究　　PMID：21394010

概要 1995年から2009年に，大腸型CDの診断を受け，初回手術で結腸切除術を行った108例を対象とした．49例の結腸部分切除，59例の結腸亜全摘を受けた患者を比較した．主な検討項目は，手術を必要とする再発，ストーマを必要とする病態であった．再発症例の中には吻合部再発も含み，吻合部から離れた小腸に対する再手術は再発症例から除外された．ストーマを必要とする病態とは，閉鎖できない不可逆性の永久的なストーマと定義された．再発及びストーマを必要とする病態についての独立した危険因子を同定した結果，無再発期間に関しては，部分結腸切除術を行った場合が，結腸亜全摘術群に比べ有意に不良であったが，無ストーマ期間については両群で有意差はなかった．

解説 手術適応のUC症例の場合，左半大腸炎型であっても大腸全摘術を行う．罹患した部位のみを切除すると，温存した結腸が再燃する場合があるためである．これに対してCDの場合，経過中に複数回の腸管切除術を行うことが多いため，1回の手術では，できるだけ腸管を温存することが基本的な考えで，大腸であっても部分切除を行うことが多い．本論文は手術術式を結腸亜全摘と結腸部分切除に分けて，術後経過を比較した研究である．大腸型CDの症例は少なく，本研究のような100例を超える症例を対象とした論文は少ない．経過中に複数回の手術を必要とするCDにおいては，1回の手術ではできるだけ腸管が温存できる術式が選択されるが，本論文での，大腸病変に対して結腸部分切除と結腸亜全摘術で比較した場合，無再発期間においては結腸亜全摘術のほうが良好であったという結果は，大腸炎型CDの術式を選択するうえで考慮すべき点である．

(東　大二郎)

A. 結腸部分切除と結腸亜全摘術で比較した場合，永久ストーマ造設においての有意差はなかったが，無再発期間においては結腸亜全摘術のほうが良好であった．

Q218. Dysplasiaを伴った大腸型CDに対する術式は？

Dysplasia associated with Crohn's colitis : segmental colectomy or more extended resection?

Kiran RP, Nisar PJ, Goldblum JR, *et al.*　Ann Surg. 2012, 256（2）: 221-226

▶研究デザイン：アメリカの単施設後ろ向き研究　PMID：22791098

概要　1987年から2009年の期間内に，大腸型CDの診断を受け，dysplasia合併となり，大腸切除術を受けた50名の患者を対象とした．25名の患者がLow grade，22名がHigh gradeであった（3例は不確定）．手術後の病理診断で10名の患者が癌の診断となった．大腸全摘術，または結腸亜全摘術を受けた36名中，16名の患者（44％）が多発dysplasiaであり，癌と診断された患者10名中，4名（40％）が癌部位から離れた部位にdysplasiaを認めた．この結果より，dysplasiaを伴った大腸型CDでは，大腸全摘術は考慮される術式であり，部分切除術や結腸亜全摘術を行った場合は，温存した大腸の内視鏡でのフォローが推奨される．

解説　UCでは，dysplasiaまたは癌が合併する場合，部分切除を行うと温存した大腸が再燃することや，UCの合併癌の一つの特徴として多発することが知られており，全大腸炎型でなくとも大腸全摘術が選択される．一方CDの大腸癌合併においては，通常部分切除が選択されるため，多発癌の頻度が不明であった．本論文では大腸全摘，結腸亜全摘を行った36例中，16例（44％）が多発症例となっていた．この結果より，CDにおけるdysplasia症例では，多発癌のリスクを考える必要があり，術式として大腸全摘術が選択肢の一つとなり得る．しかしCDは再手術が多く，腸管切除に関しては，大腸とはいえ腸管温存が第一であり，癌再発リスクの低い患者などでは，本論文にあるように個々の状況に応じて，結腸部分切除術または結腸亜全摘術を行い，温存した大腸の内視鏡サーベイランスを組み合わせて，経過管理を行うことが望ましいと考える．

（東　大二郎）

A. 再発リスクが高い症例は大腸全摘術も考慮すべき術式．再発リスクが低い症例では，結腸部分切除または結腸亜全摘術を行い，温存した大腸の内視鏡サーベイランスを組み合わせた管理が望ましい．

Q219. UC及び家族性大腸腺腫症に対する回腸嚢肛門吻合術において腹腔鏡（補助）下手術は有用か？

Open versus laparoscopic (assisted) ileo pouch anal anastomosis for ulcerative colitis and familial adenomatous polyposis.

Ahmed Ali U, Keus F, Heikens JT, et al. *Cochrane Database Syst Rev.* 2009, (1)：CD006267

研究デザイン：メタアナリシス　　PMID：19160273

概要 UC及び家族性大腸腺腫症（Familial Adenomatous Polyposis：FAP）に対する回腸嚢肛門吻合術（Ileo Pouch Anal Anastomosis：IPAA）における腹腔鏡（補助）下手術の有用性と安全性を，開腹手術と比較したシステマティックレビューである．1件のRCTを含む11件の試験に含まれる607例が対象となった．腹腔鏡群が253例（41％）で，開腹群が354例（59％）であった．2群間で，死亡率と合併症率に差を認めなかった．再手術率，再入院率にも差を認めなかった．腹腔鏡群において，手術時間は有意に長かったが，総切開長は有意に短く，整容性は有意に優れていた．

解説 UC及びFAP症例に対する大腸全摘・IPAAは標準術式であり，近年，腹腔鏡下に施行されるケースは増加傾向にある．腹腔鏡補助下のIPAAは，1992年にPetersらによって初めて報告された（関連論文1）．当初，術後疼痛の軽減や早期回復，整容性などが，開腹手術に勝ると考えられていたが，腹腔鏡下手術の有用性に関しては，否定的な報告と肯定的な報告がみられ，一定の見解は得られていなかった．本論文では，両者の短期成績に差はなく，腹腔鏡（補助）下IPAAは安全に施行可能であることが示された．以降も，同様の結果の報告が続き（関連論文2），腹腔鏡下IPAAの安全性や整容面での利点に関してはコンセンサスが得られつつある．術後合併症率の減少を示す報告もあるが（関連論文3），後方視的な検討であり，腹腔鏡下手術の優位性を示すエビデンスはない．腹腔鏡下手術が推奨されるかに関しては，今後，長期成績や整容性，QOL，費用面などを評価するさらなる検討が必要である．

（池田　敦世，水島　恒和）

関連論文1：Peters WR. J Laparoendosc Surg. 1992, 2 (3)：175-178
関連論文2：Sofo L, Caprino P, Sacchetti F, et al. World J Gastrointest Surg. 2016, 8 (8)：556-563
関連論文3：Fleming FJ, Francone TD, Kim MJ, et al. Dis Colon Rectum. 2011, 54 (2)：176-182

A. UC及びFAPに対する腹腔鏡（補助）下IPAAは安全に施行可能である．開腹手術と比較し，手術時間は長いものの，死亡率，合併症率，再手術率，再入院率の短期成績に差はなく，整容性に優れていた．

Q220. 回腸嚢肛門吻合手術を腹腔鏡で行うと開腹手術より術後の妊娠率は改善するか？

Significantly increased pregnancy rates after laparoscopic restorative proctocolectomy : a cross-sectional study.

Bartels SA, D'Hoore A, Cuesta MA, et al. *Ann Surg.* 2012, 256 (6) : 1045-1048

▶ 研究デザイン：欧州の横断研究　　　　　　　　　　PMID：22609840

|概要| オランダとベルギーの3大学病院で行われた妊娠に関するアンケート調査研究である．UCや家族性大腸腺腫症などに対して回腸嚢肛門吻合（IPAA）を受けた妊娠可能な女性が対象である．開腹IPAAを受けた23名及び腹腔鏡（用手腹腔鏡手術を含む）IPAAを受けた27名の合計50名が術後に妊娠を試みた．両群間で，臨床背景や妊娠に影響を与える交絡因子には有意差はみられなかった．平均9.4年の術後観察期間での自然妊娠率は，腹腔鏡群で有意に高率であった（腹腔鏡群70％ vs. 開腹群39％）．また，妊娠までの時間も考慮した（Kaplan-Meier法による）自然妊娠率も腹腔鏡群で有意に高かった．UC患者のみによるサブ解析でも同様の結果が得られた．

|解説| IPAA後は，骨盤内操作により卵管の癒着などが起こり妊孕性が低下することが報告されている．これまで，腹腔鏡手術により骨盤内の癒着が軽減されることが示唆されてきた（関連論文）が，妊孕性を改善できるかどうかを検証したのはこの試験が初めてである．本研究で，腹腔鏡手術を用いることによりIPAA後の妊娠率が改善されることが示された．したがって，著者らは，将来の妊娠の可能性を考えて，若年女性には腹腔鏡手術が薦められるとしている．しかし，この試験では症例数が少なく，腹腔鏡と開腹手術群の振り分けもランダム化されていない．また，術者の技量も結果に関与していると思われるが，その影響の評価も困難である．今後は，多施設の大規模な前向き臨床試験で，この課題を検証する必要がある．また，卵管造影や色素通水試験により卵管の疎通性を確認することで，さらに信頼性の高い研究結果が得られるものと考えられる．

（山本　隆行）

関連論文：Dowson HM, Bong JJ, Lovell DP, et al. *Br J Surg.* 2008, 95 (7) : 909-914

A. 腹腔鏡手術を行うと開腹手術よりIPAA後の妊娠率が改善する可能性がある．さらに大規模な研究による検証が必要である．

Q221. 内科的治療抵抗性の IBD に対する腹腔鏡手術の有用性は？

Systematic review and meta-analysis of laparoscopic versus open colectomy with end ileostomy for non-toxic colitis.

Bartels SA, Gardenbroek TJ, Ubbink DT, et al.　*Br J Surgery*. 2013, 100 (6)：726-733

■ 研究デザイン：メタアナリシス　　　　　　　　　　PMID：23355043

概要　9本の非ランダム化試験計966名を対象としてメタアナリシスを行い，IBDに対する腹腔鏡もしくは開腹による結腸亜全摘術の短期成績を比較した論文である．中毒性巨大結腸症や穿孔，大量出血などの重症/劇症例ならびに癌/dysplasia合併例は除外し，内科的治療抵抗性のため早急な手術を要するIBDの成人患者が対象とされた．本論文の結腸亜全摘術とは，回腸瘻造設を伴う結腸全摘術ならびに亜全摘術と定義されており，用手補助下で行われた手術は腹腔鏡手術に含まれる．腹腔鏡手術の5.5％（95％CI 3.6-8.4）で開腹移行した．腹腔鏡手術の開腹手術に対する創感染のリスク比（RR）は0.60（95％CI 0.38-0.95，p＝0.03），腹腔内膿瘍のRRは0.27（95％CI 0.08-0.91，p＝0.04）であった．在院日数も腹腔鏡手術が開腹手術に比べて3.17日短かった．イレウスや消化管出血の発生，再手術率，死亡率は両者で差がなかった．

解説　腹腔鏡手術では，合併症の減少や術後疼痛の軽減，在院日数の短縮など，短期成績が良いことが大腸癌で示されてきた．しかし，IBDに対する腹腔鏡手術の妥当性は明確ではなかった．本論文で対象となった内科的治療抵抗性のIBD患者は，低栄養やステロイド等の投与により全身状態が不良な場合が多く，回腸瘻造設を伴う結腸亜全摘術が選択されることも多い（関連論文）．本論文により，重症/劇症例を除いた内科治療抵抗性のIBDでは，腹腔鏡での手術により，創感染ならびに臓器/体腔感染のリスク軽減，在院日数の短縮でメリットが得られる可能性が示唆された．本術式が適応となるのは，UCが主であるが，本論文にはCDも含まれており，また術式選択などのバイアスも否定できないため，解釈には注意が必要である．　　　　　　（渡部　嘉文，水島　恒和）

関連論文：Cohen JL, Strong SA, Hyman NH, *et al. Dis Colon Rectum*. 2005, 48 (11)：1997-2009

A. 重症/劇症例を除いた内科治療抵抗性の IBD では，腹腔鏡手術が創感染ならびに臓器/体腔感染リスク軽減，在院日数短縮の面で有用である．

Q222. CDに対する腹腔鏡手術は妥当か？

Laparoscopic surgery for Crohn's disease: a meta-analysis of perioperative complications and long term outcomes compared with open surgery.

Patel SV, Patel SVB, Ramagopalan SV, *et al. BMC Surg.* 2013, 13:14

研究デザイン：メタアナリシス　　　PMID：23705825

概要　CDに対する腹腔鏡手術と開腹手術の合併症や再発率を比較検討した論文のメタアナリシスである．選択基準を満たした34研究，2,519名を対象とし，周術期合併症（創感染，腸閉塞，呼吸器合併症，尿路感染，縫合不全，腹腔内膿瘍，30日以内の再手術のいずれかを発症）及び晩期合併症（観察期間は12〜132カ月）として手術を要する再発，腸閉塞，腹壁瘢痕ヘルニアを各々検討した．腹腔鏡手術で周術期合併症が有意に減少していた（RR 0.71）．手術を要する再発や腸閉塞に関して両術式間に差は認めなかったが，腹腔鏡手術において腹壁瘢痕ヘルニアの減少が示された．本論文で選択された研究の多くはランダム化比較試験ではないためさまざまなバイアスがかかっているが，このトピックに関して最大のメタアナリシスである．

解説　CDに対する腹腔鏡手術は徐々に広まりつつあるが，未だにエビデンスが少ない分野である．これまで腹腔鏡手術の有用性に関しては相反する報告が散見されていた（関連論文1）．

　本論文で選択された研究の多くは非ランダム化比較試験であり背景因子や前治療因子等のバイアスは払拭できないが，この分野では最大かつ網羅的な研究であり，現時点でのコンセンサスを導いた重要な論文である．CDと診断された場合，80％以上の患者が10年以内に手術を要し，さらに術後5年以内に25％以上の患者が再発に対して再手術を要する（関連論文2）．この再発率に関しては腹腔鏡手術と開腹手術に差はなく，また腹腔鏡手術は周術期合併症を減らすため，高度癒着等の症例を除き積極的にトライすべき術式であると考えられる．このトピックに関する明確なエビデンスを出すために大規模なランダム化比較試験の結果が待たれる．

（荻野　崇之，水島　恒和）

関連論文1：Moorthy K, Shaul T, Foley RJ. *Am J Surg.* 2004, 187 (1): 47-51
関連論文2：Bernell O, Lapidus A, Hellers G. *Br J Surg.* 2000, 87 (12): 1697-1701

A. CDに対する腹腔鏡手術は妥当であり，周術期合併症を減らす可能性がある．

Q223. 内科的治療の変化によりIBDの初回手術率は低下したか？

Changes in medical treatment and surgery rates in inflammatory bowel disease : a nationwide cohort study 1979-2011.
Rungoe C, Langholz E, Andersson M, et al.　*Gut.* 2014, 63 (10) : 1607-1616

▶研究デザイン：デンマークのコホート研究　　　PMID：24056767

|概要|　デンマークの国民データベースを利用し，内科治療の変化に伴うIBD症例の手術率の変化を検討したコホート研究．1979年から2011年に登録されたUC 35,782例，CD 13,185例を対象とし，内科治療の変化と診断時からの5年までの累積手術率の変化を評価した．2003年から2011年群はそれ以前の群と比較して，チオプリン製剤と抗TNF-α抗体製剤の使用率が有意に上昇し，5-ASAとステロイドの使用率が有意に低下していた．1979年から1986年群と2003年から2011年群の累積手術率を比較すると，UCは11.7%から7.5%に低下し，CDは44.7%から19.6%に低下した（いずれもp＜0.001）．以上よりチオプリン製剤と抗TNF-α抗体製剤の使用率の上昇に伴い，IBDの手術率が低下したと結論付けられた．

|解説|　近年，IBDの内科治療の進歩は目覚ましく，免疫調節薬や生物学的製剤などの治療の選択肢は増加した．ところが内科治療が進歩しても手術を必要とする症例は少なくないのが現状であり，実際に手術率が減少したかどうかを検討することは非常に重要である．手術率は内科治療の有用性を検証する研究のエンドポイントとしてよく用いられるが，有意義な検討をするためには大規模なデータ解析が望ましく，本邦には存在しない国民データベースを使用した本研究は非常に重要な知見を提供している．近年イギリスやハンガリーからも同様に内科的治療の進歩に伴い手術率が低下したという趣旨の論文が報告されている（関連論文1，2）．

　内科的治療の進歩によりIBD症例の初回手術率が低下したことを明示した本報告の意義は非常に高いと思われる．カルシニューリン阻害薬や他の新規薬剤などを含めたさらなる大規模な研究の報告が待たれる．
　　　　　　　　　　　　　　　　　　　　　　　　　　　　　　　　（辰巳　健志）

関連論文1：Ahmad A, Laverty AA, Alexakis C, et al. *BMJ Open Gastroenterol.* 2018, 5 (1)：e000191
関連論文2：Lakatos PL, Golovics PA, David G, et al. *Am J Gastroenterol.* 2012, 107 (4)：579-588

A. 内科的治療の変化によりIBDの初回手術率は低下した．

外科 15

Q224. 重症のUCに対する手術の遅れは術後合併症を増加させるか？

Delayed surgery for acute severe colitis is associated with increased risk of postoperative complications.

Randall J, Singh B, Warren BF, *et al.* *Br J Surg.* 2010, 97 (3) : 404-409

▶研究デザイン：イギリスの単施設症例対照研究　　PMID：20101648

概要　重症のUCに対する入院後の内科的治療が術後の合併症発生率に影響するかを調査した論文．80例の重症UC患者の術後経過を長期にわたり追跡し，合併症発生の危険因子を検討した．術前治療として，全症例にステロイド静注療法が，29％（23例）にシクロスポリン静注療法が施行されていた．観察期間中（中央値5.4年），60％（48例）に術後合併症が発生した．重大合併症（術後在院期間を延長するあるいは再入院の原因となる合併症）発生の危険因子を検討したところ，入院から手術までの期間（内科治療の期間）のみが有意な危険因子として抽出された（p=0.036）．以上より内科的治療不応の重症UCに対する手術の遅れは術後合併症を増加させると結論付けられた．

解説　UCの重症例は急激に状態が悪化し致死的な招く救急疾患であるため，時期を失せず手術を行うことが必要である．近年，UCの内科治療の選択肢は増加し，手術を回避できる可能性が上がったものの，術前の内科治療が長期化した結果として術後合併症発生率，死亡率が増加してはならない．本研究で死亡例はなかったものの術前の内科治療の長期化が術後の重大合併症の発生率を増加されると報告された．本研究は手術を要した重症UCの術後合併症発生率を初めて検証した論文あり，その点からも意義が高いと思われる．難点としては症例数が多くない点と，2000年までの症例の検討のため近年使用されている新規薬剤の影響が検討されていない点である．近年，抗TNF-α阻害薬やベドリズマブの使用が術後合併症を増加させるとの報告もあり（関連論文1，2），新規薬剤を含めた内科治療が重症UC症例の術後合併症を増加させるかどうかを検証する大規模な研究が待たれる．

（辰巳　健志）

関連論文1：Gu J, Remzi FH, Shen B, *et al. Dis Colon Rectum.* 2013, 56 (11) : 1243-1252
関連論文2：Lightner AL, Mathis KL, Tse CS, *et al. Inflamm Bowel Dis.* 2018, 24 (4) : 871-876

A. 重症のUCに対する手術の遅れは術後合併症を増加させる．

Q225. UC において，術前の抗 TNF-α 抗体は術後合併症の増大に関与するか，また，その対策は？

Operative strategy modifies risk of pouch-related outcomes in patients with ulcerative colitis on preoperative anti-tumor necrosis factor-α therapy.

Gu J, Remzi FH, Shen B, et al. *Dis Colon Rectum*. 2013, 56 (11) : 1243-1252

研究デザイン：アメリカの単施設後ろ向き研究　　PMID：24104999

概要　2006 年から 2010 年までに，UC の診断で結腸亜全摘/回腸ストーマ造設術 (STC/EI)，または直腸結腸切除術/回腸嚢肛門吻合（TPC/IPAA）を受けた患者を対象として，術前に行った抗 TNF-α 抗体の影響を検討した．癌症例，緊急手術症例は除外した．対象患者は 588 名（30 名の indeterminate colitis 含む）で，このうち 167 名の患者（28.4％）が抗 TNF-α 抗体を受けていた．一期的に吻合を行った 181 例を対象に抗 TNF-α 抗体の有無で術後経過を比較すると，抗 TNF-α 抗体で治療された患者のほうが骨盤内膿瘍の発生率が高かった．三期分割手術を受けた 407 名の患者を同様に比較すると骨盤内膿瘍について有意差はなく，長期的なパウチ機能または QOL をみても術前投与の影響はなかった．

解説　UC における，術前抗 TNF-α 抗体が術後合併症に対する影響，及び行われた術式との関係を検討したクリーブランドクリニックの論文．分割手術の方法，定義については，同施設から過去に報告された論文（関連論文）に提示されている．すなわち，一期的に吻合を行った症例では，カバーリングストーマが造設されており，後日ストーマ閉鎖術が行われるため，二期分割手術となる．三期分割手術とは①STC/EI，②IPAA，カバーリングストーマ造設術，③ストーマ閉鎖術となる．結果は，二期分割手術を受けた患者では，術前生物製剤投与群のほうが，投与されなかった群より，骨盤内膿瘍のリスクが高くなっていたが，三期分割手術を受けた患者では，骨盤内膿瘍のリスクは同等であり，長期的にみても術前投与の影響はなかったと報告されている．これらの結果より，術前，生物製剤治療を受けた患者に対しては，三期分割手術を行うほうが安全と考えられるが，次の論文（Q226）にみられるように議論のあるところである．　　（東　大二郎）

関連論文：Mor IJ, Vogel JD, Moreira A, et al. *Dis Colon Rectum*. 2008, 51 (8) : 1202-1207

A. 抗 TNF-α 抗体を受けた例において，骨盤内膿瘍のリスクは高くなるが，三期分割手術にすることによってそのリスクは軽減する．

Q226. UC患者において，術前の抗TNF-α抗体は回腸嚢肛門吻合（IPAA）術後の合併症のリスクとなるか？

Preoperative Anti-tumor Necrosis Factor Therapy in Patients with Ulcerative Colitis Is Not Associated with an Increased Risk of Infectious and Noninfectious Complications After Ileal Pouch-anal Anastomosis.

Zittan E, Milgrom R, Ma GW, et al. *Inflamm Bowel Dis.* 2016, 22（10）：2442-2447

▶研究デザイン：カナダの単施設後ろ向き研究　　PMID：27607335

概要　2002年から2013年までに回腸嚢肛門吻合（IPAA）術を受けたUC患者758名を対象とした．術前に抗TNF-α抗体を受けた群196名と，受けなかった群562名に分け検討を行った．術後IPAAからの縫合不全の頻度は，抗TNF-α抗体を受けた群，受けなかった群との間に有意差はなかった．そのほか，骨盤内膿瘍，及び創感染を含むIPAA後の感染性及びDVT，腸閉塞など非感染性合併症のリスクなどについても関連性はなかった．また，術前最終の抗TNF-α抗体投与から手術日までの日数が14日以内，15～30日以内，31～180日以内に分けて検討されたが，各群で臨床的要因（手術適応，手術の分割方法，腹腔鏡か開腹か）に有意差はなく，術後IPAAからの縫合不全についても有意差はなかった．

解説　UCでIPAA術を受けた患者を対象にして，術前の抗TNF-α抗体が，術後合併症にどう影響したかを検討したトロントのMount Sinai病院の論文である．これについては議論が続いており，抗TNF-α抗体の使用が，UCの外科手術後合併症のリスク増加と関連していると報告している論文（Q225の関連論文）もみられるが，本論文では，術前の抗TNF-α抗体は，吻合部縫合不全，骨盤内膿瘍，術後入院期間，創感染などの術後早期または後期合併症と関連していなかったという結果であった．さらに，血清IFX薬物レベル，術前投与から手術までの間隔などで検討しても，術後合併症との関連はみられなかったとも報告している．本論文はIPAA術758名，そのうち抗TNF-α抗体196名という大規模な調査を行っており，この結果に基づいて考えれば，UC患者の，IPAA術における術前の抗TNF-α抗体の術後合併症に関する影響は低いと考えられる．

（東　大二郎）

関連論文：Mor IJ, Vogel JD, Moreira A, et al：*Dis Colon Rectum.* 2008, 51（8）：1202-1207

A. UC患者における術前の抗TNF-α抗体は，IPAA後の感染性及び非感染性合併症のリスク増加と関連性は低い．

外科 18

Q227. CDの手術部位感染予防に，経口抗菌薬を用いる術前腸管処置は有効か？

Efficacy of preoperative oral antibiotic prophylaxis for the prevention of surgical site infections in patients with Crohn disease：A randomized controlled trial.

Uchino M, Ikeuchi H, Bando T, *et al.*　*Ann Surg.* 2019, 269（3）：420-426

▶研究デザイン：本邦の単施設ランダム化比較試験　　PMID：29064884

概要　CD手術予定患者335例を対象とし，術前に機械的＋化学的腸管前処置（経口抗菌薬）を行う群（n＝163）と機械的腸管前処置のみを行う群（n＝162）に無作為に割り付け，術前経口抗菌薬の手術部位感染（創感染，縫合不全，腹腔内膿瘍など手術に関連した術後感染合併症）の予防効果を比較した．創感染は経口抗菌薬あり群で12（7.4％），なし群で27（16.7％）と有意差があり（p＝0.01），経口抗菌薬なしが創感染増加の危険因子（OR 3.3）であった．術前経口抗菌薬は有用であると結論付けられた．

解説　大腸手術の術前処置は2017年のWHOガイドラインや2018年の日本外科感染症学会ガイドラインで，手術部位感染予防を目的に機械的＋化学的腸管前処置を行うことが推奨されている（関連論文1）．多くの報告は大腸癌手術を対象としているが本試験は初めてCDを対象に行われた．また縫合不全や腹腔内膿瘍は経口抗菌薬あり群で15（9.2％），なし群で17（10.5％）と有意差はなかった．同施設ではUC手術でも同様のランダム化試験を行い術前経口抗菌薬が術後創感染予防に有用であったことを報告している（関連論文2）．したがってIBD手術でも術前の機械的＋化学的腸管前処置は創感染予防に有用であると結論付けられる．一方で，CD手術では腸管狭窄を伴っていることが多く，機械的前処置として用いたピコスルファートが十分であるかが問題点とされ，今後の検討課題であるとされている．

（内野　基）

関連論文1：日本外科感染症学会　編：消化器外科SSI予防のための周術期管理ガイドライン2018．診断と治療社，2018
関連論文2：Oshima T, Takesue Y, Ikeuchi H, *et al. Dis Colon Rectum.* 2013, 56（10）：1149-1155

A. CDの手術部位感染予防に，機械的＋化学的（経口抗菌薬）術前腸管処置は有用である．

外科 19

Q228. CD の回盲部切除術後の早期合併症の頻度と危険因子は？

Postoperative Complications after Ileocecal Resection in Crohn's Disease：A Prospective Study From the REMIND Group.

Fumery M, Seksik P, Auzolle C, *et al.*　Am J Gastroenterol. 2017, 112（2）：337-345

研究デザイン：フランスの多施設共同前向き研究　　PMID：27958285

概要　CD 患者における回盲部切除術の術後早期合併症の頻度と，危険因子を特定することを目的とした多施設共同の研究報告．対象は 2010 年から 2014 年までの間に CD の診断で回盲部切除術を行った 209 例．術後 30 日間の合併症は 43 例に 54 の合併症を認めた．内訳は腹腔内膿瘍（38 例），腸管外感染症（10 例），出血（6 例）であった．合併症を起こした症例の 33％ は重篤な症例であった．全手術症例の 7％ に再手術を必要とし，消化管吻合手術を行った症例 176 例中 8 例（4.5％）で，術後合併症のためのストーマ造設術を必要とした．多変量解析では，術前 4 週間のステロイド治療が術後合併症率の上昇と有意に関連していたが，抗 TNF 製剤は術後合併症の有意な危険因子ではなかった．

解説　CD の内科治療は近年飛躍的に向上したが，外科手術を必要とする症例は未だに多い．本論文の中でも CD の全患者のうち約半分が，診断後 10 年以内に手術を受けると述べられている．CD は全消化管を侵す疾患であるがゆえに，その手術術式は多岐にわたるが，最も多い術式が回盲部切除術で，その術後早期合併症についての研究である．早期合併症は 21％ の患者に発生していた．死亡症例はなかったが，合併症症例の 33％ は重篤な症例であり，ストーマを必要とする合併症が 4.5％ であった．合併症には術前の薬物治療が影響するが，本論文の多変量解析では，手術前の 4 週間に，コルチコステロイド治療を行ったことのみが術後合併症率の上昇と有意に関連していた．術前の抗 TNF 療法は，血清レベルや，最終投与から手術までの間隔に関係なく，術後合併症のリスク増加とは関連していなかった．この結果は，CD の術前，術後を管理するうえで留意する必要がある．

（東　大二郎）

A. 早期術後合併症の頻度は約 20％，危険因子としては手術前 4 週間のステロイド治療が挙げられ，抗 TNF 療法は術後合併症のリスク増加とは関連していなかった．

Q229. 喫煙とCD術後再発率との関連は？

Smoking and disease recurrence after operation for Crohn's disease.
Yamamoto T, Keighley MR.　*Br J Surg.* 2000, 87（4）：398-404

▶研究デザイン：システマティックレビュー　　PMID：10759731

概要　喫煙とCD術後の再発率との関連を明らかにするために，Medlineによる文献検索（1966年から1999年）が行われ，10件の臨床研究が中心にレビューされた．手術時に約半数の患者が喫煙をしていた．10件中7件の研究において，喫煙者は非喫煙者と比較して術後再発率が有意に高かった．喫煙者の術後再発のリスクは約2倍だった．この所見は，小腸型・大腸型いずれのCDにおいても認められた．喫煙の術後再発への影響は，1日喫煙本数が多いほど，また，喫煙期間が長いほど強かった．さらに，男性よりも女性において，喫煙の影響が強かった．禁煙により術後再発率が低下することが示唆された．これらのデータから，喫煙は術後再発の危険因子であり，CD患者では禁煙が推奨されることが示された．

解説　これまで，喫煙者では非喫煙者より，CDの発生率が高くなることや発症後の臨床経過が悪化することが報告されてきた．本報告以前に，喫煙の術後再発に与える影響を検証した臨床研究は散見されていたが，それらの研究を集計した報告はみられなかった．本レビューにより，喫煙がCD術後再発のリスクを有意に高めることが判明した（リスクは約2倍）．また，興味深いことに女性でより喫煙の影響が強かった．本レビューが発表された後の臨床研究でも，喫煙をやめると術後再発率が非喫煙者と同じレベルまで低下することが再確認された（関連論文1）．最近の欧米のガイドラインでも，喫煙は術後再発の危険因子の一つであり，CD患者には喫煙のリスクについて十分に説明して禁煙を薦めるべきであると記載されている（関連論文2）．　　　　　　　　　　　　　　　　（山本　隆行）

関連論文1：Ryan WR, Allan RN, Yamamoto T, *et al. Am J Surg.* 2004, 187（2）：219-225
関連論文2：Gionchetti P, Dignass A, Danese S, *et al. J Crohns Colitis.* 2017, 11（2）：135-149

A.　喫煙は，CD術後再発のリスクを有意に増加させる．CD患者には禁煙が推奨される．

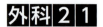

Q230. CD術後の腸管不全（短腸症候群）の発生率は？

Long-term incidence and characteristics of intestinal failure in Crohn's disease：a multicenter study.
Watanabe K, Sasaki I, Fukushima K, *et al.*　*J Gastroenterol.* 2014, 49（2）：231-238

研究デザイン：本邦の多施設共同後ろ向きコホート研究　PMID：23564229

概要　厚労省「難治性炎症性腸管障害に関する調査研究」班の外科系プロジェクト研究として行われた国内12施設の多施設研究である．1970年から2009年の期間にCDにて初回手術が行われた1,703症例の腸管不全の累積発生率は，初回手術後5年で0.8％，10年で3.6％，15年で6.1％，20年で8.5％であった．腸管不全101例において，腸管不全の発症までに平均3.3回の手術が行われ，発症時の残存小腸長は平均162 cmであった．12例（12％）が経過中に死亡しており，死因はカテーテル関連血流感染症（CRBSI）4例，直腸肛門部癌4例の二つの理由が多かった．腸管不全から離脱した症例は16例（16％）であった．

解説　CDでは複数回の手術で短腸となり腸管不全の病態を呈することがある．腸管の慢性炎症を伴うCDでは，残存腸管長だけでなく吸収能も重要であり，「短腸症候群」ではなく，包括的な「腸管不全（Intestinal failure）」という表現を本論文では採用している．本論文での腸管不全の定義は，O'Keefeらの論文（関連論文）をもとに「腸管切除が原因で，栄養・水分・電解質・微量元素を維持するために週2回以上の点滴治療を要する状態が1年間以上続いている」状態としており，多くは在宅中心静脈栄養療法を施行している症例となる．本論文によって，術後長期経過例において腸管不全は決して稀な病態ではないこと，CRBSIの合併頻度が高く生命予後に影響することなどが示された．本論文では，本邦でのCDの手術症例数は年々増加していることから腸管不全例は今後さらに増加することを予想しており，腸管不全の適切な予防法・管理法の確立が重要と提言している．

（渡辺　和宏）

関連論文：O'Keefe SJ, Buchman AL, Fishbein TM, *et al. Clin Gastroenterol Hepatol.* 2006, 4（1）：6-10

A. 初回術後10年以上の長期経過例では腸管不全の発症は稀ではなく，本邦で今後増加することが危惧されている．

Q231. UCに対するサーベイランス内視鏡の有効性とは？

Surveillance Colonoscopy for Ulcerative Colitis-Associated Colorectal Cancer Offers Better Overall Survival in Real-World Surgically Resected Cases.

Hata K, Anzai H, Ikeuchi H, *et al*. *Am J Gastroenterol*. 2019, 114（3）：483-489

研究デザイン：本邦の多施設共同後ろ向き観察研究　　PMID：30747769

概要　UCの専門施設10施設のUC関連大腸癌切除例406症例を後ろ向きに解析し，サーベイランス内視鏡（SC）の有用性と発癌時期，発癌部位の特徴を検討した論文．406症例の内訳は浸潤癌238例，dysplasia 168例で，浸潤癌症例のSC群と非SC群で全生存率（OS）を比較したところSC群で有意に予後良好であった（5年OS：89% vs. 70%，p＝0.001）．また17%の症例はUC発症8年未満の早期発癌で，40歳以上のUC発症が早期発癌の危険因子であった（p＜0.01，AUC 0.85）．また病変の分布はS状結腸から直腸に特に集中しており（計71%），より注意深い観察が必要であると考えられる．

解説　長期罹患のUC患者では大腸癌発癌リスクが増加することが知られており，罹患7・8年以上の左側及び全大腸炎型症例に対してはサーベイランス内視鏡による病変の早期発見が重要と考えられている（関連論文1）．サーベイランスにおける生検は，UC診療に精通した医師による狙撃生検が従来のランダム生検と遜色なく腫瘍性病変を検出できることがRCTにより示されたが，生検すべき所見については未だ議論も多い（関連論文2）．松かさ・絨毛様所見を含む腫瘍性ピットパターンが有用とも報告されており（関連論文3），非専門医でも病変を見落とさず拾い上げるサーベイランス法が望まれる．本論文は外科手術検体から得られたreal-worldのデータをもとにサーベイランスの重要性を改めて示したと同時に，40歳以上のUC発症症例での早期発癌のリスクを明らかにし，そのような症例における早期のサーベイランス導入の必要性を提言するものである．

（品川　貴秀）

関連論文1：Kishikawa J, Hata K, Kazama S, *et al. Dig Endosc*. 2018, 30（2）：236-244
関連論文2：Watanabe T, Ajioka Y, Mitsuyama K, *et al. Gastroenterology*. 2016, 151（6）：1122-1130
関連論文3：Shinagawa T, Hata K, Morikawa T, *et al. Gastrointest Endosc*. 2019, 89（3）：565-575

A．SCはUCの予後改善に寄与する．特にS状結腸及び直腸が好発部位であり，重点的な観察が重要である．また，40歳以上でのUC発症例では早期のサーベイランス開始が重要である．

外科 23

Q232. UC関連大腸癌の高リスク群を予測するバイオマーカーとは？

A Panel of Methylated MicroRNA Biomarkers for Identifying High-Risk Patients With Ulcerative Colitis-Associated Colorectal Cancer.

Toiyama Y, Okugawa Y, Tanaka K, et al. *Gastroenterology*. 2017, 153（6）：1634-1646

▶研究デザイン：後ろ向き研究　　　　　　　　　　PMID：28847750

概要　UCの直腸非腫瘍部粘膜におけるmicroRNAのメチル化を解析し，UC関連大腸癌（UC-CRC）合併の診断能を検討した論文である．238症例（腫瘍合併86例，腫瘍非合併例152例）より得られた大腸粘膜387検体を用いてmicroRNA（MIR1，MIR9，MIR124，MIR137，MIR34B/C）のメチル化レベルを定量化し，UC-CRC合併群と非合併群で比較した結果，合併群における直腸非腫瘍部粘膜ではいずれもメチル化レベルが上昇しており，UC-CRC合併症例の診断に有用である可能性が示唆された．特に直腸非腫瘍部粘膜でのMIR137メチル化はUC-CRC合併の独立した危険因子であった．

解説　UCは長期罹患により発癌リスクが増大することが知られており，サーベイランス内視鏡による早期診断が重要と考えられている．一方で近年長期罹患例も含めたUCの患者数は増加傾向であり，狙撃生検も含めたより効率的なサーベイランス法が模索されている（関連論文1）．その中で発癌リスクに応じた患者層別化により，高リスク群に対してより重点的にサーベイランスを行うことも重要と考えられている（関連論文2）．UCにおける発癌過程では，本論文におけるmicroRNAのメチル化も含め，非腫瘍性粘膜にも種々の変化が生じるとされfield effectと呼ばれる（関連論文3）．それらをバイオマーカーとして発癌高リスク群を選別することで，より効率的で有効なサーベイランスが可能になることが期待される．

（品川　貴秀）

関連論文1：Watanabe T, Ajioka Y, Mitsuyama K, et al. *Gastroenterology*. 2016, 151（6）：1122-1130

関連論文2：Shinagawa T, Hata K, Morikawa T, et al. *Digestion*. 2019, 14：1-9

関連論文3：Ullman TA, Itzkowitz SH. *Gastroenterology*. 2011, 140（6）：1807-1816

A. 直腸非腫瘍部粘膜における特定のmicroRNA（MIR137など）のメチル化が，UC患者における発癌高リスク群を予測するバイオマーカーとなり得る．

Q233. IPAA後の回腸嚢発癌の危険因子は何か？

Prior colorectal neoplasia is associated with increased risk of ileo-anal pouch neoplasia in patients with inflammatory bowel disease.
Derikx LA, Kievit W, Drenth JP, *et al.* *Gastroenterology.* 2014, 146（1）：119-128

研究デザイン：オランダの後ろ向き観察研究　　PMID：24076060

概要　1991年から2012年までオランダ国内のデータベースより大腸全摘，回腸嚢肛門吻合（IPAA）を施行されたIBD患者（UCやCD等を含む）における回腸嚢の腫瘍性病変発生率を解析した論文である．解析対象となったIPAA施行例1,200例のうち，adenocarcinomaまたはdysplasiaを認めたのは25例（1.83％）であり，全体の累積腫瘍発生率は，5年1.0％，10年2.0％，15年3.7％，20年6.9％だった．コントロール群としてランダムに抽出された非腫瘍発生例99例と比較すると，多変量解析（COX比例ハザードモデル）でdysplasiaの既往（HR 3.76，95％CI 1.39-10.19，p＝0.009）とadenocarcinomaの既往（HR 24.69，95％CI 9.61-63.42，p＜0.001）がIPAA術後発癌の危険因子であり，癌の発生部位としては肛門移行帯に多くみられた（63％）．

解説　大腸全摘，IPAAはUCに対する標準術式であるが，術後の発癌に関して報告したものは少ない．Abdallaらは，UC症例におけるIPAA後の腫瘍発生率（0.06％）は，直腸が残存する回腸嚢直腸吻合術（IRA）後の腫瘍発生率（1.8％）と比較して低いと報告している（関連論文1）．IRA後は特に残存直腸に対する注意深いサーベイランスが必要と考えられるが（関連論文2），本報告を考えると腫瘍の既往があるIPAA症例に対しても，特に肛門移行帯付近には注意してサーベイランスを行う必要があると考えられる．

（品川　貴秀）

関連論文1：Abdalla M, Landerholm K, Andersson P, *et al. Clin Gastroenterol Hepatol.* 2017, 15（7）：1055-1060

関連論文2：Hata K, Shinagawa T, Watanabe T. *Clin Gastroenterol Hepatol.* 2018, 16（1）：150-151

A. 大腸腫瘍性病変の既往はIPAA後のIBD患者における回腸嚢発癌の危険因子である．

外科 25

Q234. UC患者における腸管外合併症とIPAA術後回腸嚢炎の関係とは？

Meta-analysis of the association of extraintestinal manifestations with the development of pouchitis in patients with ulcerative colitis.

Hata K, Okada S, Shinagawa T, *et al.*　*BJS open.* 2019, 3（4）：436-444

研究デザイン：メタアナリシス　　PMID：31463422

概要　大腸全摘，回腸嚢肛門吻合術（IPAA）を受けたUC患者における，回腸嚢炎と腸管外合併症（EIM）の有無との関連を解析したsystematic reviewの論文である．2017年5月までに出版された成人UC症例におけるEIMと回腸嚢炎発症に関する論文（症例報告除く）をMEDLINEとCochrane Libraryから1010篇抽出し，そのうち22の観察研究が解析対象とされた（計5128症例）．EIMの存在は慢性回腸嚢炎（OR 2.28, 95%CI 1.57-3.32, p＝0.001）と，急性も含めた全体の回腸嚢炎（OR 1.96, 95%CI 1.49-2.57, p＜0.001）の発症と有意な関連を認めた．

解説　IPAA後の回腸嚢炎はUC術後の重要な課題の一つであり，標準的にはメトロニダゾールやシプロフロキサシンをといった抗生物質を用いた治療が行われるが，治療抵抗性の慢性難治性回腸嚢炎を呈する例も少なくない（関連論文1，2）．既報においても術前のEIM（関節炎，壊疽性膿皮症，ぶどう膜炎など）の存在や原発性硬化性胆管炎（PSC）の合併が回腸嚢炎発症の危険因子と報告されているが（関連論文3），本論文のメタアナリシスにより改めて危険因子として確認された．術前EIMを有する場合は術後回腸嚢炎発症に注意し，より慎重なフォローが必要と考えられる．

（品川　貴秀）

関連論文1：Uchino M, Ikeuchi H, Matsuoka H, *et al. Surg Today.* 2013, 43（9）：1049-1057
関連論文2：Hata K, Ishihara S, Nozawa H, *et al. Dig Endosc.* 2017, 29（1）：26-34
関連論文3：Hata K, Ishii H, Anzai H, *et al. Inflamm Bowel Dis.* 2017, 23（6）：1019-1024

A. 腸管外合併症はIPAA後の回腸嚢炎発症のリスクとなる．

Q235. 便中カルプロテクチンやラクトフェリンの連続測定は，UC術後の回腸嚢炎の早期診断に有用か？

Consecutive monitoring of fecal calprotectin and lactoferrin for the early diagnosis and prediction of pouchitis after restorative proctocolectomy for ulcerative colitis.

Yamamoto T, Shimoyama T, Bamba T, *et al.*　*Am J Gastroenterol.* 2015, 110 (6)：881-887

研究デザイン：本邦の単施設前向き試験　　　PMID：25916224

概要　UCに対する大腸全摘＋回腸嚢肛門吻合後に回腸人工肛門閉鎖を受けた60名が対象である．人工肛門閉鎖後，2カ月毎に便中カルプロテクチン（CAL）とラクトフェリン（LAC）値が測定された．腹部症状や排便状態が悪化した際には，直ちに回腸嚢の内視鏡検査が行われPouchitis Disease Activity Index（PDAI）スコアが算出された．1年の観察期間中に10名（17％）が回腸嚢炎（PDAI≧7）を発症した．回腸嚢炎発症例では，CALやLAC値は回腸嚢炎が診断される2カ月前から上昇していることが判明した．一方，回腸嚢炎非発症例では，CALやLAC値は低値を維持し有意な変化はみられなかった．これらの便中マーカーにより，高い精度をもって回腸嚢炎の早期診断（発症予測）が可能であった（CALカットオフ値56 μg/g：感度100％，特異度84％；LACカットオフ値50 μg/g：感度90％，特異度86％）．

解説　回腸嚢炎はUC術後に最も頻回にみられる合併症であるが，発生機序は解明に至っていない．CALやLACは，主に好中球から分泌されるタンパクの一種であるが，便中でも安定しているため，消化管の炎症マーカーとして重要視されている．また，これらのマーカー（特にCAL）が，寛解期のIBD患者における再燃の予測に有用であることが報告されている（関連論文）．その有用性が，UC術後の回腸嚢炎においても認められるかを検証したのがこの研究である．本試験において，これらの便中マーカーが，回腸嚢炎が発症する2カ月前から上昇し始めていることが示された．すなわち，無症状の患者においてCALやLACをモニタリングしていると，早期に回腸嚢炎の発症を予測して治療（抗菌剤投与など）を開始することが可能となる．今後は，CALやLACの測定を用いることにより回腸嚢炎の発症を効率よく予防することができるかを検証する必要がある．

（山本　隆行）

関連論文：Mao R, Xiao YL, Gao X, *et al. Inflamm Bowel Dis.* 2012, 18 (10)：1894-1899

A. 便中カルプロテクチンやラクトフェリンを連続測定することにより，UC術後の回腸嚢炎の早期診断が可能である．

外科 27

Q236. IPAA 後の UC 患者における回腸嚢炎に対する抗 TNF-α 抗体の効果は？

Systematic Review With Meta-Analysis：Anti-TNF Therapy in Refractory Pouchitis and Crohn's Disease-Like Complications of the Pouch After Ileal Pouch-Anal Anastomosis Following Colectomy for Ulcerative Colitis.

Huguet M, Pereira B, Goutte M, *et al.* *Inflamm Bowel Dis.* 2018, 24（2）：261-268

研究デザイン：メタアナリシス　　PMID：29361101

概要　大腸全摘，回腸嚢肛門吻合（IPAA）を受けた UC 患者における回腸嚢炎に対する抗 TNF-α 抗体の効果を，痔瘻や口側小腸の炎症や狭窄といった CD 様所見合併例と非合併例を区別して解析した systematic review の論文である．「"pouch" または "pouchitis"」と「"infliximab" または "adalimumab" または "golimumab" または "certolizumab"」をキーワードに，計 101 篇の文献から最終的に 21 篇の論文と 3 篇の学会抄録が抽出され，313 例（うちインフリキシマブが 194 例，アダリムマブが 119 例）が解析対象とされた．結果は，短期（8 週）の寛解率において CD 様所見合併例 0.64（95％CI 0.5-0.77，$I^2 = 0.18$）が非合併例 0.10（95％CI 0.14-0.62，$I^2 = 0.00$）と比較して良好な傾向にあった（p = 0.06）．しかし長期（12 週）の寛解率では合併例 0.57（95％CI 0.43-0.71，$I^2 = 0.32$）と非合併例 0.37（95％CI 0.14-0.62，$I^2 = 0.47$）で差を認めなかった（p = 0.57）．

解説　回腸嚢炎は IPAA 術後の約 10〜20％に認め，UC 術後の重要な課題の一つである（関連論文 1，2）．回腸嚢炎に対しては抗生物質投与などが行われるが，炎症が長期化し治療に難渋する例も少なくない．さらに回腸嚢には術後新たに痔瘻などの CD 様所見を合併する例もみられるが（関連論文 3），本論文はそのような回腸嚢炎に対する抗 TNF-α 抗体の有効性を示したものである．特に短期的には 7 割近い寛解率を示し，治療早期の選択肢として考慮すべきと考えられる．

（品川　貴秀）

関連論文 1：Uchino M, Ikeuchi H, Matsuoka H, *et al. Surg Today.* 2013, 43（9）：1049-1057
関連論文 2：Heuschen UA, Hinz U, Allemeyer EH, *et al. Ann Surg.* 2002, 235（2）：207-216
関連論文 3：Shen B, Fazio VW, Remzi FH, *et al. Am J Gastroenterol.* 2005, 100（12）：2796-2807

A. 抗 TNF-α 抗体は痔瘻などを伴う CD 様回腸嚢炎に対してより早期に高い治療効果を期待できる．

Q237. プロバイオティクスで急性回腸嚢炎の発症を予防できるか？

Prophylaxis of pouchitis onset with probiotic therapy：a double-blind, placebo-controlled trial.

Gionchetti P, Rizzello F, Helwig U, *et al.*　*Gastroenterology*. 2003, 124（5）：1202-1209

▶研究デザイン：イタリアの単施設ランダム化比較研究　PMID：12730861

|概要|　UC術後1年以内の回腸嚢炎発症をVSL#3（プロバイオティクスの一種）で予防可能かを検証したプラセボ対照二重盲検比較試験の論文である．対象は回腸嚢肛門吻合，回腸人工肛門造設術後に回腸人工閉鎖術が可能であったUC40症例．人工肛門閉鎖術1週間後より無作為にVSL#3内服群（n＝20）とプラセボ群（n＝20）に割り付け，急性回腸嚢炎発生率，IBDQスコア（QOLのスコア）を術後1年間にわたり比較した．術後1年時の急性回腸嚢炎の累積発生率はVSL#3群は10％，プラセボ群は40％とVSL#3群で有意に低率だった（p＜0.05）．またVSL#3群はプラセボ群に比し，術後1年目のIBDQスコアが高値（p＜0.001）であった．以上よりVSL#3は回腸嚢炎を予防し，QOLを改善すると結論付けられた．

|解説|　回腸嚢炎はUCに対するパウチ手術後にしばしば認められる合併症であり，治療に難渋し患者のQOLの低下を招くこともある．本疾患の原因は不明であるものの，抗生剤治療が有効であるため腸内細菌の異常増殖が原因の一因と考えられている．VSL#3は1gあたり3,000億個の生きたバクテリアを含む高力価のプロバイオティクスであり，回腸嚢炎の寛解維持に有用との報告があった（関連論文1）．しかしこの報告に関しては，VSL#3投与以前に抗菌剤投与が行われており，その影響も無視できないとも考えられた．本研究は術直後からVSL#3を予防的に投与した抗菌剤投与の影響のない研究であり，その点からも重要な知見を提供している．本研究は小規模試験であることが欠点であるが，近年のメタアナリシスでもVSL#3は回腸嚢炎の再発率を減少させると（関連論文2），本研究の結果を後押しする報告がされている．　　　　　（辰巳　健志）

関連論文1：Gionchetti P, Rizzello F, Venturi A, *et al. Gastroenterology*. 2000, 119（2）：305-309
関連論文2：Shen J, Zuo ZX, Mao AP. *Inflamm Bowel Dis*. 2014, 20（1）：21-35

A. 急性回腸嚢炎の発症予防にはVSL#3の内服が有用である可能性が示唆された．

外科29

Q238. CDの術後再発予防のために最適な治療戦略とは？

Crohn's disease management after intestinal resection: a randomised trial.

De Cruz P, Kamm MA, Hamilton AL, *et al.*　*Lancet.* 2015, 385 (9976): 1406-1417

▶研究デザイン：オセアニアの多施設ランダム化比較試験　PMID：25542620

概要　CD腸管病変に対して腸切除術を受けた患者174名を対象としたランダム化比較試験の論文である（POCER trial）。対象は2009年10月から2011年9月までオーストラリアとニュージーランドの計17施設でCD腸管病変に対して腸切除術を受けた患者であり，積極的治療群（術後6カ月で内視鏡評価し再発所見を認めたら治療強化）122名と標準治療群（内視鏡評価せず治療継続）52名に割り付け，術後18カ月の内視鏡的再発（Rutgeertsスコアi2以上）を比較した。治療強化は再発リスクに応じて低リスク群ではチオプリン追加，高リスク群ではチオプリンに2週毎または毎週アダリムマブ追加投与とされた。結果，再発率は積極的治療群で60名（49％）であり，標準治療群35名（67％）と比較し有意に低値であった（p＝0.03）。またRutgeertsスコアi0の率も積極的治療群27名（22％）で標準治療群4名（7％）より有意に高率であった（p＝0.03）。

解説　CD治療において，初回術後いかに粘膜治癒を維持し再手術を回避するかは重要な課題であり，粘膜治癒を目指した「Treat to Target」が注目されている（関連論文1）。本研究の結論からは，術後早期（6カ月時点）での内視鏡的再発所見の評価に応じた治療介入が再発予防のために重要と考えられる。また再発高リスク群（喫煙，穿通型，複数回手術例）では特に術後の抗TNF-α抗体製剤も有用と報告されている（関連論文2, 3）。さらに内視鏡だけでなく，CRPや便中カルプロテクチンといったバイオマーカーによる評価と早期治療介入が有用とも報告されており（関連論文4），長期成績に関して今後の更なる検討が望まれる。

（品川　貴秀）

関連論文1：Peyrin-Biroulet L, Sandborn W, Sands BE, *et al. Am J Gastroenterol.* 2015, 110 (9): 1324-1338
関連論文2：De Cruz P, Kamm MA, Hamilton AL, *et al. Aliment Pharmacol Ther.* 2015, 42 (7): 867-879
関連論文3：Shinagawa T, Hata K, Ikeuchi H, et al. Clin Gastroenterol Hepatol. 2019, pii：S1542-3565 (19) 30769-4
関連論文4：Colombel JF, Panaccione R, Bossuyt P, *et al. Lancet.* 2018, 390 (10114): 2779-2789

> **A.** 術後6カ月での内視鏡評価とそれによる治療強化はCD術後の再発予防に有効である。

Q239. CDの難治性複雑痔瘻に対する治療法は？

Expanded allogeneic adipose-derived mesenchymal stem cells (Cx601) for complex perianal fistulas in Crohn's disease : a phase 3 randomised, double-blind controlled trial.

Panés J, Garcia-Olmo D, Van Assche G, et al.　Lancet. 2016, 388 (10051) : 1281-1290

▶研究デザイン：多施設共同無作為化二重盲検試験　　PMID：27477896

概要　CDの難治性複雑痔瘻患者212名を対象として，原発口閉鎖後に二次口より$1.2×10^8$個の同種異系脂肪由来幹細胞（Cx601）を投与した群（n＝107）もしくは24 mLの生理食塩水を投与した群（n＝105）に無作為に割り付け，Cx601の安全性と有効性を無作為化二重盲検で評価した第3相試験の論文である．主要エンドポイントの複合寛解は二次口が閉鎖し，MRIで2 cmを超える瘻孔がないものと定義されており，Cx601投与後24週目の複合寛解率は50％でプラセボ群の34％と比較して良好な治療成績であった．治療関連有害事象はCx601群で17％，プラセボ群で29％に認められた．最も多かった有害事象は肛門周囲膿瘍で（Cx601群で6例，プラセボ群で9例），次は肛門痛（Cx601群で5例，プラセボ群で9例）であった．以上よりCx601はCDの難治性複雑痔瘻に対する治療選択肢となり得ると結論付けられた．

解説　CDにおける難治性複雑痔瘻に対する治療は，抗TNF-α抗体や免疫調節薬などの有効性が示されている（関連論文1）が，感染制御が困難な症例には使用できない．外科手術においては肛門機能を温存しつつ症状改善を図ることが重要であるが，術後再発も多く，頻回の外科手術は肛門機能を損なってしまう．大半はシートン手術が施行されるが，炎症制御が困難な場合や著明な肛門機能低下を認める場合には人工肛門造設を行う場合もある．本論文に紹介されたシートン手術と併用する同種異系脂肪由来幹細胞治療は低侵襲かつ有害事象が少なく期待できる治療である．投与後52週目の有用性及び安全性について追加報告もされており（関連論文2），さらなる長期的評価が待たれる．

（荻野　崇之，水島　恒和）

関連論文1：Present DH, Rutgeerts P, Targan S, et al. N Engl J Med. 1999, 340 (18)：1398-1405
関連論文2：Panes J, Garcia-Olmo D, Van Assche G, et al. Gastroenterology. 2018, 154 (5)：1334-1342

A. CDの難治性複雑痔瘻に対する脂肪由来幹細胞の局所投与は有用である．

外科 31

Q240. 虫垂切除はUCに対する手術リスク（手術必要性）にどのような影響を与えるか？

Appendectomy and the risk of colectomy in ulcerative colitis: A national cohort study.

Myrelid P, Landerholm K, Nordenvall C, et al. *Am J Gastroenterol*. 2017, 112 (8): 1311-1319

▶研究デザイン：スウェーデンのコホート研究　　PMID：28653667

概要 スウェーデンのUCのレジストリーを用いた大規模コホート研究（UC 63,711名）で，虫垂切除とUCの臨床経過（入院や手術の必要性）との関連が検証された．UC診断前で，20歳未満時に虫垂炎で虫垂切除を受けた患者及び年齢を問わず虫垂炎以外［negative appendectomy（虫垂炎の診断で手術を行ったが虫垂炎が認められない場合）を含む］で虫垂切除を受けた患者において，UCの入院や手術のリスクは有意に低下していた．UC診断前で，20歳以後に虫垂炎で虫垂切除を受けた患者では，UCの大腸切除のリスクは不変であった．一方，UC診断後に虫垂炎で虫垂切除を受けた患者では大腸切除のリスクが有意に高くなり，虫垂炎以外で虫垂切除を受けた患者ではそのようなリスクの増加はみられなかった．

解説 虫垂切除は免疫調整機能に影響を与え，その結果UCの発生率が下がることが報告されている（関連論文）．しかし，虫垂炎や虫垂切除とUCの臨床経過との関連については明らかにされていなかった．このコホート研究から，UC診断前で若年時に虫垂炎で虫垂切除を受けるとUCの経過が良く，診断後に虫垂炎で虫垂切除を受けるとUCの経過が悪くなることが示された．また，虫垂切除の原因（虫垂炎か虫垂炎以外）や虫垂切除時の年齢が，結果に影響を与えることも示唆された．UC発症前の虫垂切除がUCの経過を良好にするのはこれまでの知見（関連論文）と合致するように思われるが，UC発症後の虫垂切除が経過を悪化させるのは興味深い．重症の全大腸炎型のUCが虫垂炎の原因となり，このような結果に至ったとも推測されるが，今後，遺伝的な素因や免疫学的な側面から虫垂切除や虫垂炎とUCの関連を調査する必要があろう．（山本　隆行）

関連論文：Frisch M, Pedersen BV, Andersson RE. *BMJ*. 2009, 338：b716

A. UC診断前で若年時に虫垂切除を受けた際には，UCに対する手術リスクは低下するが，診断後に虫垂炎で虫垂切除を受けた場合はUCの手術リスクは高くなる．

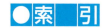

和文

あ

アザチオプリン（AZA） 60, 158, 159, 160, 161, 165, 166, 196
アゾキシメタン（AOM） 8
アダリムマブ（ADA） 131, 132, 164, 165, 167, 168, 170, 171, 177, 183, 185, 186, 246, 248
アドヒアランス 170
アブリルマブ 146
アミノサリチル酸 135
アミロイドーシス 98

い

イソニアジド 100
一塩基多型（SNP） 38, 44, 48, 124
一次無効（PNR） 61, 62, 168, 170, 183, 184
遺伝子多型地図 39
イムノチップ 43, 45, 46, 53
医療費 35, 134, 169, 176, 177, 224
インジゴ 15
インフリキシマブ（IFX） 62, 92, 128, 129, 130, 131, 132, 133, 139, 153, 154, 158, 159, 160, 161, 162, 165, 168, 169, 170, 172, 175, 176, 177, 178, 182, 183, 185, 197, 211, 212, 215, 225, 246

う

ウステキヌマブ（UST） 10, 19, 172, 173, 174, 175, 178

え

エピゲノムワイド相関解析（EWAS） 44
炎症型 117, 121

お

円柱上皮細胞 13

オートファジー 47

か

回腸ストーマ造設術 235
回腸嚢炎 152, 246, 247
回腸嚢肛門吻合（IPAA） 230, 235, 243, 245, 246, 247
回腸嚢肛門吻合（IPAA）術 220, 221, 222, 229, 236, 244
回腸嚢直腸吻合術（IRA） 243
開腹 229, 230, 232
回盲部切除 238
家族性大腸腺腫症 220, 229, 230
家族歴 97
合併症 108, 199, 201, 209, 210, 220, 223, 229, 232, 234, 236, 238
カプセル内視鏡（CE） 72, 73, 77, 84
カラギーナン 3
カルシトニン遺伝子関連ペプチド 14
カルシニューリン阻害薬 145, 233
カルプロテクチン（CAL） 245, 248
患者立脚型アウトカム 140
乾癬 113, 114, 124, 200
乾癬様皮疹 102
間葉系幹細胞治療 178

き

器械側側吻合 223, 224
機械吻合 152
喫煙 36, 99, 101, 202, 213, 216, 239, 248
機能的端端吻合 225
偽ポリープ 103

急性重症潰瘍性大腸炎（ASUC） 217
狭窄 181, 188, 193, 199, 222, 226
狭窄型 117, 118, 121

く

クローン病活動性分類（CDAI） 167
クロストリジウム 30

け

経口小腸造影（SBFT） 73
経肛門バルーン内視鏡（BAE） 84
血球貪食リンパ組織球増加症（HLH） 215
血清 Leucine-rich alpha-2 glyco-protein（LRG） 82
血清マーカー 68
結腸亜全摘 227, 228, 231, 235
結腸切除術 227
結腸直腸腫瘍 103
結腸部分切除 227, 228
ゲノムワイド相関解析（GWAS） 41, 42, 43, 46, 47, 48, 53, 54, 56, 58, 59, 63, 124
健康関連QOL 140
原発性硬化性胆管炎（PSC） 103, 109, 112, 190, 203, 204, 206, 208, 244

こ

高BMI 36
抗IFX抗体 183
抗p40抗体 118
抗Saccharomyces cerevisiae抗体（ASCA） 90
抗TNF-α抗体 61, 62, 98, 99, 100, 102, 113, 114, 117, 118, 119, 121, 123, 130, 131, 132, 133, 135,

251

136, 138, 142, 143, 144, 145, 156, 164, 166, 167, 168, 170, 171, 177, 178, 180, 181, 184, 185, 186, 189, 190, 193, 195, 198, 201, 208, 213, 214, 217, 233, 235, 236, 246, 248, 249
抗α4β7インテグリン抗体　138
抗α4β7抗体　143
抗α4インテグリンモノクローナル抗体　11
抗インテグリン抗体　130, 146
抗インテグリン阻害剤　214
効果持続（DR）　61, 62
抗好中球細胞質抗体（ANCA）　68
好中球　25
肛門温存率　222
肛門狭窄　123
肛門部病変　123
抗薬物抗体（AAA）　165
高齢　194, 200, 201, 202, 214
骨粗鬆症　107, 108
骨代謝障害　107, 108
骨密度検査　108
ゴリムマブ（GOL）　131
コンピューター支援診断　80

さ

サーベイランス内視鏡　241, 242
サイトカイン誘導　10
サイトメガロウイルス　116, 120
サルコペニア　217
サンガーシーケンス法　40
サンガー法　50, 51, 52

し

シーケンサ　51
自家糞便移植　126
敷石状病変　2
色素内視鏡検査　109
軸椎関節炎　96
シクロスポリン　139, 145, 153, 234
自己免疫性疾患　26, 113
次世代シーケンサ　50

自然発症型マウスモデル　5
自然リンパ球　26
疾患活動性　167
疾患感受性　61, 97
疾患感受性遺伝子　39, 40, 41, 48
死亡率　194, 202, 204, 209, 210, 213, 229, 234
若年　36
手術率　195, 196, 198, 201, 209, 218, 233
樹状細胞マーカー　24
術前腸管処置　237
消化管癌　122
消化管通過性検査　72
小腸型CD　72, 73, 77, 84
小腸癌　122
小腸狭窄　86, 121, 171
小腸造影検査　72
小児　35, 51, 92, 118, 152, 203, 204, 207, 215
上皮損傷治癒モデル　3
食餌性アミノ酸　12
痔瘻　152, 178, 199, 246, 249
人種特異的アレイ　56

す

ステロイド　233
ステロイドアンテドラッグ　147, 148
ステロイド依存性　201, 203
ステロイド抵抗性　139, 145, 154, 155
ステロイドフリー寛解（corticosteroid-free remission）　126, 135, 158, 159, 160, 161, 162, 168, 182

せ

制御性T細胞　4, 9
成人　35, 207, 214
青黛　15
生物学的製剤（Bio）　105, 136, 143, 144, 158, 160, 165, 167, 172, 181, 182, 199, 200, 201, 214, 215,

221, 222
成分栄養剤（ED）　12, 170
全エクソン相関解析（EWAS）　38
穿孔　193
潜在性結核　100
穿通型　117, 118, 121
先天性免疫細胞　25

そ

増悪因子　36
造血幹細胞移植　16
狙撃生検　109, 110, 241, 242
組織学的炎症　75, 80
組織学的寛解　69, 81
組織学的重症度　80
組織学的粘膜治癒　81, 83

た

帯状疱疹（HZ）　138
大腸炎関連大腸癌　137
大腸炎誘導モデル　4
大腸癌　8, 110, 122, 205, 206, 207, 208, 241
大腸腫瘍　109
大腸切除術　228
大腸全摘　220, 221, 222, 227, 228, 229, 243, 244, 245, 246
大腸内視鏡検査　93, 206
大腸内視鏡生検　137
タクロリムス　57, 145
短腸症候群　204, 226, 240

ち

チオプリン　58, 59, 63, 104, 111, 119, 165, 181, 182, 192, 195, 197, 208, 212, 215, 233, 248
チオプリンS-メチルトランスフェラーゼ（TPMT）　58
チオプリン誘発性白血球減少　58, 63
虫垂炎　150
虫垂切除　17, 150, 151, 250
腸炎モデル　9

超拡大内視鏡　80
腸管外合併症（EIM）　124, 244
腸管外病変　99
腸管合併症　117, 121, 199
腸管狭窄　73, 76, 77, 237
腸管吻合法　223, 224, 225
腸管免疫機構　6
腸上皮オルガノイド　13
腸上皮幹細胞培養　13
超早期診断炎症性腸疾患　50
腸内細菌　17, 29, 30
直腸炎型潰瘍性大腸炎（UP）　191
直腸結腸切除　235
直腸粘膜切除　220, 221
治療抵抗性　151, 181, 231
治療反応性　75
治療薬物モニタリング　142, 143, 184

て

デキストラン硫酸ナトリウム（DSS）　3, 8
手縫い　152
手縫い端端吻合　223, 224, 225
伝達不平衡試験（TDT）　39

と

同種異系脂肪由来幹細胞（Cx601）　249
特定病原体除去　6, 7
トファシチニブ（TOF）　138, 139, 140
トラフ値　142, 143, 144
トラフ濃度　57, 158, 161, 162, 163, 166
トリニトロベンゼンスルフォン酸（TNBS）　10

な

内視鏡検査　120, 122
内視鏡サーベイランス　228
内視鏡の炎症スコア　89
内視鏡的活動性　79
内視鏡的活動性スコア　74

内視鏡的寛解　69, 81, 88, 91, 135, 143, 144, 147, 149, 174, 179
内視鏡的疾患活動性　82
内視鏡的粘膜治癒　81, 83, 199

に

二次無効　61, 62, 163, 168, 170, 184
入院率　195, 198
乳幼児　37
妊娠　230

ね

粘膜治癒　69, 74, 76, 78, 79, 80, 81, 82, 83, 84, 87, 128, 133, 144, 146, 148, 156, 158, 167, 182, 189, 199, 203, 248

の

膿瘍　199, 222

は

パーキンソン病（PD）　38
バイオシミラー　131, 133, 169
バイオマーカー　54, 70, 82, 88, 143, 167, 179, 242, 248
パスウエイ解析　54
パターン認識受容体　23
白血球除去療法　14
発症率　212
発生率　207, 239, 250
パネート細胞形態異常　55, 56
パネル解析　50
ハプテン　2, 10
バルーン小腸内視鏡（BAE）　86

ひ

ヒスチジン　12
ビタミンD　218
皮膚合併症　102
皮膚癌　105, 119
皮膚病変　124

非メラノーマ性皮膚癌　105, 119
費用　136, 229
表面マーカー　24
日和見感染　214

ふ

フィッシャーの線形判別分析（FLDA）　130
腹腔鏡　229, 230, 231, 232
ブデソニド　148
ブデソニド multimatrix（MMX）　149
ブデソニド坐薬　147
プロスタグランジン輸送　52
プロバイオティクス　247
糞便微生物移植法　126

へ

併用治療　158
併用療法　159, 160, 166, 180
ベドリズマブ（VDZ）　135, 141, 142, 143, 144, 145, 234
便中カルプロテクチン（FC）　70, 71, 78, 79, 83, 84, 88, 89, 93, 133, 167, 169
便中ラクトフェリン　70, 89

ほ

芳香族炭化水素受容体（AhR）　15
ホーミング　42
母乳栄養　37

ま

膜結合型 TNF 陽性細胞　186
マクロファージ　24, 25, 54
末梢関節炎　96, 99
末梢動脈性疾患　101
マルコフモデル（Markov model）　177
慢性炎症動物モデル　2
慢性大腸炎モデル　9
慢性非特異性多発性小腸潰瘍症

（CNSU） 52

む

ムラニジペプチド（MDP） 23

め

メサラミン 149
メサラミン坐薬 147
メチル化部位（DMPs） 44
メチル化領域（DMRs） 44
メトトレキサート（MTX） 119, 161, 166
メモリー T 細胞 19
メルカプトプリン 161
免疫学的便潜血定量法（FIT） 78
免疫原性（immunogenicity） 173, 175, 184
免疫調節薬 105, 107, 115, 119, 120, 134, 136, 158, 160, 161, 165, 166, 167, 175, 180, 181, 183, 189, 190, 191, 196, 197, 198, 201, 203, 211, 212, 213
免疫調節薬併用療法 180
免疫統御療法 105
免疫反応 55
免疫抑制薬 119, 193

や

薬剤起因性腸炎モデル 18

ゆ

有害事象 58, 136, 138, 147, 164, 201, 249
有病率 34, 192, 199, 207

ら

ラクトフェリン（LAC） 245
ランダム生検 109, 110, 241

り

罹患率 34, 192, 202, 209, 210
罹病期 207
量的形質座位 45
臨床的活動性 169
臨床的寛解 143, 148, 149, 161, 162, 165, 168, 174
リンパ球 42
リンパ腫 104, 105, 111, 166

れ

レミケード 169

ろ

瘻孔 178, 181, 188, 199, 222

わ

わたぼうしタマリン 11

欧文・数字

A

α4β7　146
ACP　90
antibodies to infliximab（ATI）　183
antisaccharomyces cerevisiae antibody（ASCA）　68, 92, 94
Asian Screening Array　47
ATG16L1　46, 55, 56
ATG16L2-FCHSD2　47
AUC（area under the curve）　63
azathioprine　158

B

βカテニン　8
Bacteroides distasonis　3
Baron score　69, 74
bone mineral density　107
B細胞　28

C

calcitonin gene-related peptide（CGRP）　14
CAST　49
CD127⁺CD56⁻ILC　26
CD4⁺TCRαβT細胞　5
CD45RB　4
CD45RB^hi CD4⁺ T細胞　4, 9
CD4陽性T細胞　4
CDモデル　7
Cecal patch（CC）細胞　17
Clostridioides difficile　127
Clostridium difficile　115, 209, 210, 211
Clostridium ramosum　3
colitis associated cancer（CAC）　8, 137
colonoscopy（CS）　206
Colorectal Cancer（CRC）　205, 206, 207, 208
colorectal neoplasia（CRN）　103
computer-aided diagnosis（CAD）　80
cotton-top tamarin（CTT）　2, 11
Crohn's disease activity index（CDAI）　85, 170, 182
Crohn's Disease Endoscopic Index of Severity（CDEIS）　85, 87
cross-sectional imaging　84, 86, 87, 199
CRP　70, 82, 169
crypt base columnar cell（CBC細胞）　13
CTエンテログラフィー（CTE）　72, 84
*CYP3A5*遺伝子　57
Cytokine inducible SH2-protein（CIS3）　22
cytomegalovirus（CMV）　116, 120, 155

D

DDS腸炎マウス　18
differentially methylated positions（DMPs）　44
differentially methylated regions（DMRs）　44
DSS腸炎モデル　3
DSS誘発大腸炎モデル　14, 15
dual energy X-ray absorptiometry（DEXA）　108
dysbiosis　6
dysplasia associated lesions or masses（DALM）　206

E

early combined immunosuppression（ECI）　180
Early Onset of IBD（EOIBD）　16
EGF　13
endocytoscopy（EC）　80
Escherichia coli outer-membrane porin C（OmpC）　92
exome sequencing　49
expression quantitative trait locus（eQTL）　45, 49
Extra-intestinal Manifestations（EIM）　99

F

Faecal Calprotectin　93
Familial Adenomatous Polyposis（FAP）　220, 229
fecal calprotectin（FC）　83, 88
FMT　127
FOXO3　54
Foxp3　27

G

G908R　39
Geboesスコア　66, 75, 81, 82
gene-based analysis　49
genetic risk score（GRS）　61, 62
Global Visual Evaluation（GVE）　75
Goblet細胞　31
GWAS　45, 53

H

Heineke-Mikulicz法　226
HLA　48, 96
HLA-DQA1-HLA-DRB1　60

I

IBDモデル　5
IFN-γ　24
IFX　213
IGFBP1-IGFBP3　54

255

IL-2　130
IL-2KO マウス　6
IL-3　9
IL-4　9, 10
IL-5　130
IL-6　12, 19, 21, 22, 25, 82
IL-6 trans-signaling　21
IL-6/JAK/STAT3 シグナル　22
IL-8　130
IL-10　9, 10, 15, 16, 19, 25, 27, 28, 50
IL-10 KO マウス　6
IL-12　10, 19, 20, 130, 172, 173
IL-17　19, 26, 43
IL-17a　29
IL-22　15, 18, 82
IL-23　10, 19, 20, 24, 26, 43, 47, 172, 173
IL23R　38, 46
ILC3　26
indeterminate colitis（IC）　94, 108, 112
infliximab　158, 161, 183
innate lymphoid cells（ILCs）　26
Interferon gamma release assays（IGRA）　100
intraclass correlation coefficient（ICC）　75
IPAA　229
IRGM　46

J

JAK-binding protein（JAB）　22
JAK-STAT 経路　22
Janus kinase 阻害薬　130
Japonica Array　42, 47

K

Kono-S 式吻合法　225

L

L1007fsinsC　39
lapatinib　59
Latent tuberculosis infection（LTBI）　100
Lémann スコア　76, 188
leukocyte apheresis（LCAP）　14
Lgr5（leucine-rich repeat containing G protein-coupled receptor）細胞　13
loss of response（LOR）　163, 170
LPS 誘発性　12
LRRK2　38
LRRK2 M2397T　56

M

M2397T　38
Magnetic resonance enterocolonography（MREC）　86, 87
Magnetic resonance enterography（MRE）　84, 85, 87, 171
Magnetic Resonance Index of Activity（MaRIA）　85, 87
Mayo endoscopic score（MES）　74, 81, 128, 143
Mayo endoscopic subscore（MES）　78, 133, 137, 179
Mayo 内視鏡サブスコア　69
Mayo 内視鏡スコア（MES）　83
MHC　53, 54
MHC クラスⅡ　5
modified simple endoscopic score for CD（mSES-CD）　84
monogenic IBD　50, 51
MR エンテログラフィー　72
MST1　53
Muc2　31

N

Nancy index　75
NOD2　23, 38, 39, 40, 41, 43, 46, 53, 55, 56
NOD 様受容体（NLRs）　23
Noggin　13
nonmelanoma skin cancer（NMSC）　119
NUDT15　60
NUDT15 p.Arg139Cys　58, 63

O

Original Geboes Score（OGS）　67

P

p35　19
p40　19, 172
p53 遺伝子　8
pANCA　68, 94
paradoxical reaction　102
partial DAI（disease activity index）　57
Patient-reported outcomes（PRO）　140, 179
perianal Crohn's disease（PCD）　123
perinuclear antineutrophil cytoplasmic antibodies（pANCA）　92
peripheral arterial disease（PAD）　101
physician global assessment　143
postinflammatory polyps（PIP）　103
primary sclerosing cholangitis（PSC）　103, 112, 190, 204, 206, 208
Pseudomonas fluorescens-associated sequence I2（I2）　92
PTPN22　43

Q

QOL　106, 123, 140, 169, 176, 178, 179, 203, 218, 224, 229, 235, 247
quality-adjusted life-years（QALYs）　177

R

R-spondin　13
R702W　39
Rag-1KO マウス　5
RAP1A 遺伝子　42

rs1292053　44
rs10975003　48
rs17085007　48
rs2108225　48
Rutgeerts スコア　88, 248

S

s-ICAM-1　143
s-MAdCAM1　143
s-VCAM　143
SAMP1/Yit マウス　7, 21
SCID マウス　4, 9
sgp130-Fc　21
Side-to-side isoperistaltic strictureplasty (SSIS)　226
Simple Endoscopic Score for Crohn's disease (SES-CD)　79, 85, 174
Simplified Geboes Score (SGS)　67
SKAT　49
SLC25A15-ELF1-WBP4　47
SLCO2A1　52
SLCO2A1 関連慢性腸症 (CEAS)　52
SNP　43, 47
specific pathogen-free (SPF)　6, 7
STAT3　18, 21, 22, 25

T

T cell receptor (TCR)　5
TCRα　18
TCRαKO マウス　5
TDT (伝達不平衡試験) 法　39
Th1　9, 10, 20, 24, 41
Th17　9, 20, 24, 26, 29, 30, 41, 47
therapeutic drug monitoring (TDM)　142, 143, 184
TL1A (TNFSF15)　20
TNBS 腸炎モデル　2
TNF-α　24, 82, 173
TNF-α 抗体　168
TNF-α 製剤　104
TNFSF15 遺伝子　41, 42, 46
Toll-like receptor 9 (TLR-9)　156
Toll 様受容体 (TLRs)　23
TPMT　58, 60
TRAF3IP2 (tumor necrosis factor receptor-associated factor 3 interacting protein 2)　124
Treg 細胞　27, 30
type1 regulatory T cells (Tr1)　27
T 細胞　46
T 細胞受容体α　17, 28

U

UC 内視鏡的活動性指標 (UCEIS)　74, 83, 91
UC マウスモデル　18
UC 類似モデル　11
ustekinumab　173, 174, 175

V

Very Early-onset Inflammatory Bowel Disease (VEO-IBD)　50

W

WASP 遺伝子　16
WASP 欠失 CD4 陽性 T 細胞　16

X，数字

XACT　54
ximelagatran　59
1KJPN　42
2,4,6-trinitrobenzensulfonic acid (TNBS)　2
2 次性発癌　119
5-ASA　132, 134, 136, 137, 192, 233

これだけは読んでおきたい！
消化器医のための重要論文240篇＜炎症性腸疾患編＞

2019年11月25日　第1版第1刷 ©

編　　集　松本主之
発 行 人　小林俊二
発 行 所　株式会社シービーアール
　　　　　東京都文京区本郷3-32-6　〒113-0033
　　　　　☎(03)5840-7561（代）Fax(03)3816-5630
　　　　　E-mail／sales-info@cbr-pub.com
　　　　　ISBN 978-4-908083-46-4　C3047
　　　　　定価は裏表紙に表示
装　　丁　坂井俊彦（三報社印刷株式会社デザイン室）
印 刷 製 本　三報社印刷株式会社
　　　　　Ⓒ Takayuki Matsumoto 2019

本書の内容の無断複写・複製・転載は，著作権・出版権の侵害となることがありますのでご注意ください．

JCOPY　＜(一社) 出版者著作権管理機構 委託出版物＞
本書の無断複製は著作権法上での例外を除き禁じられています．複製される場合は，そのつど事前に，(一社) 出版者著作権管理機構（電話 03-5244-5088, FAX 03-5244-5089, e-mail: info@jcopy.or.jp）の許諾を得てください．

シービーアールの消化器関連書籍　大好評発売中!!

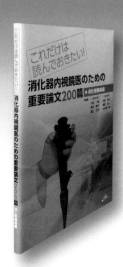

これだけは読んでおきたい!
消化器内視鏡医のための重要論文200篇
▶消化管腫瘍編

●編集

上部消化管:
小田　一郎（国立がん研究センター中央病院）
滝沢　耕平（静岡県立静岡がんセンター）
関口　正宇（国立がん研究センター中央病院）

下部消化管:
松田　尚久（国立がん研究センター中央病院）
堀田　欣一（静岡県立静岡がんセンター）
今井　健一郎（静岡県立静岡がんセンター）

消化器内視鏡医にとって読むべき重要論文200篇を、「頭頸部」、「食道」、「胃」、「十二指腸」、「小腸」、「大腸」の6カテゴリー別に収載．各論文は、その論文のポイントとなる点を簡潔にまとめた「概説」と、その論文の重要性や論文がもたらした影響・関連する背景などを各執筆者の視点から解説した「解説」で構成．QRコードを掲載しているので、スマートフォンやタブレットから直接、原著論文のPubMedの収載ページにアクセスできる!

定価（本体4,500円+税）　B5判／2色　236頁　ISBN:978-4-908083-32-7

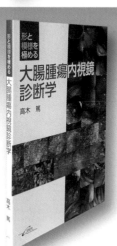

形と模様を極める
大腸腫瘍内視鏡診断学

高木　篤（協立総合病院　消化器内科）

「命を奪う形と模様」を極めることが大腸癌死を減らす!
23年間に及ぶ著者単独の18,921症例の解析による渾身の診断学!

形と模様を極める診断学とは?

「本書では形と模様を敢えて分離し、別々に考察してから統合するという形式をとった．まず肉眼型別の臨床病理を考察した上で、肉眼型と組織、ピットと組織、そして、肉眼型とピットの統合という構成にした．1例毎のマクロとミクロの対比だけでなく、同じ組織型のマクロとマクロ、ミクロとミクロの横断的な対比ができるように、マクロ画像集、ミクロ画像集も用意した．」（本書「はじめに」より）

定価（本体8,300円+税）　B5判／4色　210頁　ISBN:978-4-908083-34-1

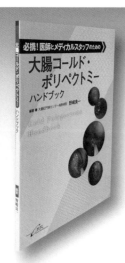

必携! 医師とメディカルスタッフのための
大腸コールド・ポリペクトミーハンドブック

編著　野崎良一（大腸肛門病センター高野病院　消化器内科）

症例動画13点付

10mm未満の小ポリープの画期的治療法
「大腸コールド・ポリペクトミー」の実践マニュアル—日本初登場!!

コールド・ポリペクトミー（CP）とは?

——それは"逆転の発想"から生まれた内視鏡治療法．
「CPは、従来であれば手技の稚拙と判断されていた「生切れ」法を内視鏡的摘除法に導入した画期的な方法である．手技の簡便性、摘除後の後出血の軽減、穿孔リスクの回避、治療後の生活制限縮小などのメリットが期待されている．抗血栓薬服用のハイリスク症例でも安全性の高い手技であることが報告されている．」（本書「序文」より）

定価（本体3,800円+税）　B5判／4色　124頁　ISBN:978-4-908083-33-4

〒113-0033 東京都文京区本郷3-32-6 ハイヴ本郷3階　TEL 03-5840-7561　FAX 03-3816-5630
E mail: sales-info@cbr-pub.com　https://cbr-pub.com

新刊・医学技術の哲学と方法をめぐる　珠玉の対談集
好評発売中！

優れた手術書は世の中にいくらでもある。しかし、如何に手術に上達するか？のコツを書いた本は、不思議なことに見当たらない。日本のトップナイフに編者が、外科手術に関する哲学から微細なテクニックにいたるまでを、若手医師の地平に立って細大漏らさず聞きだした。

外科医にとどまらずすべての医療者に送る感動の名著

仲田和正 編集
外科手術に上達くなる法
トップナイフたちの鍛錬法

ISBN 978-4-902470-54-3　B5/240ページ/1色　定価（本体2,400円＋税）

[おもな内容]

第1章｜整形外科のトップナイフ
orthopaedic surgery
菊地臣一
（福島県立医科大学理事長兼学長／日本脊椎脊髄病学会理事長）

第2章｜脳神経外科のトップナイフ
neurological surgery
安井信之
（秋田県立脳血管研究センター長／秋田県立病院機構理事長）

第3章｜心臓外科のトップナイフ
cardiovascular surgery
上田裕一
（名古屋大学大学院研究科心臓外科学教授）

第4章｜消化器・腹腔鏡外科のトップナイフ
gastroenterological surgery
田中淳一
（昭和大学横浜市北部病院消化器センター教授）

第5章｜外傷外科のトップナイフ
trauma surgery
今　明秀
（八戸市立八戸市民病院救命救急センター長）

[編者紹介]

仲田和正（健育会西伊豆病院院長）
編者は質の高いプライマリケアを目指す、地域医療のリーダー。整形外科臨床医としての業績でも著名である。

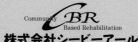

株式会社シービーアール
〒113-0033 東京都文京区本郷 3-32-6 ハイヴ本郷 3 階
TEL 03-5840-7561（代）　FAX 03-3816-5630　E-mail:sales-info@cbr-pub.com
https://cbr-pub.com

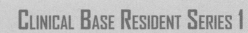

CLINICAL BASE RESIDENT SERIES 1

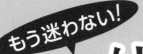
もう迷わない！

外科医けいゆう先生が贈る 初期研修の知恵

好評発売中

けいゆう先生のペンネームで知られ、SNSやウェブメディアの連載などで活躍中の山本健人先生待望の書き下ろし。

「初期研修で学ぶべきこと」を余すことなく伝授。これから初期研修を受ける医師にとっては必携の書！

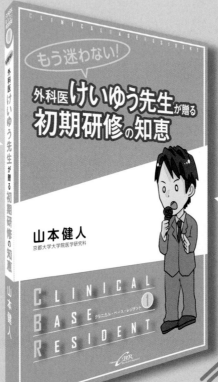

山本健人 著 京都大学大学院医学研究科

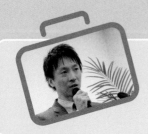

「医師と患者の垣根をなくしたい」をモットーに、「外科医けいゆう」のペンネームで2017年に医療情報サイト「外科医の視点」を開設し、これまで800万を超えるページビューを記録。ペンネームの「けいゆう」は筆者の二人の子の名前から取ったもの。時事メディカル、看護roo!、ケアネットなどのウェブメディアで連載。Yahoo! ニュース個人オーサー。Twitter、Facebook、Instagramなどの SNS でも情報発信し、その総フォロワー数は約4万人。各地で一般向けボランティア講演なども精力的に行っている。外科専門医、消化器病専門医、消化器外科専門医、感染症専門医、がん治療認定医など。

A5判・232頁・定価(本体 **2,700** 円+税) ISBN: 978-4-908083-42-6   2019年9月発行